SCORPIO

DR. STEVEN LIN

MUNDUM GESUND

Die richtige Ernährung für Zähne und Immunsystem

Mit 40-Tage-Ernährungsplan
für ganzheitliche Gesundheit

Aus dem amerikanischen Englisch
von Elisabeth Liebl

SCORPIO

WICHTIGER HINWEIS

Die Informationen und Ratschläge in diesem Buch wurden mit größter Sorgfalt von Autor und Verlag erarbeitet und geprüft. Sie bieten jedoch keinen Ersatz für kompetenten medizinischen Rat. Alle Leserinnen und Leser sind daher aufgefordert, selbst zu entscheiden, ob und inwieweit sie die Anregungen in diesem Buch umsetzen wollen. Eine Haftung des Autors und des Verlags für Personen-, Sach- oder Vermögensschäden ist ausgeschlossen.

Dieses Buch enthält Links zu externen Webseiten Dritter, auf deren Inhalte der Scorpio Verlag keinen Einfluss hat. Deshalb können wir für diese fremden Inhalte auch keine Haftung übernehmen. Für die Inhalte der verlinkten Seiten ist stets der jeweilige Anbieter oder Betreiber der Seiten verantwortlich. Die verlinkten Seiten wurden zum Zeitpunkt der Verlinkung auf mögliche Rechtsverstöße überprüft, rechtswidrige Inhalte waren nicht erkennbar. Bei Bekanntwerden von Rechtsverletzungen werden wir derartige Links umgehend entfernen.

Die australische Originalausgabe erschien 2018 unter dem Titel *The Dental Diet. The Surprising Link between Your Teeth, Real Food, and Life-Changing Natural Health* bei Hay House, Inc., Kalifornien, USA.

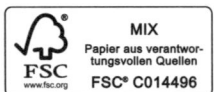

1. Auflage
Deutsche Erstausgabe
© der deutschsprachigen Ausgabe 2018 Scorpio Verlag GmbH & Co. KG, München
© 2018 by Steven Lin
Umschlaggestaltung: Favoritbuero, München
Layout & Satz: BuchHaus Robert Gigler, München
Druck und Bindung: GGP Media GmbH, Pößneck
ISBN 978-3-95803-107-4
Alle Rechte vorbehalten.
Mehr über unsere Bücher
www.scorpio-verlag.de

Für meine Familie, Freunde und die zahllosen inspirierenden Menschen, die mich bei der Arbeit an diesem Buch mit unendlicher Liebe, Hilfe und Anleitung unterstützt haben.

INHALT

Vorwort von Dr. Mark Hyman 8
Einführung 11

TEIL I
Die ganze Wahrheit in Ihren Zähnen 21

1 Warum Ihr Mund so wichtig ist 22
2 Fehlende Bausteine in der modernen Ernährung 30
3 Die uralte Weisheit Ihrer Zähne 48
4 Das Rätsel um das fehlende Vitamin 81
5 Die Sprache der Bakterien 104
6 Es liegt nicht an den Genen 135

TEIL II
Wie die heutige Ernährung unserer Gesundheit schadet 159

7 Warum das, was Sie auf dem Teller haben, krank macht 160
8 Von der fettarmen Ernährung zum Cholesterin 185

TEIL III
Zahngesunde Ernährung: Wie Sie essen sollten, damit Mund, Körper und Geist gesund bleiben 209

9 Essen, damit der Zahnarzt nicht bohrt 210
10 Das Konzept der zahngesunden Ernährung und die Lebensmittelpyramide 236
11 Der 40-Tage-Ernährungsplan für Ihre Gesundheit 276

Zu guter Letzt 344
Dank 348
Anmerkungen 350
Rezeptverzeichnis 376
Stichwortverzeichnis 378

VORWORT

In meiner langjährigen zahnärztlichen Praxis konnte ich immer wieder beobachten, welche Folgen ein ungesunder Lebensstil und die daraus resultierenden Krankheiten entwickeln können. Folgen, die für die Familie des Betroffenen tragisch ausfallen können, denn manchmal kommt jede Hilfe zu spät, da die Krankheit schon zu weit fortgeschritten ist. Man schätzt, dass heute weltweit 40 Millionen Menschen chronischen Krankheiten zum Opfer fallen, die sich wie eine Seuche ausbreiten. Allein in den Vereinigten Staaten leiden mehrere Millionen Menschen an Typ-2-Diabetes oder Herz-Kreislauf-Erkrankungen. Und in Deutschland sehen die Zahlen nicht anders aus.

Ein Blick in die Mundhöhle verrät uns, dass die Hälfte der Bevölkerung Zahnfleischerkrankungen aufweist und Karies immer noch zu den häufigsten Kinderkrankheiten gehört. Den Medizinern ist seit Langem bekannt, dass zwischen krankem Zahnfleisch, Herzleiden und Diabetes ein Zusammenhang besteht. Ebenso bekannt ist die Tatsache, dass Krankheiten der Mundhöhle Auswirkungen auf den gesamten Körper haben. Dennoch hat die Medizin es bis heute versäumt, dieses wichtige Puzzleteil für eine allgemeine Gesundheitsfürsorge zu nutzen.

Ein Loch im Zahn kann ein Warnsignal sein, dass chronische Erkrankungen sich bereits in jungen Jahren einschleichen. Doch unsere Zähne können nicht nur als Indikator für unseren Gesundheitszustand gelten, durch Zahnpflege können wir Krankheiten *verhindern,* ehe sie zu chronischen Leiden werden.

Leider werden chronische Krankheiten immer noch getrennt von der Zahngesundheit betrachtet, zumindest beim konventionellen Behandlungsansatz. Dadurch aber werden unsere ärztlichen Bemühungen unlogisch auseinanderdividiert. Die funktionelle Medizin von heute dagegen strebt nach einem ganzheitlichen Verständnis des Patienten und behandelt Krankheiten nicht aus isolierter fachärztlicher Perspektive.

Das von Dr. Steven Lin entwickelte Programm leistet einen wichtigen Beitrag, um unseren Blickwinkel auf die Gesundheit des ganzen Körpers hin zu öffnen und so zu den eigentlichen Wurzeln der Krankheit vorzudringen. Zähne und Mundgesundheit sind nicht länger nur ein Warnsystem, das uns signalisiert, dass irgendwo im Körper etwas nicht stimmt. Stattdessen erkennen wir, dass gesunde Zähne und ein gesundes Zahnfleisch entscheidend zu unserer Gesundheit beitragen. *Mundum gesund* ist nicht nur das erste Buch seiner Art, es kann uns auch ein vertieftes Verständnis aller Erkrankungen der Mundhöhle wie Karies, Zahnfleischerkrankungen und Zahnfehlstellungen sowie deren Auswirkungen auf unsere Gesundheit vermitteln.

Eine der wichtigsten Neuausrichtungen der heutigen Gesundheitsvorsorge verdankt sich der Erkenntnis, dass dem Mikrobiom des Darmes bei chronischen Krankheiten eine ganz entscheidende Funktion zukommt. Die Aufnahme von Nährstoffen und deren Reise durch den Körper aber beginnt im Mund, und Dr. Lin zeigt uns, wie wir die zahlreichen chronischen Darmerkrankungen beseitigen können, sobald wir die Funktion des Mikrobioms im Mund und das

Wechselspiel zwischen Mikroorganismen und aufgenommener Nahrung verstehen.

Die bisher herrschende Ansicht, dass chronische Krankheiten in erster Linie genetisch bedingt sind, verliert damit zusehends an Bedeutung. *Mundum gesund* führt uns ein in das epigenetische Modell der Zahnfehlstellung: Wenn wir unsere Kinder richtig ernähren, wird sich der Knochenbau genauso entwickeln, wie er ursprünglich gedacht war.

In meinem Buch *Iss Fett, werde schlank* führe ich aus, warum das Festhalten an einer fettarmen Ernährung wirklich und wahrhaftig eine Irrlehre ist. Ich widerlege darin den sich hartnäckig haltenden Mythos, dass »fettarm« gleich »herzgesund« ist. Dennoch muss diese Botschaft erst noch in der Schulmedizin ankommen. Ärzte müssen Patienten anleiten, wieder gesunde Fette in ihre Ernährung aufzunehmen. *Mundum gesund* hat unter anderem das große Verdienst, dass es dem Leser den Wert gesunder Fette und fettlöslicher Vitamine nahebringt.

Ein entscheidender Grund, weshalb sich in dieser Hinsicht noch nicht so viel bewegt hat, ist unsere tiefsitzende Überzeugung, dass Fett schädlich ist. *Mundum gesund* aber gibt beim Thema Fett Entwarnung. Es ist richtungsweisend, weil es genau aufführt, was Sie essen müssen, wenn Sie chronischen Erkrankungen vorbeugen wollen.

Ich sehe der nächsten Phase der funktionellen Medizin mit Spannung entgegen, einer Phase, in der Ärzte, Zahnärzte und überhaupt alle Gesundheitsberufe enger zusammenarbeiten werden. Wenn wir endlich den gesamten Menschen in den Blick nehmen und Heilung durch Veränderungen in Ernährungsgewohnheiten und Lebensstil herbeizuführen suchen.

Dr. Mark Hyman, *New-York-Times*-Bestsellerautor

EINFÜHRUNG

Ich möchte Ihnen von Norman erzählen. Norman erschien eines Tages zusammen mit seiner Frau Mavery in meiner Zahnarztpraxis im Süden von Sydney. Schon nach wenigen Minuten war klar, dass Norman ebenso unerschütterlich wie witzig war. Alles, was er sagte, unterstrich er mit einem derben Scherz oder einem breiten Grinsen. Und dieses Grinsen musste man gesehen haben: Da sein Gebiss ziemlich unvollständig war, entblößte Norman, wenn er lachte, hauptsächlich sein Zahnfleisch und exakt zwei Zähne, die schief im Mund saßen. Norman witzelte gerne, der eine Zahn hinten sei zum Kauen, der vorne für die Damenwelt.

An jenem Tag aber umgab Norman eine bedrückende Aura, die auch seine sturmerprobte Persönlichkeit nicht einfach weglachen konnte. Mavery, die neben ihm saß, lachte bei keinem seiner Witze und war sichtlich besorgt. Bald hörte ich, dass Norman nur in meine Praxis gekommen war, weil sein Kardiologe ihn hergeschickt hatte. Er sollte nämlich vier Bypässe bekommen und vor dem Eingriff eine Zahnreinigung durchführen lassen.

Dass man Patienten vor größeren chirurgischen Eingriffen zur Zahnreinigung schickt, hat im Wesentlichen zwei Gründe. Zum einen können sich bakterielle Infektionen der Mundhöhle nach der Operation im gesamten Körper ausbreiten. Der behandelnde Chirurg muss also sicher sein können, dass bei seinem Patienten keine schlimmeren Komplikationen zu befürchten sind als üblich.

Aber es gibt dafür noch einen zweiten Grund, und der spricht wirklich Bände. Sollte nämlich ein Patient nach der OP tatsächlich eine schwerwiegende Infektion der Mundhöhle entwickeln, so würde das die Klinik vor erhebliche Probleme stellen, da die allerwenigsten Krankenhäuser auf die Behandlung von Mund und Zähnen eingerichtet sind.

Der Mund ist eines unserer wichtigsten Organe. Ein gesunder Mund ist entscheidend für unsere gesamte Gesundheit, doch schenkt man dieser Tatsache so gut wie nie Beachtung, da »die Medizin« und die Zahnmedizin gewissermaßen zwei verschiedenen Welten angehören.

Normans Krankengeschichte ist für Menschen mit seinem Körpergewicht absolut typisch. Er hatte Diabetes und litt an Bluthochdruck. Als ich ihn untersuchte, stellte ich eine massive Erkrankung des Zahnfleisches fest, was bedeutete, dass ich ihm die beiden Zähne, die er noch besaß, vor der Operation ziehen musste. Da die Herzoperation dringend erforderlich war, musste ich die Zähne noch in derselben Woche entfernen. Wir würden seine Prothese anfertigen, wenn er zur OP im Krankenhaus war und sie ihm nach seiner Entlassung anpassen.

Es liegt auf der Hand, dass Norman gravierende Zahnprobleme hatte, doch war er beileibe kein Ausnahmefall, wie Sie jetzt vielleicht denken mögen. Als Norman in meine Praxis kam, arbeitete ich seit etwa drei Jahren als Zahnarzt. In dieser kurzen Zeit war mir der Anblick von Menschen mit einem Gebiss, dessen Zustand weit schlimmer war, als man in einem »hochentwickelten« Land erwarten durfte, schon zur Gewohnheit geworden.

Zähne haben mich seit jeher fasziniert. Ich bin mir nicht sicher, was diese Faszination ausgelöst hat, doch von Kindesbeinen an achtete ich wie besessen darauf, dass meine Zähne stets blitzblank waren. Ich war sozusagen ein oralfixiertes Kind, das seine Zähne nach einem beinahe militärischen Zeitplan putzte und sich über jeden ereiferte, der das nicht mit derselben Begeisterung tat. »Jeder« war meist meine kleinere Schwester Rachel, die eher zur Kategorie »Tagträumer« denn »leidenschaftlicher Zahnreiniger« gehörte.

Wenn wir abends ins Bad gingen, um uns zu waschen, beobachtete ich sie immer beim Zähneputzen. Meistens saß sie nur da und lutschte an ihrer Bürste. Woraufhin ich sie dann belehrte: »Du machst es nicht richtig.« Ich war gerade mal fünf und unsere Mutter musste mich noch jeden Morgen anziehen, doch was das Zähneputzen anging, hielt ich mich für voll qualifiziert für die Rolle des Ausbildungsoffiziers.

Bei unserer ersten Kontrolluntersuchung bekam ich für meine Zähne eine Eins mit Stern und rutschte mehr als zufrieden vom Behandlungsstuhl. Nach mir war meine Schwester dran, und sie krabbelte ziemlich kleinlaut auf den Stuhl. Klar blieb ich in der Nähe, um alles zu beobachten.

Als sie dann den Mund aufmachte, sah ich auf einem ihrer Zähne einen großen braunen Fleck. Ich dachte, das sei Schokolade, doch in Wahrheit war es ein gewaltiges Loch.

Auf dem Heimweg hackte ich natürlich so richtig auf meiner Schwester herum. Jedenfalls putzte meine Schwester von da an ihre Zähne gründlicher, und soweit ich weiß, hatte sie danach kein Loch mehr zu beklagen. Doch wie die meisten meiner Patienten brauchte sie dazu erst mal einen Warnschuss.

Mit zunehmendem Alter interessierte ich mich immer mehr für alles, was irgendwie mit Gesundheit zusammenhing, besonders für die Frage, wie die Ernährung unseren Körper und seine Funktionsfähigkeit beeinflusst. Instinktiv zog es mich zu den Gesundheitsberufen, und bei meiner seit jeher bestehenden Zahnfixierung war die Wahl des Studienfaches nicht schwer: Zahnmedizin. In diesem Fach ließ sich mein leidenschaftliches Interesse für Gesundheit mit dem für Ernährung auf ideale Weise verbinden. Ich wurde Zahnarzt, weil ich den Menschen zeigen wollte, dass ihr Mund das Tor zur Gesundheit ist. Zumindest war das die Vorstellung, mit der ich antrat.

An der zahnmedizinischen Fakultät der Universität von Sydney lernte ich, wie man das menschliche Gebiss komplett rekonstruieren kann. Ich sah es als selbstverständlich an, dass durch den Einsatz solcher Techniken sich nicht nur die Zahngesundheit, sondern auch die Lebensqualität der Patienten verbessern würde. Nach dem Studium ging es dann ans Praktizieren, was ich ziemlich aufregend fand.

Denn nun bot sich mir täglich die Gelegenheit, vom erlernten Handwerkszeug Gebrauch zu machen: Kronen, Brücken, Verblendungen, Füllungen, Gebisse, Implantate, Wurzelbehandlungen und chirurgische Eingriffe inklusive der Extraktion von Weisheitszähnen. Jeder Eingriff war ein Triumph.

Das Schönste war für mich jedes Mal, wenn das Lächeln meiner Patienten wiederhergestellt war. Wenn wir einander anlächeln, schüttet der Körper Endorphine aus, die uns glücklich machen. Diese kleine Geste ist so wichtig für unser Zusammenleben, für jede Art der zwischenmenschlichen Kommunikation. Wenn jemand nicht lächelt, weil er schlechte Zähne hat, beschneidet das nicht nur die Ausschüttung von Glückshormonen, sondern auch den Draht zu anderen Menschen. Wenn ich daher das Lächeln meiner Patienten wiederherstelle, ist das für mich, als würde ich die Lichter am Christbaum anzünden. Dann kann ich zusehen, wie vor meinen Augen ihr Selbstvertrauen zurückkehrt, und das ist immer ein erhebender Augenblick.

Als junger Zahnarzt bringt man die ersten Jahre damit zu, sein Handwerkszeug zu perfektionieren. Hat man es dann so weit gebracht, dass man für eine durchschnittliche Behandlung nur noch eine Stunde braucht, versucht man im nächsten Schritt, diesen Wert zu senken, damit man pro Stunde mehr Patienten behandeln kann.

Je routinierter einem nun der Eingriff von der Hand geht, desto näher kommt man seinem sogenannten Behandlungsmaximum. Dann ist da keine Luft mehr nach oben, ob man nun die Behandlungszeit pro Patient oder die Zahl der Patienten pro Tag kalkuliert. Mehr schaffen Sie mit Ihrer Hände Arbeit einfach nicht. Sie sind, wie es so schön heißt, kapazitätsmäßig ausgelastet.

Nachdem ich also ein paar Jahre in einer Zahnarztpraxis gearbeitet und Know-how erworben hatte, wurde mir bewusst, dass ich mich meinem Behandlungsmaximum näherte. Jeden Tag untersuchte ich Patienten, erklärte ihnen die Behandlungsoptionen und behandelte sie entsprechend ihrer Wahl. Mein Berufsalltag änderte sich kaum noch. Und da meine Arbeit mir mittlerweile schon fast automatisch von der Hand ging, machte ich mir dabei so meine Gedanken. Und sie landeten immer wieder beim selben Thema.

Während ich mein Handwerkszeug vervollkommnete, habe ich vermutlich auch die wichtigste Fähigkeit geschult, die ein Zahnarzt braucht: nämlich seine Patienten zu beruhigen. Nervöse, ängstliche oder aggressive Patienten machen nicht nur uns die Arbeit schwer, die Wahrscheinlichkeit, dass sie gut auf ihre Zähne achtgeben, ist ebenfalls geringer. Als Zahnarzt möchte man seine Patienten kennen und eine Beziehung zu ihnen aufbauen, damit sich a) ihre Ängste legen und b) sie sich zutrauen, gut für sich selbst zu sorgen.

Doch je besser ich meine Patienten kennenlernte, desto mehr fiel mir auf, wie wenig sie über kranke Zähne und deren negativen Einfluss auf ihr Wohlergehen wussten. Nicht wenige meiner Patienten konnten eine glänzende Ausbildung und eine beeindruckende Karriere vorweisen, doch ihr Mund war das reinste Katastrophengebiet: abgebrochene, fehlende und schiefe Zähne, Zahnfleischentzündungen und kaputte Weisheitszähne.

Das gab mir zu denken. Ich hatte durchaus nicht erwartet, dass die Menschen gern zum Zahnarzt gehen. Doch dass sie es gleich ganz vermieden, sich um den Zustand ihrer Zähne bzw. des Zahnfleisches zu kümmern, ja dass sie schlicht kein Interesse daran hatten, hat mich dann doch überrascht. Viele Erwachsene verhielten sich in puncto Mundgesundheit so zwiespältig wie damals meine vierjährige Schwester.

Mir schien, als gäbe es da nichts, was sie in irgendeiner Form ansprach. Heutzutage wissen die Leute viel darüber, wie sie auf ihr Herz achten können. Sie wissen, wie sie ihre Haut und ihre Haare pflegen sollten. Und sie haben zumindest eine Idee davon, wie sie ihre lebenswichtigen Organe schützen können. Aber wie sie für das Organ vorsorgen können, mit dem sie essen und reden und das mitten in ihrem Gesicht sitzt, davon haben sie keine Ahnung.

Klar, sie wissen, dass sie Zahnbürste und Zahnseide verwenden sowie zucker- und säurehaltige Getränke vermeiden sollten, weil diese den Zahnschmelz angreifen. Sie wissen auch, dass es vernünftig ist, zweimal pro Jahr zum Zahnarzt zu gehen, um ihre Zähne untersuchen und reinigen zu lassen. Sie wissen, wie sie ihre Zähne vor Schäden von außen schützen können. Was sie aber nicht wissen, ist, wie sie ihre Zähne von innen gesünder machen können.

Kaum jemand weiß etwas über Wachstum und Herausbildung von Kiefer und Zähnen. Sie haben keine Ahnung, dass der Verzehr bestimmter Lebensmittel die Gesundheit von Zähnen und Zahnfleisch fördert, so wie man durch richtige Ernährung etwas für sein Herz oder gesundes Haarwachstum tun kann. Genauso wenig ist ihnen bewusst, wie viel sie tun können, damit ihre Kinder ein gesundes Gebiss entwickeln. Nahezu jedes Kind, das in meine Praxis kam, hatte einen verformten Zahnbogen, und fast die Hälfte hatte Karies. Bei so gut wie keinem Teenager, den ich behandelt habe, bot der Kiefer genügend Platz für die Weisheitszähne.

Und bei all den Problemen, die sich mir in meiner Praxis zeigten, hatte ich nicht wirklich das Gefühl, Teil der Lösung zu sein.

Gut, ich stellte die Diagnosen, aber ich betrieb keine Ursachenforschung. Ich stellte einen »Fehlbiss« fest (eine Form der Zahnfehlstellung, bei der die Zähne nicht der Linie des Zahnbogens entsprechen), schickte den Patienten zur Behandlung zu einem Kieferorthopäden, mit dem ich zusammenarbeitete, und der Patient bekam seine Rechnung. Doch ich konnte meinen Patienten nie sagen, weshalb ihre Zähne schief saßen. Ich konnte ihnen bei keinem der Probleme mit Zähnen oder Zahnfleisch mitteilen, woher es kam. Ich war mir da selbst nicht sicher. Die Zahnmedizin hatte mich gelehrt, wie man diese Probleme *korrigiert,* aber nicht, wie man ihnen *vorbeugt.*

Dazu kommt, dass Sie sich eine gute Zahnvorsorge nur leisten können, wenn Sie der mittleren oder gehobenen Einkommensklasse angehören. Viele meiner Patienten benötigen Behandlungen, die gut und gerne mit 5000 bis 10 000 Euro zu Buche schlagen. Selbst Behandlungskosten von etwa 30 000 Euro sind nicht so selten, wie Sie vielleicht denken.

Ein kranker Mund kann für viele einkommensschwache Menschen zum selbsterfüllenden Menetekel werden. Sie gehen zum Bewerbungsgespräch, und alles, was der Personalchef sieht, sind ihre kaputten Zähne. Ihre schlechten Zähne verbauen ihnen den Weg zum gut bezahlten Job – den sie brauchen würden, um sich ihre Zähne sanieren zu lassen. Das Ganze entwickelt sich zum Teufelskreis. Ohne die Chance, ihre Zahnprobleme von Anfang an zu bekämpfen, haben sie keine Chance ... im Leben.

Immer häufiger ging mir ein und derselbe Gedanke durch den Kopf: *Geht das jetzt für den Rest deines Lebens so weiter?* Irgendwie hatte ich Angst überzuschnappen, wenn ich die nächsten 30 oder 40 Jahre tagein, tagaus Wurzelbehandlungen machen müsste.

Ein Kollege in unserer Praxis war berüchtigt dafür, dass er seine Instrumente durch den Behandlungsraum schleuderte, wenn seine Assistentin ihm mal das falsche in die Hand drückte. »Steven«, sagte er eines Nachmittags zu mir, »wann löst du endlich meinen Praxisanteil ab, damit ich in Pension gehen kann?« Verglichen mit ihm war ich mit meiner Arbeit relativ glücklich, doch seine Frage ließ mir das, was mich erwartete, in düsterem Licht erscheinen. Wie viele Zähne würde ich im Laufe meines Lebens ziehen, wie viele Löcher füllen? Und das Wichtigste: *Was würde ich damit bewirken?*

Während der letzten Jahrzehnte hat die Zahnmedizin aufgrund des technologischen Fortschritts einen immensen Sprung nach vorn gemacht. Bis in die 1950er-Jahre war es üblich, der glücklichen Braut Geld zu schenken, damit sie sich alle Zähne ziehen und ein Gebiss machen lassen konnte – damit sie nicht ihr Leben lang teure Zahnarztrechnungen begleichen musste.

Heute können wir ganze Zähne durch Implantate aus Titan ersetzen, das auch in der Raumfahrttechnik verwendet wird. Mithilfe von Lasern und 3-D-Scannern können wir heute Zahnverblendungen anfertigen, die man mit bloßem Auge nicht von natürlichem Zahnschmelz unterscheiden kann. Und es wird weitere Fortschritte geben, die wir uns heute nicht einmal ansatzweise zu erträumen wagen.

Trotzdem sind wir noch keinen Schritt weiter in der Beantwortung der Frage, warum Zahnprobleme überhaupt so verbreitet sind. Das ist beunruhigend. Auch ich habe lange Zeit das Problem von hinten aufgezäumt, statt es von vorne anzupacken und ihm so Einhalt zu gebieten.

Ein paar Monate nach meiner Begegnung mit Norman kam Mavery mit der traurigen Nachricht in meine Praxis, dass es während Normans Bypassoperation zu Komplikationen gekommen und er gestorben sei.

Erkrankungen der Mundhöhle sind sowohl Warnzeichen als auch Ursache chronischer Erkrankungen, die den gesamten Körper in Mitleidenschaft ziehen. Der Gedanke, dass Norman, als ich ihn kennenlernte, schon ein Leben lang krank gewesen war und dass diese Krankheit, die seine Frau schließlich zur Witwe machte, ihre Ursache im schlechten Zustand seiner Zähne hatte, machte mich traurig. Sein Leben war schmerzliches Zeugnis dafür, wie unser Gesundheitssystem mit seiner Haltung zur Mundgesundheit viele Menschen einfach im Stich lässt.

Normans Tod wurde für mich zum Weckruf. Er hat mir gezeigt, dass ich mir als Zahnarzt ein umfassendes Verständnis der Mundhöhle und ihrer Erkrankungen aneignen musste. Wie hatte es in Sachen Mundgesundheit zu dieser fatalen Entwicklung kommen können? Ab wann liefen die Dinge in die falsche Richtung? Haben meine Kollegen und ich, während wir Löcher füllten und Wurzelbehandlungen durchführten, etwas übersehen, was Normans Krankheit hätte verhindern können?

Ich war fest entschlossen, die Antwort auf diese Frage zu finden.

TEIL I

DIE GANZE WAHRHEIT IN IHREN ZÄHNEN

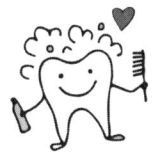

Kapitel 1

WARUM IHR MUND SO WICHTIG IST

Ihr Mund ist das Tor zu Ihrem Körper.

Auch wenn wir wissen, wie wichtig gesunde Zähne sind, und wir ohne Zweifel gern ein strahlendes Gebiss vorzeigen möchten, bleibt unsere Mundhöhle in den aktuellen Diskussionen um Gesundheit und Wohlbefinden doch immer ein Randphänomen. Sieht man sich an, wie wir unsere Zähne behandeln, könnte man fast den Eindruck gewinnen, dass uns an gesundem Zahnfleisch und gesunden Zähnen nichts liegt – eine Tatsache, über die auch die Manie der Zahnregulierung bzw. der Zahnaufhellung nicht hinwegtäuschen kann.

Kranke Zähne sind so verbreitet, dass wir sie heute schon als Norm betrachten. Laut Weltgesundheitsorganisation leiden heutzutage in den Industrienationen 60 bis 90 Prozent der Kinder im Schulalter an Karies.[1] In den USA, wo 42 Prozent der Kinder kariöse Milchzähne haben, ist sie sogar die häufigste chronische Krankheit überhaupt.[2] In Großbritannien erhielten von 2013 bis 2014 26 000 Kinder im Alter zwischen fünf und neun eine Zahnbehandlung unter Vollnarkose.[3] In Deutschland haben 15 Prozent der unter Dreijährigen Karies.[4]

Zahnfehlstellungen unter Kindern haben sich zur Epidemie entwickelt. Circa vier Millionen Kinder in den USA tragen Zahnspangen zur Regulierung schiefer Zähne.[5] Die Gesamtzahl von Zahnspangenträgern hat sich zwischen 1982 und 2008 verdoppelt, bei den Erwachsenen stieg sie um 24 Prozent.[6] Und wenn Sie das Glück hatten, ohne Zahnspange das Teenageralter zu erreichen, dann besteht eine hohe Wahrscheinlichkeit, dass Sie Ihre Volljährigkeit mit schmerzenden Weisheitszähnen feiern. In den USA werden jedes Jahr 10 Millionen Weisheitszähne gezogen,[7] während die Dentalindustrie pro Jahr die gigantische Summe von 129 Milliarden Dollar einnimmt.[8]

Diese Zahlen zu Erkrankungen der Mundhöhle sind schlicht erschütternd. Sie belegen, dass in unserer Gesellschaft eine neue Epidemie wütet, die die Menschen bereits in der Kindheit befällt und sie auch als Erwachsene nicht mehr loslässt. Die enorme Verbreitung von Zahnerkrankungen hat zu der Vorstellung geführt, dass Karies, Zahnspangen und das Ziehen von Weisheitszähnen *unvermeidlich* sind.

Die letzten Jahre haben mir in aller Deutlichkeit vor Augen geführt, dass ich als Zahnarzt am falschen Ende ansetzte. Meine zahnärztliche Ausbildung war ganz darauf ausgerichtet gewesen, Zahnschäden zu reparieren, nicht darauf, ihre Entstehung zu verhindern. Tag für Tag schwappte eine Welle von Erwachsenen und Kindern mit Erkrankungen der Mundhöhle in meine Praxis, und alle kamen mit denselben Problemen. Ich hatte das Gefühl, mit meiner Arbeit daran nichts Wesentliches zu ändern. Ich würde Zahnerkrankungen nicht aus der Welt schaffen, egal, wie viele Löcher ich füllte und wie viele Weisheitszähne ich zog.

Wir brauchen keine weiteren Behandlungstechniken, die das eigentliche Problem doch nur kaschieren. Wir brauchen eine Lösung. Denn die unbequeme Wahrheit ist, dass es sich bei sämtlichen Erkrankungen der Mundhöhle nur um Folgeerscheinungen unserer schlechten Ernährungsgewohnheiten handelt. In *Mundum gesund* geht es um genau diese neue Sicht der Dinge. Es ist das erste Buch seiner Art und hat sich zum Ziel gesetzt, Menschen aus allen Schichten zu zeigen, wie sie Zahnerkrankungen vermeiden können, indem sie ihre Ernährung umstellen.

Wenn Sie die ernährungstechnischen Empfehlungen befolgen, die ich auf der Grundlage meines Studiums der menschlichen Ernährung, der Epigenetik und der Zahnmedizin entwickelt habe, werden Sie nicht nur Ihre Ausgaben für den Zahnarzt spürbar senken, Sie verbessern auch Ihren allgemeinen Gesundheitszustand und senken Ihr Risiko, chronische Erkrankungen wie Diabetes, Herzleiden und ein Reizdarmsyndrom zu entwickeln.

Die alleinige Konzentration auf die »mechanische« Behandlung kranker Zähne hat dazu geführt, dass wir den Zusammenhang zwischen unseren Zähnen, unserer Gesundheit und unserem gesamten Körper aus den Augen verloren haben. Fakt ist, dass alles, was gut für unseren Mund ist, auch gut für den restlichen Körper ist. Das ganzheitliche Ernährungsprogramm in *Mundum gesund* hilft Ihnen also nicht nur, Zähne und Zahnfleisch gesund zu erhalten, sondern auch Knochen, Darm, Immunsystem und Gehirn zu schützen. Wenn Sie die Ratschläge auf den folgenden Seiten befolgen, stellen Sie die Weichen für lebenslange Gesundheit.

Der Einfluss unserer Ernährung auf unsere Gesichtsform

Vergleichen wir unsere heutigen, von Karies und Zahnfehlstellungen gezeichneten Gebisse mit menschlichen Fossilien aus der Vor- und Frühzeit, so ergibt sich ein Bild, dessen Kontrast nicht schärfer ausfallen könnte. Für Anthropologen sind Kiefer- und Zahnfunde wie eine Zeitmaschine, die uns weit in die Menschheitsgeschichte zurückträgt. Der Unterkiefer mit seiner hohen Knochendichte und die Zähne sind die härtesten Teile unseres Körpers, diejenigen mit der größten Wahrscheinlichkeit, die Zeiten unbeschadet zu überdauern. Den Großteil des Wissens über unsere Vorfahren verdanken wir daher posthumen Zahnuntersuchungen. Weil sie die Gebisse unserer Altvorderen eingehend untersucht haben, können die Wissenschaftler selbst schwierig zu bestimmende biologische Daten wie z. B. Ernährungsgewohnheiten rekonstruieren.

Fossile Funde belegen, dass es bei den alten Ägyptern zwar Zahnerkrankungen gab, diese aber höchst selten waren. Die meisten Ägypter hatten auch absolut gerade Zähne.[9] Selbst die Jäger und Sammler im Europa der Mittelsteinzeit hatten wenig bis keine Löcher in den Zähnen, und ähnlich sah es mit Zahnfleischerkrankungen aus.[10] In jüngerer Zeit untersuchte man die noch als Jäger und Sammler lebenden Aborigines in Australien. Die Forschungsarbeiten zeigen ein völliges Fehlen von Zahnerkrankungen.[11] Ähnliche Beobachtungen wurden bei den Indianern Nord- und Südamerikas sowie bei afrikanischen Nomadenstämmen gemacht.[12]

Die Anthropologie hat ferner festgestellt, dass der menschliche Kiefer sich plastisch an das jeweilige Nahrungsangebot und dessen Erfordernisse anpasst. Dennoch ist es alarmierend, wie schnell sich die Kieferfehlstellungen unserer Tage in der Menschheit verbreitet haben.

Erkrankungen der Mundhöhle, wie wir sie heute kennen, gibt es erst seit der industriellen Revolution, als hochverarbeitete Lebensmittel zur Norm wurden. Waren unsere Kauwerkzeuge Tausende und Abertausende von Jahren gesund, so änderte sich das rapide mit der Einführung industriell hergestellter Nahrung.

Unter natürlichen Bedingungen kommt es kaum zu Zahnerkrankungen. Unsere heutigen Probleme mit Karies und deformierten Zahnbögen sind Anzeichen der ebenso schnellen wie unnatürlichen Degeneration der Spezies Mensch, die sich in einem Zeitraum einstellte, der entwicklungsgeschichtlich mit einem Augenzwinkern vergleichbar ist. Nach Einführung der modernen Ernährungsgewohnheiten hat es nur eine Generation gedauert, bis Karies und Zahnfehlstellungen auftraten. Kaum hatten wir unsere Ernährung geändert, veränderte sich auch unsere Mundhöhle.

Was die Zähne uns zu sagen versuchen

Wenn jemand eine Situation im Griff hat, »behält er den Kopf oben« oder »verliert den Kopf nicht«. Wenn wir jemanden von einem Fehler überzeugen wollen, »rücken wir ihm den Kopf zurecht«. Hinter solchen Redensarten steckt die simple Beobachtung, dass Vernunft und eine natürliche Kopfhaltung untrennbar zusammengehören. Unsere Zähne sind ein hervorragender Indikator dafür, wie es um unsere Gesundheit steht. Sie geben uns Aufschluss darüber, wie es um Schädel, Gehirn und Luftwege bestellt ist. Aus ebendiesem Grund fühlen wir Menschen uns von schönen Zähnen magisch angezogen. Ein strahlendes Lächeln geht gewöhnlich einher mit einer quadratischen Gesichtsform mit hohen Wangenknochen und einem Kiefer, der genug Platz für gerade Zähne bietet, einem gerade getragenen Kopf und damit freien Atemwegen sowie einer aufrechten Haltung.[13] Diese Merkmale sind es, die Gesichter berühmter Schauspieler so anziehend wirken lassen.

Unserer unleugbaren Besessenheit von prächtigen Zähnen zum Trotz gleicht unser eigener Kauapparat häufig einem Katastrophengebiet. Wachsen unsere Zähne falsch, gilt das gewöhnlich auch für andere Schädelpartien. Zahnfehlstellungen weisen darauf hin, dass Ober- und Unterkiefer schlecht entwickelt sind. Diese wiederum tragen ja nicht nur unsere Zähne, sondern sind mit anderen wichtigen Strukturen wie den Atemwegen, den Blutgefäßen und der Schädelbasis verbunden. Heutzutage haben unsere Kinder meist ein langes, schmales Gesicht und eine schlechte Körperhaltung. Zahnfehlstellungen im Oberkiefer deuten auf einen entsprechend engen Gaumen hin, der die Atemwege verengt, was wiederum zu einer schlechten Haltung führen kann, auf jeden Fall aber zur Mund- statt zur Nasenatmung anregt.

Der Mund ist, wie gesagt, das natürliche Tor zum Körper, die Pforte, über die unsere Nahrung unseren Gesundheitszustand bestimmt. Bis vor Kurzem noch war unser Wissen über die Verbindung zwischen Mund und Körper bestenfalls bruchstückhaft, doch aufregende Forschungsergebnisse aus neuester Zeit belegen, wie eng beides verknüpft ist. Im vergangenen Jahrzehnt konnte durch die DNS-Sequenzierung von Bakterien der Nachweis erbracht werden, dass das bakterielle Ungleichgewicht, das in der Mundhöhle beginnt, sich durch den gesamten Körper, das ganze Verdauungssystem fortsetzt.

Es hat sich gezeigt, dass unsere DNS, die man einst in Stein gemeißelt glaubte, höchst sensibel auf unsere Umwelt reagiert. Die sich allmählich etablierende Disziplin der Epigenetik wies nach, dass DNS-Moleküle sich durch die herrschenden Umgebungsbedingungen verändern lassen, ohne dass sich dabei der genetische Code selbst ändert. Der mächtigste Wirkfaktor ist hierbei unsere Ernährung. Gesundheit und Lebensdauer von uns Menschen hängen ab

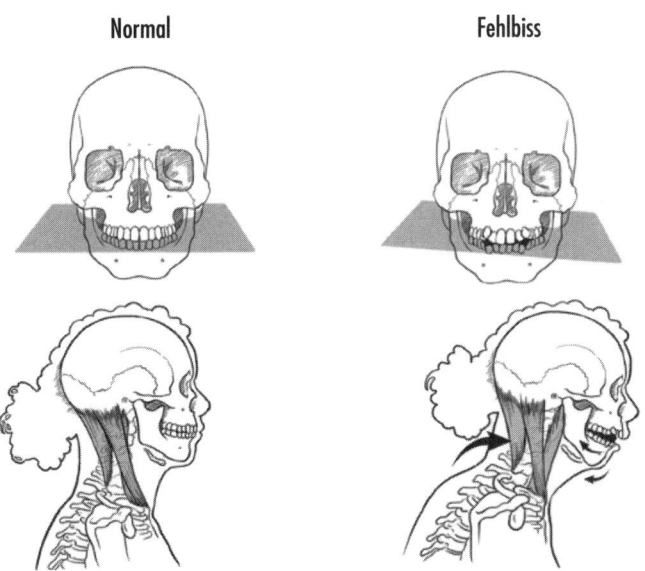

Abb. 1: Zahnfehlstellungen als Ursache von Problemen am Skelett- und Halteapparat.

von einem genetisch höchst komplexen Potpourri: vom Wechselspiel der epigenetischen Botschaften in unserer Nahrung mit den Genen unseres Mikrobioms und unserem genetischen Code.

Erkrankungen des Kauapparats sind eine klare Botschaft, dass im Körper insgesamt etwas im Argen liegt. Ihr Mund ist das Fundament Ihrer Gesundheit: Wie Sie Ihren Kauapparat behandeln, so wird Ihr Körper Sie behandeln.

Mit unserer Abneigung gegen die regelmäßigen Kontrollbesuche beim Zahnarzt und der Konzentration auf Behandlung statt Vorbeugung haben wir eines übersehen, nämlich dass Zahnerkrankungen ein sehr ernst zu nehmendes Warnsignal für andere gesundheitliche Probleme sind.

Unsere Gesellschaft hat sich angewöhnt, den Mund als etwas zu betrachten, das nur entfernt mit unserer Gesundheit zusammenhängt und keinen wirklichen Einfluss auf unser Wohlbefinden hat. Unser Gesundheitswesen spaltet sich auf in geschlossene Abteilungen, in denen der Zahnarzt den Kauapparat behandelt, der Gastroenterologe den Magen, der Neurologe das Gehirn usw. Genauso aber gehen wir mit unserem Körper um.

Chronische, durch unseren Lebensstil bedingte Krankheiten wie Diabetes, Übergewicht und Herz-Kreislauf-Erkrankungen sind auf dem Vormarsch, und wir versuchen, sie mit einer Spirale von Medikamenten und Operationen in den Griff zu bekommen, die sich letztlich selbst fortschreibt. Unsere Hausärzte verschreiben bei Diabetes ein Medikament und übersehen dabei, dass Diabetes wie Zahnerkrankungen nur eine Folge unserer modernen Ernährungsgewohnheiten ist.[14] Doch während Ärzteschaft und Pharmaindustrie eifrig an neuen Behandlungsmethoden stricken, ist der Anteil industriell verarbeiteter Produkte an den 600 000 in den USA angebotenen Lebensmitteln auf mittlerweile 70 Prozent angestiegen, obwohl wir erst seit 1965 überhaupt über solche Nahrungsmittel verfügen.[15]

Das Bedenklichste an dieser Entwicklung ist zweifellos, dass chronische Erkrankungen wie die oben genannten mittlerweile immer jüngere Altersgruppen erfassen. Wir werden heimgesucht von Verdauungsstörungen (Morbus Crohn, Reizdarmsyndrom)[16], Autoimmun-Erkrankungen (Zöliakie, Multiple Sklerose, Rheuma)[17] und Störungen des zentralen Nervensystems (Autismus, ADHS, Demenz)[18]. Sie alle werden, wie mittlerweile deutlich wird, entscheidend durch unsere Ernährung beeinflusst. Der übliche Behandlungsansatz aber besteht darin, die Patienten, nachdem sie ihre Diagnose erhalten haben, zum Spezialisten zu schicken, der ihnen im Normalfall ein Medikament verschreibt, das die Symptome bessert, die Wurzel des Übels aber unbehandelt lässt.

In *Mundum gesund* erfahren Sie, wie Sie sich die Heilwirkung naturbelassener Nahrung zunutze machen können. Scheren Sie aus dem frustrierenden Kreislauf von Krankheit und Symptombehandlung aus und lernen Sie hier, wie Sie ganz einfach wohlschmeckende und nährstoffreiche Gerichte zubereiten, die Zahnfüllungen und Blutdrucksenker künftig überflüssig machen.

Kapitel 2
FEHLENDE BAUSTEINE IN DER MODERNEN ERNÄHRUNG

Der Charles Darwin der Ernährungslehre

Nach Jahren der Tätigkeit als praktischer Zahnarzt, in denen ich meine beruflichen Fähigkeiten immer mehr verbesserte und mich meinem Behandlungsmaximum näherte, ergriff mich allmählich eine gewisse Unzufriedenheit. Ich hatte das Gefühl, dass ich im wahrsten Sinne des Wortes nur Löcher stopfte, aber nichts gegen ihre Entstehung tun konnte. Was konnte ich tun, damit meine Patienten gesunde, starke Zähne in einem gesunden Mund hatten, statt sie einfach nur zu verarzten, wenn der Schaden schon eingetreten war?

Auf der Suche nach Antworten holte ich meine alten Lehrbücher hervor, studierte medizinische und zahnmedizinische Zeitschriften und durchstöberte alles, was mir vielleicht Aufschluss geben könnte. Trotzdem hatte ich das Gefühl, als kämpfte ich auf verlorenem Posten, ohne jede Aussicht, dass sich an dieser Situation je etwas ändern würde. Langsam machte sich in mir ein Gefühl der Hilflosigkeit breit.

Schließlich empfand ich meine tägliche Arbeit als so unbefriedigend, dass ich beschloss, eine Auszeit vom Zahnarztdasein zu nehmen. Ich machte eine Europareise und überlegte, wie es weitergehen sollte. Was ist entspannender, als einen strahlenden Sommer in Europa zu verbringen?

Und so durchquerte ich Europa und fand mich schließlich auf der Sarayburnu wieder, der Landspitze vor Istanbul. Der alte türkische Hafen dort ist ein Schmelztiegel, in dem sich Religion, Tradition und moderne westliche Einflüsse mischen.

An einem sehr heißen Nachmittag kehrte ich, nachdem ich die Altertümer um den Sultan-Ahmed-Platz herum besichtigt hatte, in die Jugendherberge zurück, um mir ein schattiges Plätzchen und ein Buch zum Schmökern zu suchen. Die Jugendherberge hatte nicht nur einen Gemeinschaftsraum, sondern auch ein Büchertauschregal, in dem die Gäste gelesene Bücher zurücklassen und dafür eines mitnehmen, das sie lesen wollten. Als ich meinen Blick über die Buchrücken schweifen ließ, stach mir plötzlich die Abkürzung *DDS* ins Auge. So wie in »Weston A. Price, DDS« *(Doctor of Dental Surgery* = Dr. med. dent.). Bücher über Zahnheilkunde findet man ohnehin nur selten in Bücherschränken, geschweige denn in solchen, die in Ferienunterkünften stehen. (Mir liegen zwar keine genauen Zahlen vor, aber ich nehme mal an, dass die meisten Menschen keine Bücher über Zahnheilkunde im Urlaubsgepäck haben. Nicht mal Zahnärzte tun das.)

Auch wenn ich in der Türkei war, um mal eine Zeit lang nichts von Zahnmedizin zu hören und zu sehen, konnte ich der Versuchung, das Buch aus dem Regal zu nehmen, nicht widerstehen. Das Buch trug den Titel *Nutrition and Physical Degeneration: A Comparison of Primitive and Modern Diets and Their Effects* (»Ernährung und körperliche Degeneration. Ein Vergleich vorzeitlicher und moderner Ernährungsweisen und ihrer Folgen«).[19] Es handelte sich dabei um den Nachdruck eines bereits 1939 erschienenen Buches. Ich hatte noch nie etwas von diesem Price gehört, aber offensichtlich war er Professor für Zahnheilkunde gewesen und hatte eine zahnärztliche Praxis in Cleveland betrieben. Außerdem war er wohl unter die Schriftsteller gegangen.

Eingangs beschreibt Price seine Erfahrungen als Zahnarzt in den 1920er- und 1930er-Jahren. Er berichtet, wie im Laufe der Jahre immer mehr Patienten seine Praxis aufsuchten, die neben chronischen Erkrankungen auch an Krankheiten des Kauapparates litten. Seiner Ansicht nach standen diese Phänomene in Zusammenhang.

In einem Zeitraum von 10 bis 15 Jahren kamen in seine Praxis immer mehr Kinder, die an Zahnfehlstellungen und Karies litten. Obendrein zeigten die Kinder auch Anzeichen chronischer Erkrankungen, darunter eine alarmierende Anzahl Tuberkulosefälle.

Price vermutete einen Zusammenhang zwischen der steigenden Zahl von Tuberkulosefällen und der Zunahme der Erkrankungen des Kauapparates. Seiner Ansicht nach war der Allgemeinzustand der Kinder umso schlechter, je schlechter ihre Zähne waren.

Prices Buch schlug mich von der ersten Zeile an in seinen Bann. Die Worte sprachen eine bestürzend klare Sprache und spiegelten die Erfahrungen aus meiner zahnärztlichen Praxis wider. Price beschrieb Erkrankungen des Kauapparates in einer Weise, die mir persönlich einleuchtete, die jedoch von allem abwich, was ich an der Universität gelernt hatte. Vor über 70 Jahren hatte er wie ich das Gefühl gehabt, dass Medizin und Zahnheilkunde in ihrer herkömmlichen Form einen ganz wesentlichen Punkt außer Acht ließen – dass eine Behandlung, die sich auf die Behebung von Schäden beschränkte, nicht die Lösung sein konnte und dabei noch viele Fragen offen blieben. Er schrieb: »Es ist mir völlig ernst, wenn ich sage, dass eine Heilkunde, die quasi in der Leichenhalle anfängt und nicht in der Wiege, nur höchst kurzsichtig zu nennen ist.«[20]

Price besaß die nachgerade unheimliche Fähigkeit, den allgemeinen Gesundheitszustand eines Menschen einzuschätzen, indem er dessen Gesichtsform und Kiefer in Augenschein nahm. Er sah nicht bloß Zähne, wenn er jemandem in den Mund blickte, sondern

Strukturen, aus denen sich Gesicht, Atemwege und Verdauungssystem aufbauten.

Sein Bauchgefühl sagte ihm, dass unsere Zähne ein Frühwarnsystem für gravierende gesundheitliche Probleme sind. Im Zuge seiner Forschungsarbeiten fand er heraus, dass die Knochenstruktur der Mundhöhle unseren Körperbau entscheidend beeinflusst. Mundgesundheit und allgemeiner Gesundheitszustand sind also eng verknüpft.

Price hatte auch schon eine Theorie für den sich verschlechternden Gesundheitszustand der Bevölkerung, dessen Zeuge er wurde. Im Laufe seines Lebens hatte er mitverfolgt, wie der technische Fortschritt die bisherigen Ernährungsgewohnheiten veränderte, und dieser Wandel schien mit steigenden Erkrankungszahlen einherzugehen. Mit der fortschreitenden Industrialisierung in Nordamerika, Europa und Australien kam auch die industrielle Verarbeitung von Nahrungsmitteln. Diese war zu Beginn des 20. Jahrhunderts schon weit verbreitet. Dass man nun auf Lebensmittel zugreifen konnte, die einfach zu beschaffen und zuzubereiten waren, schien für Millionen von Menschen ein Segen zu sein, doch Price hegte den Verdacht, dass die Menschheit für diese Bequemlichkeit einen hohen Preis zu zahlen hatte.

In den Jahren, in denen er sich in seiner Praxis hingebungsvoll der Behandlung von kranken Zähnen widmete, erforschte er in seinem Labor die chemische Zusammensetzung von Nahrungsmitteln. Dabei entwickelte er die Theorie, dass es den Lebensmitteln aus industrieller Massenproduktion an ebenjenen Nährstoffen fehlte, die für die Mundgesundheit eine entscheidende Rolle spielen:

Die heutige Wirtschaft hat unseren natürlichen Lebensmitteln einen Großteil ihrer für den Körperaufbau wichtigen Bestandteile genommen, wohingegen die sättigenden Energieträger erhalten blieben. So gehen z. B. bei der Herstellung von stark ausgemahlenem weißem

Mehl gewöhnlich 80 Prozent oder vier Fünftel des im Getreidekeim enthaltenen Phosphors und Kalziums verloren, zusammen mit weiteren Vitaminen und Mineralstoffen.[21]

Price hatte gehört, dass Menschen in traditionell lebenden Kulturen sich einer relativ guten Gesundheit erfreuten und weniger unter degenerativen Erkrankungen litten als seine Patienten in Cleveland. Die Intuition sagte ihm, dass er bei diesen Menschen, obwohl sie keinen Zugang zu moderner Zahnbehandlung hatten, erstens einen gesunden Kauapparat und zweitens eine Ernährung finden würde, die noch alle Nährstoffe enthielt, welche in der modernen westlichen Ernährung fehlten.

Er schloss daraus, dass auch unsere Vorfahren gut entwickelte Kauwerkzeuge besessen haben mussten. Seiner Auffassung nach würde ein Vergleich ihrer Kauwerkzeuge mit denen jetzt lebender Amerikaner den Nachweis erbringen, dass der schlechte Gesundheitszustand der Amerikaner und ihr schwach entwickelter Kauapparat mit den veränderten westlichen Ernährungsgewohnheiten zusammenhingen.

Mit diesen Theorien im Hinterkopf beschloss Price, das Zusammenspiel von Mund und Körper bei Angehörigen traditionell lebender Kulturen sowie anhand von Fossilfunden selbst zu erforschen. Er machte es sich zur Aufgabe, zu belegen, dass Erkrankungen des Kauapparats hauptsächlich von dem verursacht werden, was wir verzehren, und dass unsere körperliche Gesamtverfassung direkt damit zusammenhängt, wie es in unserer Mundhöhle aussieht.

Die Gesichter der Erde

Price versuchte also, das konventionelle ärztliche und zahnärztliche Wissen auszuhebeln, das noch heute als gültig betrachtet wird. Zu diesem Zweck ersann er ein Forschungsvorhaben globalen Ausmaßes. Er segelte mit seiner Frau und Forschungspartnerin von Afrika zum Nordpol und besuchte dabei traditionelle Kulturen, um herauszufinden, ob die Menschen dort gesünder waren – und wenn ja, warum.

Price war in dem Jahrzehnt vor dem Zweiten Weltkrieg ständig unterwegs und konnte sich so die vermutlich letzte Phase zunutze machen, in der die Menschen in den traditionellen Kulturkreisen noch weitgehend ungestört ihren althergebrachten Lebensstil pflegen konnten. Er besuchte die Schweizer Alpen, die schottischen Hebriden, durchquerte Afrika, segelte nach Australien, Neuseeland und Polynesien. Er erklomm die peruanischen Anden und zog mit seiner Frau durch die USA und Kanada bis hinauf zum Nordpol.

Dabei entdeckte er Kulturen mit einem unglaublichen Facettenreichtum unterschiedlichster Traditionen. Und doch blieb sich eines immer gleich: Zahnerkrankungen waren bei traditionell lebenden Völkern weitgehend unbekannt. Die Zahnbögen dieser Menschen waren erstaunlich gut ausgebildet und die Zähne wuchsen weitgehend normal. Price rechnete aus, dass weniger als 1 Prozent aller Menschen, die er getroffen hatte, unter Karies litt. Und auch Zahnfehlstellungen waren ausgesprochen selten.

Überraschenderweise kannten die meisten Kulturen keine Zahnbürsten.

Die Weisheit ursprünglicher Ernährung

In den frühen Dreißigerjahren hielten Price und seine Frau sich im Lötschental in den Schweizer Alpen auf. Die Menschen dort waren erst vor Kurzem mit der modernen Zivilisation in Kontakt gekommen und ihr Lebensstil war noch ganz in den alten Traditionen verwurzelt. Sie ernährten sich hauptsächlich von Produkten, die aus regional erzeugter Milch hergestellt wurden. Obwohl dort kein Arzt oder Zahnarzt praktizierte, erfreuten sich die Menschen im Lötschental augenscheinlich einer guten Gesundheit. Es gab fast keine Anzeichen von Zahnerkrankungen und auch die historischen Aufzeichnungen ließen nicht auf solche schließen. Price vermutete, dass diese Milchprodukte Stoffe enthielten, die aus der modernen Ernährung verschwunden waren.

Auf jeder Station seiner Reise sammelte Price Proben lokaler Nahrungsmittel, um sie auf ihren Nährstoffgehalt hin zu überprüfen. Sobald er wieder in seinem Labor war, testete er Käse und Butter aus dem Lötschental und stellte fest, dass darin erhebliche Mengen der fettlöslichen Vitamine A und D enthalten waren. Kein Wunder, denn die Kühe im Lötschental ernährten sich fast ausschließlich vom üppigen Gras der Alpenweiden. Außerdem entdeckte Price ein weiteres Vitamin, dessen Identität aber erst nach Jahrzehnten enthüllt werden sollte. Price war sich nun sicher, dass dies die Stoffe waren, nach denen er suchte.

Auf einer seiner nächsten Reisen besuchte er eine Kultur, die seit der Steinzeit isoliert von der sich entwickelnden Welt gelebt hatte: die arktischen Inuit. Price war erstaunt über ihre gesunden Kiefer und Zähne, die so anders waren als die, die er von seinen Patienten gewohnt war. Die Inuit kannten quasi keinen Zahnverfall, wenn man von einer durch das Kauen verursachten mechanischen Abnutzung absah. Sie hatten kräftig entwickelte Kiefer, weil sie hauptsächlich von den Tieren lebten, die sie im Meer fingen. Ihre Kiefer und Zähne waren so gut entwickelt, dass sie ganze Bündel gefangener Fische mit den Zähnen trugen.

Bei ihrer Ernährungsweise stach besonders das Öl der Robben ins Auge: Die Inuit tauchten jeden Bissen Fisch in Seehundöl, bevor sie ihn verzehrten. Wieder im Labor stellte Price fest, dass Seehundöl mehr Vitamin A enthielt als jedes andere Nahrungsmittel, das er bis dato untersucht hatte.

Allmählich schien sich ein Muster abzuzeichnen. Die traditionelle Ernährung der Inuit und der Lötschentaler war naturnah und unbehandelt. Price nahm dies als Beweis, dass es der hochverarbeiteten Industrienahrung im Westen entscheidend an Nährstoffen fehlte. Seiner Ansicht nach machte dies die Menschen krank.

Die nächste Forschungsreise führte Price nach Afrika. Obwohl der Kontinent für seine Epidemien gefürchtet war, sah Price bei den mehr als 30 Stämmen, die er besuchte, kräftige Körper, die optimal fürs Überleben ausgerüstet waren. Und absolut perfekte Zähne und Kiefer. Besonders interessant fand er das Volk der Massai, ein halb nomadisches Hirtenvolk, das im Niltal lebte. Auch die Massai ließen keinerlei Anzeichen von Zahnerkrankungen erkennen und ihre Zahnbögen waren voll entwickelt. Es gab auch keine Herz-Kreislauf-Erkrankungen, obwohl die Ernährung der Massai viel gesättigte Fettsäuren enthielt.

Price gelangte zu der Überzeugung, dass die Massai ihre Gesundheit den hohen Mengen dreier fettlöslicher Vitamine verdankten, die sich in Milch, Fleisch und Blut der von ihnen gehüteten Kühe fanden. Wieder sah er das Muster bestätigt. Und allmählich wurde ihm klar, dass diese drei Vitamine nicht nur für die Zahn- und Mundgesundheit eine entscheidende Rolle spielten, sondern einen Schmetterlingseffekt entfalteten, der sich auf den ganzen Körper auswirkte.

Auch die Wildnis bestätigte Price in seiner Theorie. Er berichtet, dass afrikanische Löwen in Zeiten des Überflusses Zebras jagten, nur um deren Leber zu fressen. Die Leber aber ist der größte Speicher für fettlösliche Vitamine im Körper.

Die bis dato gesammelten Hinweise schienen sich zu einem sinnvollen Bild zu fügen, als Price nach Australien kam. Dort studierte er die indigenen Völker Australiens, die älteste menschliche Rasse der Welt, deren Wurzeln mindestens 50 000 Jahre zurückreichen (wie 2011 durch eine genetische Studie bestätigt wurde).[22] Auch dort konnte Price beeindruckend gut entwickelte Kiefer und Zähne sehen, die keinerlei Zeichen von Krankheit aufwiesen. Und

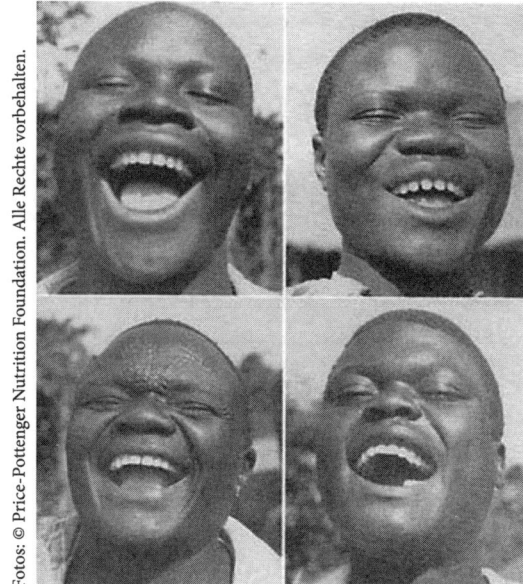

Abb. 2: Optimal entwickelte Zahnbögen und Gesichtszüge bei afrikanischen Männern.[23]

auch in der Überlieferung dieser Völker findet sich kein Hinweis auf Zahnprobleme.

Als er jedoch in den Kolonien nachforschte, die von den Europäern beherrscht wurden, stieß er auf eine Unmenge von Zahnproblemen, darunter auch Zahnfehlstellungen. Offensichtlich entwickelten die indigenen Völker Australiens besonders gravierende Zahnprobleme, wenn sie mit moderner Ernährung in Kontakt kamen.

Die nächsten Reisen führten Price zu den indigenen Völkern Polynesiens, Neuseelands, Nord- und Südamerikas und der abgelegenen Inseln Schottlands. Überall bot sich ihm das gleiche Bild: Die Menschen, die sich traditionell ernährten, hatten unglaublich gute Kiefer und Zähne, obwohl sie nicht über den Luxus der westlichen Zivilisation verfügten.

Nach fünf Jahren Reisetätigkeit in aller Welt, in denen er unzählige Fotografien gemacht, Lebensmittelproben genommen und alte

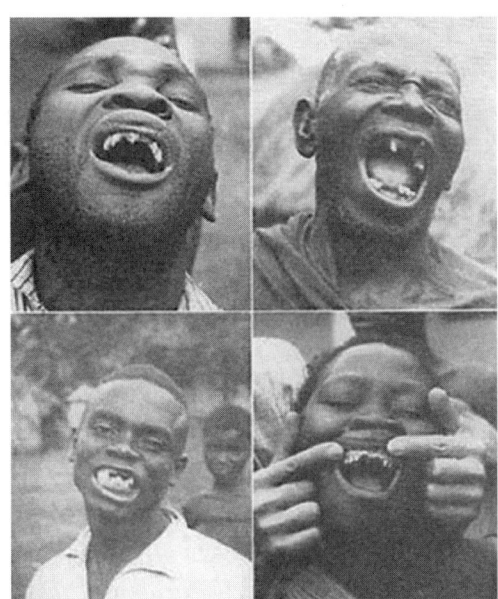

Abb. 3: Zahnerkrankungen bei afrikanischen Männern, die in Kontakt mit moderner westlicher Ernährung kamen.[24]

Aufzeichnungen von Zahnärzten studiert hatte, kehrte Price nach Cleveland zurück und stellte dort seine Forschungsergebnisse zusammen, um sie der Welt zu präsentieren.

Das fehlende Glied: fettlösliche Vitamine

Price konnte auf seinen Reisen durchweg eines feststellen: Die Ernährung traditioneller Kulturen wies hohe Mengen fettlöslicher Vitamine auf. Er war sich absolut sicher, dass dies die entscheidenden Ingredienzen waren, denen diese Menschen ihre so gut entwickelten Kiefer und Zähne sowie ihre allgemein gute Konstitution verdankten. Jede der Gesellschaften, die er besucht hatte, hatte Riten entwickelt, die sicherstellten, dass ihre Mitglieder genug von diesen Vitaminen aufnahmen. Seine Theorie war nun, dass diese fettlöslichen Vitamine »Aktivatoren« waren, die den Körper überhaupt erst in die Lage versetzten, andere Mineral- und Nährstoffe zu verwerten.

Da Price auf jeder seiner Reisen Nahrungsmittelproben genommen und sie konserviert hatte, konnte er sie später untersuchen. Die Nährstoffanalyse dieser Proben zeigte, dass sie zehnmal so viele fettlösliche Vitamine enthielten wie die durchschnittliche westliche Ernährung. Dazu kamen noch ein um das Vierfache höherer Kalziumgehalt und eine Menge anderer wichtiger Mineralstoffe.

Price konnte die fettlöslichen Vitamine weitgehend identifizieren, doch die ausgezeichnete Knochenstruktur der indigenen Völker schien noch auf einen anderen Stoff zurückzugehen. Dieses geheimnisvolle Vitamin nannte er »Aktivator X«. Tatsächlich sollte dieser Stoff noch 60 Jahre lang unentdeckt bleiben. Erst dann fand man heraus, dass es sich um das fettlösliche Vitamin K2 handelt (mehr darüber in Kapitel 4).

Vitamin K2 ist auch heute noch relativ unbekannt. Es arbeitet mit den Vitaminen D und A zusammen, um Mineralstoffe in Knochen und Zähne zu bringen. Vitamin K2 ist für das Wachstum unseres Kiefers unverzichtbar und trägt entscheidend zur Mineralstoffbalance im Körper bei.

Nach Prices Tod 1948 geriet sein Buch *Nutrition and Physical Degeneration* in Vergessenheit, was ganze 50 Jahre lang so bleiben sollte. Das Buch war seiner Zeit nun mal weit voraus, und die Wissenschaftlergemeinde verweigerte sich den damals bahnbrechenden Einsichten.

Dabei ist völlig klar, dass Prices Methoden unorthodox waren und rein wissenschaftlich betrachtet nicht sauber. So unternahm er seine Forschungsarbeiten ja nur auf Reisen. Seine Proben mussten also einen Tausende Kilometer langen Weg ins Labor zurücklegen. Und doch hat Price einen extrem wichtigen Zusammenhang offengelegt: dass das, was wir Tag für Tag essen, unsere Mundgesundheit ebenso beeinflusst wie unseren Körper.

Als ich in jenen heißen Tagen in der Türkei die Seiten seines Buches durchblätterte, fand ich mich und meine berufliche Laufbahn wieder, in deren Rahmen ich mehr als ein von kaputten Zähnen zerstörtes Lächeln gesehen hatte.

Es dauerte noch eine Weile, bis ich diese Zusammenhänge wirklich in der Praxis umsetzen konnte, aber immerhin fing ich an, meine Patienten nach ihren Ernährungsgewohnheiten zu fragen. Dabei stellte ich fest, dass gerade Patienten mit schlecht entwickeltem Kiefer auch eine besonders nährstoffarme Ernährung pflegten. Langsam fügten sich die Puzzleteile in meinem Kopf zusammen. Lange Zeit hatte ich mich nur mit der Behebung von Zahnschäden beschäftigt, nun aber drang ich allmählich zur Wurzel des Problems vor. Dabei war diese so offensichtlich wie die Sonne am Mittag: Hinter all dem stand die *Ernährung*.

Die Anfänge meines Programms für gesunde Zähne

Als ich aus der Türkei zurück war, hatte sich das Bild in meiner Praxis kein bisschen geändert: Ich sah immer noch viele Kinder mit kariösen Zähnen. Ich musste viele von ihnen ins Krankenhaus schicken, um die Milchzähne unter Narkose zu ziehen, so schlecht war der Zahnbefund.

Und man muss dem, was ich im Studium gelernt hatte, in einer Hinsicht recht geben: Da hieß es, die Kinder nähmen zu viel Zucker, vor allem in Form von Limonade, zu sich und hätten deshalb so schlechte Zähne. Mittlerweile aber war mir klar, dass der Verzicht auf Zucker allein nicht die Lösung war. Prices Theorie besagte schließlich, dass in der modernen Ernährung bestimmte Nährstoffe fehlten, die für die Zahngesundheit unverzichtbar waren. So gelangte ich zu der Auffassung, dass die Kinder nicht nur auf Zucker verzichten, sondern bestimmte Nährstoffe *zusätzlich* aufnehmen mussten.

In der Zwischenzeit hatte sich auch bei mir ein Zahnproblem eingestellt. Ich litt unter einer unerklärlichen und immer häufigeren

Überempfindlichkeit der Zähne. Die Schmerzen wurden mit der Zeit so stark, dass ich keine heißen oder kalten Nahrungsmittel mehr zu mir nehmen konnte.

Beinahe alle Ärzte sind Hypochonder, daher nervte ich meine Kollegen mit der Bitte um gründliche Untersuchungen, doch sie versicherten mir immer das Gleiche: dass alles in bester Ordnung wäre. Dann nahm ich meist die Röntgenaufnahmen meiner Zähne zur Hand, um mir selbst ein Bild zu machen. Ich suchte nach irgendeinem Hinweis auf eine Erkrankung oder Störung. Doch ich fand nichts.

Etwa zur selben Zeit schlug auch mein Körper Alarm. Ich war stets ein sportlicher Typ gewesen und ging immer noch regelmäßig ins Fitnessstudio, doch mittlerweile nahm ich trotzdem zu und meine Gelenke schmerzten mehr als gewohnt. Ich war zu oft krank, und auch meine Haut erholte sich nicht so schnell wie sonst. Ich schrieb diese Probleme zuerst dem Alter zu, doch eine leise Stimme in meinem Kopf widersprach: Die Symptome waren zu zahlreich und sie stellten sich alle zur selben Zeit ein. Erst sehr viel später wurde mir klar, dass mein Körper mit einer Entzündung kämpfte.

Doch ich tat die Symptome als vernachlässigbar ab, war ich ansonsten doch weitgehend gesund. Ein paar Kilo hin oder her, mein Gewicht hielt ich immer noch gut. Ich verzichtete tagsüber ganz auf Zucker, am Abend genehmigte ich mir ein Stück dunkle Schokolade und einen fettarmen Joghurt mit Honig, was ich immer für eine natürliche und gesunde Kombination gehalten hatte. Meine Ernährung war nach bestem Wissen und Gewissen gesund, aber wenn ich es mir recht überlegte, ernährte ich mich – wie die meisten Menschen – von Dingen, in denen weit mehr Zucker enthalten war, als ich dachte.

Häufig wachte ich mitten in der Nacht auf und hatte Appetit auf Süßes. Allmählich dämmerte es mir, dass ich süchtig nach Zucker war, weil viele der »gesunden« Dinge, die ich aß, voller Zucker waren.

Zeit also, meine Ernährung komplett umzustellen. Der erste Schritt bestand darin, meine aktuelle Ernährungsweise einer Überprüfung zu unterziehen, um herauszufinden, was mir schadete, und diese Dinge künftig wegzulassen.

Ich studierte bei allem, was ich einkaufte, die Nährstoffangaben auf der Packung. Ich machte einen Zuckertest und schrieb wirklich jedes Gramm auf. Ich verzichtete auf Brot und pflanzliche Öle und schließlich auf abgepackte Lebensmittel in jeder Form. Anders ausgedrückt: Ich schuf die Grundlagen für mein Programm für gesunde Zähne.

Das machte ich etwa drei Monate lang. In den ersten Wochen *spürte* ich förmlich, wie sich mein Körper entgiftete. Am schlimmsten war es zwischen dem vierten und dem siebten Tag. Ich fühlte mich wie ein Drogensüchtiger auf Entzug. Ich hatte so intensive Gelüste, dass ich kaum damit fertigwurde. Dazu kamen heftige Kopfschmerzen und ein Gefühl absoluter Hoffnungslosigkeit. Doch in gewisser Weise war das nur gerecht. Jahrelang hatte ich meinen Patienten erzählt, sie müssten auf Zucker »verzichten« – ohne zu wissen, wie das war oder wie sie sich dabei fühlen würden. Nun hatte ich selbst die Bescherung.

Der nächste Schritt war, Lebensmittel in meinen Ernährungsplan aufzunehmen, die mir jene Nährstoffe lieferten, die mein Mund und mein Körper brauchten, um hundertprozentig zu funktionieren.

Ich begann, mich mit der Ernährung indigener Völker zu beschäftigen, und je mehr ich darüber las, desto mehr erkannte ich, wie weise diese Völker gewesen waren. Traditionelle Kulturen hatten jahrhundertelang ihre Ernährung auf Lebensmitteln aufgebaut, die genau jene Nährstoffe enthielten. Das erinnerte mich an meine eigene Kindheit.

Meine chinesische Großmutter hatte in Australien Fuß gefasst, da sie eines der ersten Restaurants gegründet hatte, wo man sich sein Essen holen konnte. Meine frühesten Kindheitserinnerungen drehen sich alle um dieses Restaurant, in dem meine Oma und mein Vater hinten in der Küche arbeiteten. Ich plauderte mit den Stahlarbeitern von der nahen Fabrik, die bei uns ihr Mittag- oder Abendessen holten. Tag für Tag verbrachte ich im Restaurant mit einer Schüssel aromatisch dampfender Suppe, die nach einem uralten chinesischen Rezept zubereitet worden war. Asiatische Suppen werden aus Fleisch gemacht, das noch am Knochen hängt. Gemüse und Fleisch werden in Tierfett gebraten, wie Enten- oder Schweinefett.

Obwohl meine Großmutter drei Jobs hatte, um die Familie zu ernähren, war und ist sie stark wie ein Ochse. Ich habe sie nie etwas Süßes essen sehen. Wenn sie sich erholen wollte, trank sie einfach heißen Tee. Mein Großvater, der zehn Jahre jünger war als sie, liebte Junkfood. Er schmuggelte immer Fastfood und Süßigkeiten in sein Zimmer.

Meine Großmutter schimpfte stets, das Zeug werde ihn noch mal umbringen. Traurigerweise behielt sie recht. Mein Großvater litt lange Zeit unter chronischen Erkrankungen wie Typ-2-Diabetes und Nierenversagen. Schließlich brauchte er eine Dialyse und konnte nicht mehr gehen. Seine Zähne waren vollkommen zerstört, am Ende hatte er nicht mehr einen eigenen Zahn im Mund. Meine Großmutter hingegen hat noch heute all ihre Zähne. »Natürlich«, würde sie stolz sagen, wenn man sie darauf ansprach, und gleichzeitig mit dem Finger an die vorderste Zahnreihe tippen.

Als ich an meine Großeltern dachte, fiel mir vor allem die Verwendung von tierischen Fetten beim Kochen auf. Außerdem gab es zu fast jeder Mahlzeit ein Ei. Und ich lernte lange gedünstete, intensiv gewürzte Eintöpfe zu schätzen.

Meine neue Ernährung

Mahlzeit	Vorher	Nachher
Frühstück	◆ fettarmes Granola ◆ fettarme Milch ◆ Bananen und Trockenfrüchte ◆ 1 Glas Orangensaft	◆ 2 in Butter gebratene Eier mit Kurkuma und Basilikum sowie Tomaten- und Zwiebelwürfeln (rot) ◆ 1 Glas Kefir
Mittagessen	◆ Sandwich mit Thunfischsalat	◆ Entenleberpastete ◆ Käseplatte aus Hartkäse ◆ Avocado- und Spinatsalat mit Olivenöl
Snack	◆ Fruchtsaft ◆ Trockenfrüchte ◆ Müsliriegel	◆ Kaffee mit Vollmilch ◆ 1 ganzes Stück Obst mit Nüssen
Abendessen	◆ Hühnerbrust ◆ gedämpftes Gemüse ◆ fettarmer Joghurt mit Schokolade und Honig	◆ Rindereintopf mit Markknochen, Knoblauch, Karotten, Sellerie, Lorbeer und Koriandergrün ◆ Kombucha (Fermentgetränk) ◆ Nüsse und Zimt in Kokosöl
Mitternächtlicher Snack	◆ abgepackte Snacks wie Kartoffelchips, Schokolade, Marmelade und Fruchtsäfte	◆ nichts

Ehe ich mich versah, hatten sich meine gesundheitlichen Probleme von selbst erledigt. Meine Zähne waren stärker und weniger empfindlich. Mein Schlaf verbesserte sich, ich hatte mehr Energie als früher. Ich erkältete mich nicht mehr so leicht, und wenn ich mich beim Sport verletzte, heilten die Wunden schnell. Es verlangte mich immer weniger nach Zucker. Ich wachte nicht mehr mitten in der Nacht auf. Tatsächlich war ich sehr zufrieden und hatte keine Heißhungeranfälle mehr.

Auch meine Geschmacksknospen veränderten sich, sodass ich keinerlei Appetit auf Süßigkeiten mehr verspürte. Das volle Aroma von Gewürzen, Kräutern und Fetten in meiner Ernährung allerdings wusste ich zu schätzen. Auch meine Hand-Augen-Koordination verbesserte sich, was ich vor allem bei der Arbeit spürte. Selbst mein Gehirn schien sich lebendiger zu fühlen: Ich konnte klarer denken und war morgens schneller auf den Beinen.

Meine Ausbildung zum Zahnarzt hatte mich daran zweifeln lassen, dass die Ernährung Körper und Geist so stark beeinflussen könnte. Nun wusste ich, dass ich damit falschgelegen hatte. Es passierte so viel, nur weil ich mich jetzt besser ernährte. Ich war ausgebildeter Zahnarzt, aber diese Art der Erleuchtung hatte sich mehr oder weniger zufällig eingestellt.

Vermutlich fragen Sie sich jetzt leicht besorgt, ob ich Sie wohl auf den nächsten Seiten drängen werde, sich von Walfischspeck oder ausschließlich von Käse und Butter zu ernähren, damit Ihre Zähne gesund bleiben. Keine Sorge! So weit würde ich nicht gehen. Ich möchte nur, dass Sie verstehen, warum die Menschen diese Dinge früher zu sich nahmen und inwiefern sie zu ihrer Gesundheit beitrugen.

Im Grunde geht es darum, dass die Menschen Dinge gegessen haben, die ihrem Mund und letztlich dem ganzen Körper jene Nährstoffe schenkten, die für ihr optimales Befinden notwendig waren. Heute hingegen ernähren wir uns von Dingen, die das Leben bequemer machen, ohne darauf zu achten, was unser Körper wirklich *braucht*. Aus diesem Grund fehlt es uns nun an diesen essenziell wichtigen Nährstoffen. Um unsere Gesundheit zurückzuerobern, müssen wir also unsere Ernährung ändern und lernen, was bestimmte Nahrungsmittel gesund macht – oder eben nicht.

Kapitel 3
DIE URALTE WEISHEIT IHRER ZÄHNE

Stellen Sie sich vor, Sie gehen zu Ihrer Ärztin und alles sieht super aus, doch am Ende der Untersuchung eröffnet sie Ihnen, dass Sie sich den kleinen Zeh am linken und rechten Fuß abnehmen lassen müssten. Das sei nichts Ernstes, meint sie. Ihre Füße seien einfach nicht groß genug, damit Ihre kleinen Zehen ausreichend Platz haben. Daher würden die kleinen Zehen Ihnen früher oder später Probleme bereiten. Damit Ihr Fuß als Ganzes gesund bleibt, müssten Sie sich jetzt beide kleine Zehen amputieren lassen.

Oder stellen Sie sich vor, Sie erzählt Ihnen dasselbe über Ihre Ohrläppchen. Oder Ihren Nabel. Oder Ihre Nasenspitze.

Hört sich lächerlich an, nicht? Ein bisschen wie eine Science-Fiction-Horrorgeschichte über den Ausbruch einer schrecklichen Seuche oder vielleicht sogar der Apokalypse selbst. Und doch ist so etwas gängige Praxis: bei unseren Weisheitszähnen!

Im 20. Jahrhundert wurde das Entfernen der Weisheitszähne zu einem der häufigsten chirurgischen Eingriffe in der westlichen Welt.[25] Heute lassen sich jedes Jahr 10 Millionen Amerikaner die Weisheitszähne ziehen.[26] In Deutschland sind es etwa eine Million pro Jahr.[27] Man diskutiert zwar noch darüber, ob sie wirklich gerissen werden müssen, aber dass die Weisheitszähne nicht so wachsen, wie die Natur es vorgesehen hat, scheint außer Frage zu stehen. Darüber wird gar nicht erst nachgedacht.

So schreibt Dr. Louis K. Rafetto, der für den Berufsverband der Oral- und Kieferchirurgen eine Forschungskommission über Weisheitszähne leitete: »Etwa 75 bis 80 Prozent der Menschen erfüllen nicht die notwendigen Kriterien für einen Erhalt ihrer Weisheitszähne.«[28] Andere Experten liegen in ihren Schätzungen niedriger, aber auch in den Jahren meiner zahnärztlichen Praxis kann ich die Kinder, die funktionstüchtige Weisheitszähne hatten, an einer Hand abzählen.

Dementsprechend halten wir die im Kiefer eingequetschten Weisheitszähne – und ihre Entfernung – für einen normalen Teil des Alterungsprozesses. Bei genauerer Betrachtung ist das allerdings schon eine merkwürdige Sache. Es gibt schließlich keinen anderen Körperteil, den wir standardmäßig entfernen.

Stellen Sie sich nur mal vor, jährlich würden sich tatsächlich Millionen von Menschen ihre eingequetschten kleinen Zehen – oder die Ohrläppchen – entfernen lassen. Irgendwann würden wir uns doch fragen, ob wir unsere Zehen und Ohren nicht vielleicht vor einer Amputation bewahren können. Doch da es »bloß« um die Weisheitszähne geht, kommt uns diese Idee erst gar nicht.

Dabei ist die Entfernung der Weisheitszähne gar nicht so einfach. Häufig muss der Zahnarzt einen Teil des Kiefers wegfräsen, weil der Weisheitszahn zu tief darin verankert ist. Dann muss der Weisheitszahn erst geteilt werden, bevor man ihn aus seiner knochigen Umhüllung herausholen kann. Und wenn die Prozedur vorüber ist, hat der Patient nicht nur einen stark geschwollenen Mund und geschwollene Wangen, sondern häufig auch ein unangenehm trockenes Gefühl im Kiefer. Jeder, der das schon mal mitgemacht hat, wird jetzt zustimmend nicken. Und wer nicht, hat zumindest einen Freund oder Bekannten, der einen solchen Eingriff am eigenen Leib erlebt hat.

Man möchte doch meinen, dass die mit einer solchen Behandlung verbundenen Probleme uns veranlassen, nach den Gründen hierfür zu fragen. Doch weit gefehlt. Wir fragen uns nie, warum die Weisheitszähne im Kiefer keinen Platz finden.

Es stimmt zwar, dass wir auch ohne Weisheitszähne gesund leben können, doch diese Backenzähne ganz hinten im Mund sind ein Warnzeichen, dass etwas mit unserem Gesicht und unserem Körper nicht stimmt.

Es geht um Sauerstoff, den Nährstoff Nr. 1

Die Epidemie von Zahnfehlstellungen und eingewachsenen Weisheitszähnen ist ein klares Anzeichen dafür, dass unser Kiefer sich nicht richtig entwickelt, weil wir uns falsch ernähren. Und das gilt natürlich nicht nur für den Kiefer, sondern auch für die anderen Teile des Schädels. Im Gefolge werden aber auch die Atemwege in Mitleidenschaft gezogen. Wir bekommen also nicht genug Sauerstoff.

Unser Körper braucht Sauerstoff jedoch mehr als alles andere. Das wird sofort klar, wenn Sie mal versuchen, länger als 30 Sekunden die Luft anzuhalten. Unsere Zellen benötigen Sauerstoff, um Energie herstellen zu können. Alle Prozesse in unserem Körper hängen also davon ab, dass wir genug Sauerstoff bekommen.

Eine zu geringe Sauerstoffzufuhr zieht eine ganze Reihe weiterer Probleme nach sich – vom Schnarchen über die Aufmerksamkeitsdefizitstörung bis zum Herzleiden. Doch es gibt auch gute Nachrichten: Wenn wir unsere Ernährung ändern und besser atmen lernen, stärken wir Kiefer und Atemwege. Wir schaffen mehr Sauerstoff in unsere Lungen und den Rest des Körpers und können anfangen, auch körperlich unser Potenzial zu erfüllen.

Doch bevor wir uns mit diesem Thema auseinandersetzen, sollten wir noch einen Blick auf die Entwicklung unseres Schädels, unserer Kieferknochen und Zähne werfen.

Wie unsere Ernährung unser Gehirn größer und unseren Kiefer kleiner machte

Vor zwei bis drei Millionen Jahren begann unser Gehirn, sich zu verändern. Streng genommen natürlich nicht *unser* Gehirn, sondern das unserer unmittelbaren und doch so fernen Vorfahren, die anfangs noch viel mit ihren Verwandten, den Primaten, gemein hatten. Deren Gehirne wurden allmählich größer und komplexer.

Wir wissen, dass die Menschenartigen (Hominini) sich schließlich von den Affen abspalteten und sich zum modernen Menschen (Homo) entwickelten. Wie das zugegangen ist, wissen wir heute nicht. Es fehlt der sogenannte *Missing Link* – das Bindeglied zwischen den Menschen und den Affen. Und es gab vermutlich auch nicht nur ein Bindeglied, sondern mehrere. Dieser Vorgang der »Menschwerdung« hing im Wesentlichen damit zusammen, dass unser Gehirn sich unglaublich entwickelte. Es wurde dreimal so groß wie ein Affen- oder Schimpansengehirn: von etwa 400 Kubikzentimetern bis zu 1350 Kubikzentimetern.[29]

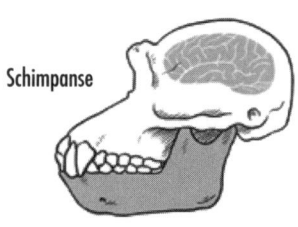

Schimpanse

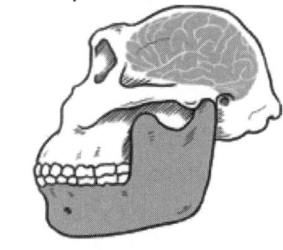

Früher Menschenartiger (Paranthropus boisei)

Durch das größere Gehirn konnten unsere menschlichen Vorfahren bessere motorische Fähigkeiten entwickeln, die bald zur Werkzeugnutzung führten. Sie haben immer komplexere Sprachen

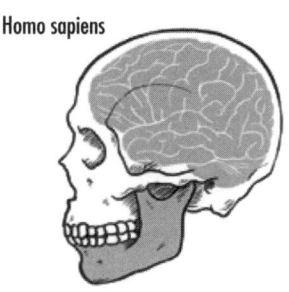

Homo sapiens

Abb. 4: Die Entwicklung des Gehirns auf Kosten des Kiefers vom Affen bis zum heutigen Menschen.

geschaffen, die die Kommunikation und die Zusammenarbeit erleichterten. Die verbesserten Merk- und kognitiven Fähigkeiten ermöglichten unseren Vorfahren, aus Erfahrung zu lernen und ihr Verhalten dementsprechend anzupassen. So gelang es ihnen nicht nur zu überleben, sie gediehen förmlich. Und wurden mit der Zeit zu *uns,* zum modernen Menschen.

Für das größere Gehirn mussten wir allerdings einen Preis bezahlen. Affen haben große, mächtige Kiefer, doch während der Schädel unserer Vorfahren an Volumen zunahm, um dem expandierenden Gehirn Platz zu bieten, wurde der Kauapparat immer kleiner. Bis heute ist nicht ganz sicher, warum das passiert ist. Die Wissenschaft weiß auch nicht, was zuerst da war, der kleinere Kiefer oder das größere Gehirn. Vielleicht verliefen diese Entwicklungen auch parallel. Möglicherweise lässt sich die Frage ja genauso wenig beantworten wie die von der Henne und dem Ei.

Sicher ist allerdings, dass dieser Wandel mit der Nahrung zusammenhing. Ein größeres Gehirn braucht mehr Nährstoffe, damit es seine Arbeit verrichten kann. Ob sich also nun das Gehirn oder der Kiefer zuerst veränderte, auf jeden Fall muss sich unsere Ernährungsweise damals dramatisch gewandelt haben.

Hat erst das Kochen uns zu Menschen gemacht?

In seinem Buch *Feuer fangen: Wie uns das Kochen zum Menschen machte – eine neue Theorie der menschlichen Evolution* stellt der Anthropologe Richard Wrangham eine durchaus schlüssige Hypothese zur Entwicklung von Gehirn und Kauapparat vor: Beides habe sich massiv gewandelt, nachdem der Mensch das Feuer entdeckt hat. Ich hatte das Vergnügen, persönlich mit Professor Wrangham über diese Theorie zu sprechen.

»Eines Abends saß ich so vor meinem Haus und dachte über die Evolution nach«, erzählte Richard mir. »Da ich im Dunkeln vor einem offenen Feuer saß, dachte ich an den Menschen, der wohl als

Erster dieses Erlebnis hatte. Und plötzlich fiel es mir wie Schuppen von den Augen.«

Daraufhin stellte Wrangham die Theorie auf, dass wir zu Köchen werden mussten, bevor wir uns zum modernen Menschen entwickeln konnten.

»Wir sind das einzige Tier, das gekochte Nahrung verzehrt. Wir sind auch nicht mehr so gut ausgestattet, dass wir rohe Nahrung essen könnten«, erklärte er. »Wir haben im Verhältnis zu unserer Körpergröße deutlich kleinere Zähne als jedes andere Tier. Und dasselbe gilt auch für unseren Darm.«

Die Anthropologen Leslie C. Aiello und Peter Wheeler entwickelten diese Theorie in einer wissenschaftlichen Publikation weiter zur *Expensive-Tissue Hypothesis*, der Theorie des »teuren Gewebes«: Der Körper verbraucht weniger Energie, um Nahrung aufzuschließen. Diese Energie steht ab da dem Gehirn zur Verfügung. Die Anthropologen meinen, dass mehr als 25 Prozent der vom Menschen aufgenommenen Energie für das Gehirn verwendet werden.[30] »Von irgendwoher muss das Ganze ja kommen«, meint Wrangham.

Und dieses »irgendwoher« ist der Darm. Wrangham geht davon aus, dass wir, als wir das Garen entdeckt haben, uns gleichsam einen Extrasatz Zähne und ein Stück mehr Darm besorgt hätten. Denn das Garen übernimmt einen großen Teil der Arbeit, den im anderen Fall größere Zähne und ein längerer Darm erledigen müssen. Die Bestandteile der Nahrung lassen sich leichter aufbrechen und verdauen, sodass die Nährstoffe extrahiert werden können. (Gekochte Eier beispielsweise sind zu 90 Prozent verdaulich, während bei rohen Eiern nur 50 bis 60 Prozent der Nährstoffe vom Körper verwertet werden können.) Das Resultat war, dass unser Kiefer, unsere Zähne und unser Darm weniger zu tun hatten. Sie schrumpften, und schon war mehr »Futter« für unser nährstoffhungriges Gehirn übrig.

»Der Unterschied zwischen einem Schimpansen und uns besteht darin, dass unser Darm kurz und unser Gehirn groß ist«, erzählte Wrangham weiter. »Auch bei den Primaten geht ein kürzerer Darm übrigens mit einem größeren Gehirn einher. Die Frage ist nur, wie lange schon war unser Darm so verkürzt?«

Aus fossilen Funden von Rippen und Becken können wir ableiten, dass unser Darm in etwa dieselbe Länge aufweist wie beim Homo erectus, der sich etwa vor 1,8 Millionen Jahren aus dem Homo habilis entwickelt hat. Homo erectus war der erste Mensch, der eher wie ein Mensch denn wie ein Affe aussah. Er hatte auch so kleine Zähne wie wir. »Daraus lässt sich wohl ableiten«, meint Wrangham, »dass wir auch damals schon Nahrung gegart haben.«

Der Kauapparat ermöglicht uns, Nahrung zu zerkleinern, damit wir sie besser verdauen können. Wranghams Theorie besagt also, dass es die Nahrung war, die unsere Zähne und Kiefer verändert hat.

Seine These passt zu den zwei entscheidenden historischen Wendepunkten in unserer Physiologie: Die erste Wende fand statt, als wir von einer hauptsächlich pflanzlichen immer mehr zu einer fleischbasierten Ernährung übergingen. Die zweite, als wir unserem hungrigen Gehirn mehr Nahrung verschafften, indem wir begannen, unser Essen mit Feuer zu garen.

Kochen ist sozusagen ein zusätzliches Verdauungssystem. Es bricht die chemische Struktur der Nahrung auf und macht die Nährstoffe für den Körper besser verfügbar. Nun mussten unsere Vorfahren weniger Energie für die Verdauung aufwenden. Es wurde mehr Energie fürs Gehirn frei, das langsam wuchs.

Gleichzeitig mussten Kiefer und Zähne weniger Arbeit leisten. Affen kauen bis zu 17 Stunden täglich auf rohen Zweigen und Blättern herum. Sobald unsere Vorfahren begannen, sich von gegartem Fleisch zu ernähren und ihre Nahrungsmittel mit Werkzeugen zu zerkleinern, brauchten sie die großen Zähne und die kräftigen Kaumuskeln nicht mehr, um Nährstoffe aus den Nahrungsmitteln zu holen. Und das Kochen entlastete den Darm, der Körper brauchte weniger Energie für die Verdauung.

Vielleicht werden wir tatsächlich nie ganz genau wissen, was zuerst kam. (Ironischerweise ist es gerade unser Mund, der dieses Geheimnis so lange für sich bewahrt hat.) Doch wie wir sehen, hat unsere Ernährung eine ganze Menge damit zu tun, wie wir uns zum modernen Menschen entwickelten.

Unglücklicherweise gilt dies auch für die Herausbildung von Zahnfehlstellungen ...

Von nun an ging es schief: Zahnfehlstellungen sind ein modernes Problem

Einer These zufolge waren eingewachsene Weisheitszähne ein Nebeneffekt der sich ständig verkürzenden Kiefer und des wachsenden Gehirns. Dass die Weisheitszähne sozusagen aus dem Kiefer gequetscht wurden und werden, um Platz für neue Neuronen zu schaffen – sozusagen ein Kollateralschaden der Evolution.

Doch die fossilen Befunde decken sich nicht mit dieser Theorie. Die paläoanthropologischen Untersuchungen von Schädelformationen lassen diesbezüglich drei einschneidende Veränderungen erkennen:

1. Vor etwa 2 Millionen Jahren, als die Abstammungslinie der Menschenartigen sich von jener der Primaten abspaltete, nahm unser Kiefer die heutige Größe an.
2. Vor etwa 10000 bis 14000 Jahren, also während der Mensch sesshaft wurde und begann, von der Landwirtschaft zu leben, kam es zu ersten Zahnbeschwerden.
3. Vor etwa 200 bis 300 Jahren, als die industrielle Revolution den Westen veränderte, machten sich erstmals Zahnfehlstellungen und eingewachsene Weisheitszähne bemerkbar.

Weston Price, Zahnarzt und Ernährungswissenschaftler, erklärt, wie plötzlich diese Veränderungen jeweils eintraten: »Es ist durchaus besorgniserregend, dass, markiert man auf einer Skala von einer Meile [1609 Meter] Länge jedes Jahrzehnt als einen ca. 2,5 Zentimeter langen Abschnitt, auf den letzten 20 Zentimetern mehr Zahnverfall zu verzeichnen ist als auf dem ganzen Abschnitt davor.«[31]

Wir hatten unser schönes, großes Gehirn also schon lange bevor die Weisheitszähne anfingen, uns zu plagen. Wir müssen sie daher auch nicht unbedingt ziehen, um uns evolutionäre Vorteile zu verschaffen. Die Weisheitszähne passten nicht mehr in unseren Kiefer, sobald die industrielle Revolution ihren Siegeszug angetreten hatte – und wir begannen, uns von industriell verarbeiteten Massenprodukten zu ernähren. Seit wir unsere Nahrung fein mahlen, raffinieren, bleichen und verpacken, sodass unsere Jäger-und-Sammler-Vorfahren sie gar nicht mehr als solche erkennen würden, haben unsere Weisheitszahnprobleme sich ständig verschärft.

Der Anthropologe Robert Corruccini hat sich Abertausende moderner und alter Kauapparate angesehen. Er hat sich auch für die Zähne von ländlichen bzw. städtischen Amerikanern in Kentucky interessiert. Seiner Ansicht nach lässt sich das Phänomen, dass unsere Zähne im Kiefer keinen Platz mehr haben, auf das Maß zurückführen, in dem Menschen sich von ihrer traditionellen Ernährungsweise ab- und industriell gefertigter Nahrung zugewandt haben.[32] Corruccini bringt Zahnfehlstellungen geradewegs mit dem Konsum von weicher, hochverarbeiteter Nahrung in Verbindung, die heutzutage viel häufiger verzehrt wird als noch vor wenigen Jahrzehnten. Seiner Ansicht nach sind Zahnfehlstellungen eine Zivilisationskrankheit.[33]

Würde unsere moderne Ernährung nur zu eingewachsenen Weisheitszähnen und Zahnfehlstellungen führen, wäre das schon schlimm genug. Aber das Ganze wirkt sich auch auf unsere Körperhaltung, unsere Atmung und unsere Fähigkeit zur Sauerstoffaufnahme aus – und auf die Form unseres Gesichts.

Die knochige Struktur unseres Gesichts

Doch wie diese Entwicklung auch verlaufen sein mag, unstritig ist, dass die Struktur unseres Gesichts einer ganz spezifischen Formel gehorcht, obwohl unsere Körper die unterschiedlichsten Formen annehmen können. Damit wir atmen, kauen, schlucken, sprechen, lächeln und all die schönen Dinge tun können, die uns Kopf und Gesicht ermöglichen, muss unser Schädel auf ganz bestimmte Weise aufgebaut sein.

Der menschliche Schädel besteht aus Hirnschädel und Gesichtsschädel, die wiederum aus 22 Knochen bestehen.[34] Dabei kommt zwei dieser Knochen eine besondere Bedeutung zu, da sie sowohl für die Gesichtsform verantwortlich sind als auch für unsere Fähigkeit, zu kauen und Luft zu holen. Diese Knochen sind die Maxilla, der Oberkiefer, und die Mandibula, der Unterkiefer.

Viele Menschen glauben, der Kiefer sei nichts weiter als ein mechanisches Instrument zum Zerkleinern der Nahrung. In Wahrheit aber hat er sehr viel mehr Funktionen. Tatsächlich hat der Kiefer Einfluss auf fast jedes Organ im Körper.

Der Oberkiefer (Maxilla)

Die Maxilla bzw. der Oberkiefer bildet die Mitte des Gesichts. Die Außenseite formt die Wangenknochen, innen liegt die Kieferhöhle. Der obere Teil bildet den Boden der Augenhöhle und die Seiten bzw. den Boden der Nasenhöhle. Der untere Teil hält die obere Zahnreihe und bildet den Gaumen. Der Oberkiefer ist entscheidend für Atmung und Nahrungsaufnahme.

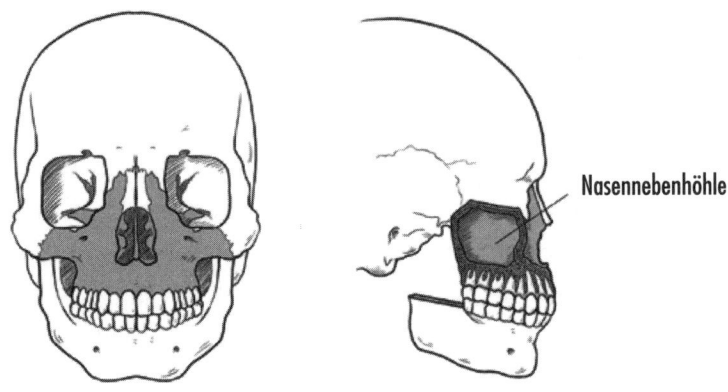

Abb. 5: Der Oberkiefer (Maxilla).

Wenn sich der Oberkiefer nicht richtig entwickelt
Wenn der Oberkiefer sich nicht ungehindert in alle drei Richtungen (Höhe, Weite, Tiefe) entwickeln kann, führt dies zu Problemen bei der Atmung und beim Zahnbogen. Und, wie Sie wahrscheinlich schon vermutet haben, auch bei den Weisheitszähnen.

Wenn wir etwa zwölf Jahre alt sind, entwickeln sich die oberen Weisheitszähne im hinteren Teil des Oberkiefers. Teil dieses Prozesses ist es, dass die Kieferhöhle sich verändert. Ein Teil ihres Bodens wird zum Zahnfach, das den Weisheitszahn hält. Kann dieser Prozess nicht korrekt ablaufen, dann ist nicht genug Platz, damit der Weisheitszahn durchbrechen kann. Aus diesem Grund muss bei so vielen Menschen der Weisheitszahn gezogen werden. Bei manchen Menschen allerdings bilden die Weisheitszähne sich gar nicht erst aus.

Die Extraktion der Weisheitszähne ist häufig nötig, weil nicht durchgebrochene (retinierte oder teilretinierte) Weisheitszähne zu schweren gesundheitlichen Störungen führen können. Manchmal drücken sie in schiefem Winkel auf den davorstehenden Backenzahn und machen dort Probleme. Dann verliert man den Weisheitszahn und den zweiten Backenzahn. Sie können aber auch in den Kieferknochen hineinwachsen und sich um den Nerv im Kieferknochen *(Nervus alveolaris inferior)* winden. Das ist für den Kieferchirurgen ein Albtraum, weil er den Zahn herausholen muss, ohne den Nerv zu beschädigen, denn andernfalls bleiben Lippen oder Zunge dauerhaft taub.

Eine schlechte Entwicklung des Ober- und Unterkiefers führt auch zu den bereits erwähnten Zahnfehlstellungen. Einfach gesagt sind die Kieferknochen die Plattform, aus der die Zähne herauswachsen sollen. Wenn die Plattform nicht die richtige Größe oder Form hat, können die Zähne nicht gerade wachsen. Das muss man sich etwa so vorstellen, als wären Ober- und Unterkiefer die Betonsockel, auf denen die Stuhlreihen im Fußballstadion befestigt sind. Wenn der Sockel sich wölbt oder zu klein ist, gibt es keine geraden Sitzreihen. Dann werden manche Sitze zusammengedrückt, andere stehen in einem merkwürdigen Winkel ab.

Da die Schädelknochen so eng miteinander verwoben sind, kann ein deformierter Oberkiefer allerhand Probleme mit den Augen bzw. den Nasennebenhöhlen auslösen. Ist der Oberkiefer nicht richtig geformt, kann der Boden der Augenhöhle unterentwickelt sein. Das würde den Augapfel verformen und Probleme beim Sehen wie Hornhautverkrümmung oder Kurzsichtigkeit verursachen.

Wie ein deformierter Oberkiefer Ihre Sauerstoffaufnahme beeinflusst

Eines der wichtigsten Prinzipien des hier vorgestellten ganzheitlichen Ernährungsplanes ist, dass Sauerstoff unser Nährstoff Nr. 1 ist. Beim Menschen findet die Sauerstoffaufnahme gewöhnlich per Nasenatmung statt.

Sind die Atemwege in der Nase frei, strömt die Luft langsam durch die Nasennebenhöhlen, wo sie sich erwärmt und angefeuchtet wird. Außerdem wird sie mit Stickstoffmonoxid (NO) vermischt, was die Sauerstoffaufnahme der Lunge erhöht.[35] Wenn Menschen durch den Mund atmen, gelangt trockene, ungefilterte Luft in die Lungen, die frei von Stickstoffmonoxid ist. Das bedeutet, dass ihr Körper weniger Sauerstoff abbekommt, was wiederum dem Herzmuskel ebenso schadet wie dem Gehirn und letztlich jeder Zelle im Körper.

Ein deformierter Oberkiefer kann auch zu einer schiefen Nasenscheidewand führen. Damit ist die Atempassage in der Nase beeinträchtigt. Wenn jemand einen hohen Gaumen und schiefstehende Zähne im Oberkiefer hat, ist die Nasenatmung mitunter behindert.

Natürlich sprechen wir normalerweise von fester Nahrung, wenn es um Nährstoffe geht, doch tatsächlich ist Sauerstoff der wichtigste Nährstoff überhaupt. Unser Körper braucht ihn buchstäblich in jeder Sekunde, das ganze Leben lang.

Wir können unsere Sauerstoffzufuhr verbessern, indem wir dafür sorgen, dass Mund, Zunge und Atemwege stets kräftig und vital bleiben. Zu diesem Zweck müssen wir ihnen natürlich die richtige Behandlung angedeihen lassen. Wir werden uns später noch mit den wirksamsten »Atemübungen« beschäftigen. Eine davon ist, vollwertige, ballaststoffhaltige, ja, zähe Lebensmittel zu verzehren.

Der Unterkiefer (Mandibula)

Der Unterkiefer ist der größte und stärkste Knochen im Gesichtsschädel. Er bietet der unteren Zahnreihe Platz und ist beidseitig über ein Gelenk mit der Schädelbasis verbunden – dem Kiefergelenk oder *Articulatio temporomandibularis*. Dieses ist für das Öffnen und Schließen des Mundes verantwortlich. Der Unterkiefer ist mit den Muskeln verbunden, die das Schlucken und Atmen kontrollieren.

Wie der Oberkiefer durchläuft auch der Unterkiefer eine komplexe Wachstumsphase, während deren er sich in Breite, Länge und Höhe verändert. In der Adoleszenz muss der Unterkiefer mindestens 35 Millimeter Länge hinter dem zweiten Backenzahn zulegen, damit die unteren Weisheitszähne durchbrechen können.[36] Ist dies nicht der Fall, kann der Weisheitszahn sich nicht herausschieben.

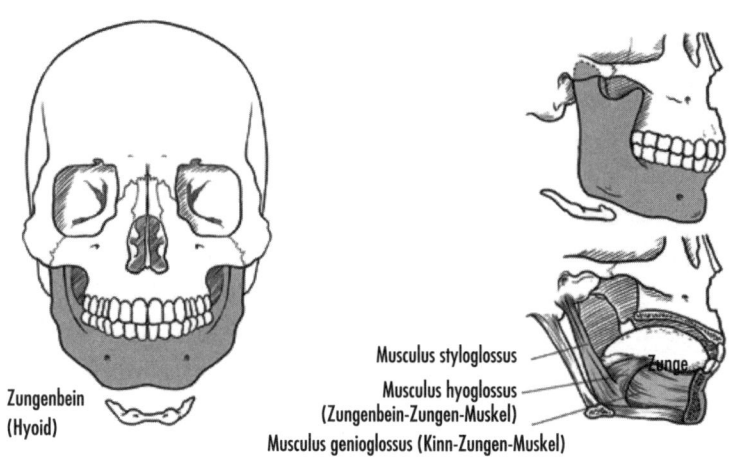

Abb. 6: Der Unterkiefer (Mandibula).

Wie der Unterkiefer zu Schlafapnoe und anderen Atemproblemen beiträgt

Wie der Oberkiefer übt auch der Unterkiefer sehr viel mehr Einfluss auf unseren Körper aus, als wir gewöhnlich denken. Während der Oberkieferknochen die Atempassage in der Nase formt, hängt der Unterkieferknochen mit den unteren Atemwegen zusammen, u. a. auch mit dem Gaumensegel bzw. dem weichen Gaumen (der die Mundhöhle vom Rachenraum abgrenzt). Entscheidend ist, dass die Zunge meist darinliegt wie in einer Hängematte.

Die Zunge besteht aus einer Gruppe von Muskeln, die mit dem Unterkiefer verbunden sind, mit dem weichen Gaumen und einem hufeisenförmigen Knochen an der Vorderseite des Halses. Diese Muskeln unterstützen den Atemtrakt. In Ruhelage sollte die Zunge am Gaumen aufliegen, also im oberen Bereich der Mundhöhle. Diese Stellung hält den Muskeltonus im Atemtrakt aufrecht, sodass sich die Atemwege leicht öffnen können. Ist der Gaumen aber verengt, sodass die Zunge am Boden der Mundhöhle ruhen muss, dann ist der Tonus in der Atemmuskulatur nicht so, wie er sein sollte.

Auch wenn der Oberkiefer die Weisheitszähne nicht aufnehmen kann, ist nicht genug Platz für die Zunge vorhanden. Dann muss die Zunge im Unterkiefer ruhen, was den Muskeltonus der ringförmigen Atemmuskulatur reduziert. Eine Zunge, die zu wenig Tonus hat, kann die Atemwege blockieren und so die Atmung behindern. Auch auf diese Weise bekommen unsere Lungen zu wenig Sauerstoff.[37] Im Schlaf vertieft sich die Entspannung der Atemmuskulatur noch und führt zu so gravierenden Problemen wie Schlafapnoe (bei der die Atmung im Schlaf immer wieder kurzzeitig blockiert ist, weil die Atemwege nicht offen bleiben).[38]

Die biologische – und mathematische – Seite des menschlichen Gesichts

Auf den ersten Seiten von Dan Browns Bestseller *Sakrileg* (im Original: *The Da Vinci Code*) entdeckt eine junge Kryptologin, dass ihr Großvater eine Reihe von Zahlen auf den Boden gemalt hatte, bevor er an einer Stichwunde starb: 1, 1, 2, 3, 5, 8, 13, 21. Es stellt sich heraus, dass dies der Anfang der Fibonacci-Folge ist. Jede Zahl besteht jeweils aus der Summe ihrer beiden Vorgänger, wobei die ersten beiden Werte 1 sind. Für alle Zahlen über 2 gilt, dass der Quotient aus zwei aufeinanderfolgenden Zahlen sich immer mehr dem Goldenen Schnitt annähert, je weiter man in der Folge fortschreitet. Wenn Sie zwei aufeinanderfolgende Zahlen in der Reihe durch die jeweils kleinere Zahl teilen, erhalten Sie die Zahl 1,62, jene Zahl also, die die Griechen als Phi (φ) bezeichneten. Phi steht für den Goldenen Schnitt, der das Wachstum biologischer Organismen bestimmt. Blütenblätter, Zweige und Wurzeln vieler Pflanzen weisen im Wachstum ein mathematisches Muster auf, das dem Goldenen Schnitt gehorcht. Dieses bewirkt, dass die Pflanze mehr Sonnenlicht und damit mehr Energie erhält. (Wieder mal ein Beispiel dafür, dass Schönheit viel mit Gesundheit zu tun hat.) Dieses Verhältnis soll auch die ästhetische Wirkung vieler Bauwerke ausmachen, z. B. beim Parthenon in Athen oder in der Kathedrale von Notre-Dame in Paris. Selbst Beethovens Fünfte Symphonie soll auf dem Goldenen Schnitt beruhen.

Dr. Stephen Marquardt geht davon aus, dass der Goldene Schnitt auch für unseren Gesichtsschnitt eine Rolle spielt. Marquardt war der Leiter der Abteilung für Gesichtsbildgebung an der Universität von Kalifornien in Los Angeles. Er hat eine Matrix entwickelt, die als Grundlage für die Beurteilung »gesunder Proportionen« in einem Gesicht dienen kann. Während die Kriterien für menschliche Schönheit natürlich Anlass für Kontroversen bieten, scheint die Beurteilung der Proportionen eines Gesichts eher den Naturgesetzen zu gehorchen. So haben Studien gezeigt, dass alle Menschen eine angeborene Präferenz für bestimmte Gesichtsformen haben und diese auch sehr viel schneller erkennen können.[39]

Was an einem Gesicht als schön gilt, wird wohl für immer ein Geheimnis bleiben, selbst wenn man es wissenschaftlich und mathematisch untersucht. Doch dass die Form der Kieferknochen letztlich die Proportionen des Gesichts bestimmt und damit auch auf gesunde Atemwege und ein gut mit Sauerstoff versorgtes Gehirn schließen lässt, ist unbestritten. Möglicherweise hat die Natur uns darauf programmiert, Menschen mit wohlproportionierten Gesichtern attraktiv zu finden, weil wir sie instinktiv für gesünder halten.

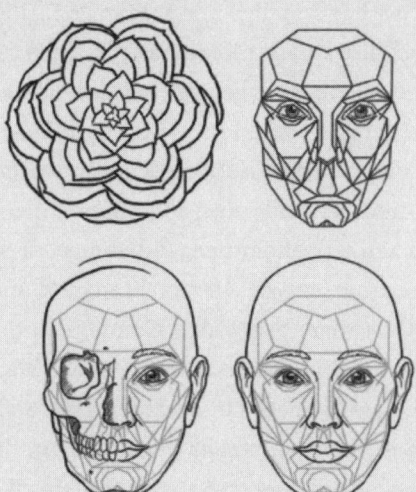

Abb. 7: Marquardts Maske und die mathematischen Proportionen eines schönen Gesichts.

Wie unsere Ernährung die Entwicklung von Gesicht und Kiefer hemmen kann

Unsere aktuellen Ernährungsgewohnheiten können nicht nur Zahnfehlstellungen verursachen. Sie wirken sich auch auf die Gesichtsmuskulatur und das Kieferwachstum aus. Und natürlich auf unsere Atmung.

Gewichtheber trainieren, weil sie wissen, dass Beanspruchung ihre Muskeln und Gelenke stärker macht. Das gilt auch für unser Kiefergelenk. Es muss gefordert werden wie alle Gelenke im Körper. Nur so kann es richtig wachsen.

Das Wachstum unseres Gesichtsschädels ist mit 12 Jahren weitgehend abgeschlossen. Der Kiefer aber entwickelt sich weiter bis zum 18. Lebensjahr, ja selbst später noch sind kleinere Veränderungen möglich.

Knochenwachstum findet in verschiedene Richtungen statt. Die Zunahme des Knochenumfangs nennt man appositionelles Wachstum. Die Beobachtungen aus meiner langjährigen Praxis als Zahnarzt haben mir vor allem eines gezeigt: Menschen, die auf dem Land aufwuchsen und daher noch lange Zeit eine traditionelle Ernährung pflegten, haben dickere und kräftigere Kieferknochen.

Ein schönes Beispiel dafür sind auch Babys, die gestillt werden, statt das Fläschchen zu bekommen. Ein Neugeborenes, das an der Brust der Mutter saugt, entwickelt eine kräftige Zungenmuskulatur, um damit die Brustwarze gegen den Gaumen zu drücken. Da der Gaumen zu diesem Zeitpunkt noch weich ist wie Wachs, führt diese Bewegung dazu, dass er flacher und breiter wird. So bekommen die Zähne der oberen Zahnreihe mehr Platz. Kinder, die nicht gestillt werden, entwickeln mit höherer Wahrscheinlichkeit einen stark gewölbten Gaumen, der nicht genug Platz für die Zähne bietet.[40]

Wissenschaftliche Untersuchungen zeigen, dass unser Gaumen sich nicht so gut entwickelt wie bei unseren auf Rohkost angewiesenen Jäger-Sammler-Vorfahren, wenn wir hauptsächlich industriell verarbeitete Nahrung zu uns nehmen.[41]

Ob wir eine gute Gesichts- und Kieferstruktur entwickeln und damit eine gesunde Atmung, hängt also davon ab, was wir essen.

Wie unsere Zähne mit der Atmung zusammenhängen

Die Kieferorthopädie war im 20. Jahrhundert ganz darauf ausgerichtet, den Kindern ein strahlendes Lächeln zu schenken, indem man die sogenannten Social Six, also die sichtbaren sechs Zähne an Ober- und Unterkiefer, korrigierte. Üblich war es, bis zum 12. oder 13. Lebensjahr zu warten, weil dann die wesentliche Wachstumsphase abgeschlossen war. Dann wurden die vorderen Backenzähne (Prämolaren) gezogen und eine Spange angepasst, die den zu stark gekrümmten Zahnbogen neu ausrichten sollte. Auch heute geht man noch ähnlich vor.

In den letzten Jahren aber fand man heraus, dass das Kieferwachstum keineswegs vom Zufall bestimmt wird. Die Form unseres Gesichts hängt eng zusammen mit den Muskeln, die uns atmen, kauen und schlucken lassen. Wenn wir warten, bis der Kiefer voll ausgebildet ist, um dann die Zähne mit Zahnspangen zu begradigen, verlieren wir wertvolle Zeit, in der wir einiges für ein natürliches Wachstum der Zähne tun können.

Ein zentraler Punkt hierbei ist, dass sich die Zunge des Kindes in Ruhelage gegen den Gaumen drückt, gegen die kleinen Höcker unmittelbar hinter den Vorderzähnen. So wird Druck auf den Gaumen ausgeübt, damit er wachsen und sich erweitern kann.[42] Das Kind muss also lernen, durch die Nase zu atmen. Der Luftstrom durch die Nasenpassage regt den Oberkiefer zum Wachstum nach außen an, sodass der Gaumen breiter wird und sich weniger steil wölbt.[43]

Zu diesem Thema gibt es Forschungsarbeiten, die schon seit den 1970er-Jahren vorliegen.[44] Doch dass es einen Zusammenhang geben könnte zwischen Atmung und Zahnfehlstellungen, hat sich in der Kieferorthopädie in der Praxis bis heute nicht durchgesetzt. Tatsächlich denken aber immer mehr Kieferorthopäden, dass das Ziehen von Zähnen die Atmung noch mehr beeinträchtigen könnte. Wenn sich ein Patient Zähne ziehen lässt, um den Zahnbogen auszuformen, führt ein verengter Oberkiefer nur zu Problemen im Kiefergelenk, die wiederum Atemwegsprobleme beim Schlafen und eine Reihe anderer Störungen nach sich ziehen. Alles im Namen eines strahlenden Lächelns!

Die Muskeln, die die Kiefer verbreitern und so die Atmung fördern

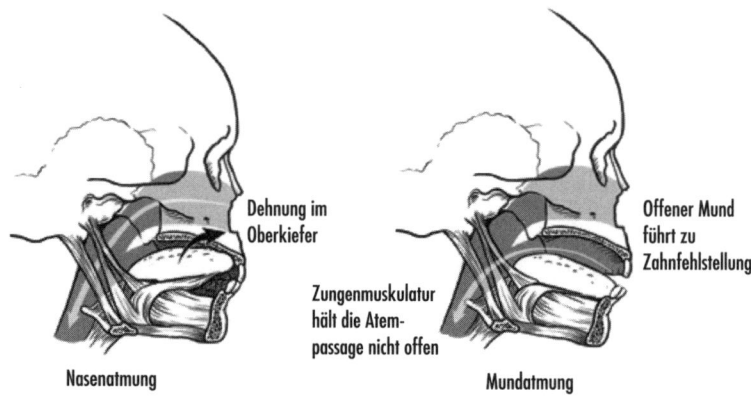

Abb. 8: Die Rolle der Nasenatmung und der Zunge bei der Ausformung der Kieferknochen.

Wie Sie Gesicht und Kiefer gesund halten

Man schätzt, dass Sie mehr als 20 000 Mal pro Tag atmen. Das ist ziemlich beeindruckend. Und dann sind da noch Dutzende, wenn nicht Hunderte Beißvorgänge pro Tag. Kein Wunder also, dass Atmung und Kauen auf das Wachstum von Kiefer und Zähnen einen enormen Einfluss ausüben. Das ist wie ein sehr, sehr langes Fußballspiel, bei dem Atem-, Zungen- und Mundmuskulatur ständig aktiv sind.

Damit Kiefer und Zähne sich richtig entwickeln können, müssen Sie diese Kräfte koordinieren. Dazu möchte ich Ihnen einige einfache und schnelle Übungen vorstellen, die Ihnen dabei helfen werden.

Atmen Sie durch die Nase ein, nicht durch den Mund
Bevor wir uns mit Vitaminen und Mineralstoffen auseinandersetzen, sollten wir uns mit dem Nährstoff Nr. 1 beschäftigen – dem Sauerstoff. Wir haben ein Gehirn, das ständig Sauerstoff verlangt, um richtig arbeiten zu können. Daher sind wir von der Natur auf Nasenatmung ausgelegt. Der Beweis? Wenn Kinder gestillt werden, müssen sie durch die Nase atmen. Dies lenkt den Luftstrom in den Nasennebenhöhlen und trägt dazu bei, dass Oberkiefer und Gaumen des Kindes sich verbreitern, sodass die obere Zahnreihe genügend Platz findet. Wenn wir unseren Kindern beibringen, durch die Nase zu atmen, entwickelt sich ihr Kiefer so, wie er sollte. Und ihre Zähne wachsen gerade und nicht schief.

Korrektes Sprechen, Kauen und Schlucken
Atem-, Stimm- und Zungenübungen helfen Ihnen, die gewohnheitsmäßige Belastung der Gesichtsmuskeln und Kiefergelenke zu regulieren. Wenn diese Muskeln richtig arbeiten, werden Sie instinktiv richtig atmen und schlucken. Und Sie werden nachts richtig atmen. Dies entlastet Ihre Wirbelsäule und den Nacken und verbessert Ihre Haltung.

Stärken Sie Ihre Kiefergelenke durch Rohkost
Nachdem Sie gelernt haben, richtig zu atmen und zu schlucken, können Sie Ihre Kiefer weiter trainieren, indem Sie die Kaumuskulatur stärken. Dies kräftigt auch den Kieferknochen und stützt die Atemwege. Da Sie Ihre Kiefer nicht einfach im Fitnessstudio trainieren können, sollten Sie darauf achten, dass Sie zu jeder Mahlzeit rohe Speisen essen, die kräftiges Kauen erfordern, wie z. B. Karotten oder Stangensellerie. So bleiben Ihre Kiefergelenke gesund.

Ein funktioneller Ansatz, damit Zähne und Atemwege gesund bleiben

Heute kann der Zahnarzt glücklicherweise schon früh in die Ausbildung dieser Strukturen eingreifen, sodass keine Zähne gezogen werden müssen. Entsprechende Zahnspangen, die günstig auf die Entwicklung von Gesicht und Atemwegen einwirken, schaffen im Kiefer mehr Platz. Diese Art von Zahnspangen sorgt nicht nur für gerade Zähne, sondern ermöglicht den Kindern später auch eine korrekte Atmung.

Stillberaterinnen, myofunktionelle Kieferorthopäden, atemorientierte Zahnärzte, Schlafspezialisten und HNO-Ärzte vertreten alle diesen multifunktionellen Ansatz zur Förderung eines natürlichen Gesichtswachstums. Auf diese Weise lässt sich die Entwicklung von Gesicht und Zähnen bei Kindern schon recht früh so steuern, dass das Schädelwachstum nicht beeinträchtigt wird.

Dr. Derek Mahony, ein Freund und Kollege, ist Zahnarzt in Sydney. Er erinnert sich noch an den Moment, als er einsah, dass schief gewachsene Zähne nicht gerissen werden mussten, bevor man sie mit festen Zahnspangen begradigen konnte. Dr. Mahony studierte an der Universität Sydney Zahnmedizin, bevor er sich in London niederließ und für den Nationalen Gesundheitsdienst tätig wurde. Dort arbeitete er mit einem Zahnarzt zusammen, der sich auf diese frühe Korrektur spezialisiert hatte. Und so beschloss er, am Eastman Dental Hospital eine Zusatzausbildung zu absolvieren. Doch auch dort war die Korrektur des Zahnbildes in erster Linie mit dem Ziehen von Zähnen verbunden – für einen absolut geraden »Biss«.

Als er nach Sydney zurückkam, lernte Dr. Mahony die Arbeit der Pioniere der neuen myofunktionellen Kieferorthopädie kennen: Dr. John Mew und Dr. Skip Truitt. Sie vermittelten ihm die Prinzipien eines orthotropen Gesichtswachstums und deren Bedeutung für die Kieferorthopädie. Beim orthotropen Gesichtswachstum unterstützt man die natürliche Wachstumsrichtung der Knochen in der Annahme, dass die Zähne genug Platz finden, wenn der Kieferknochen sich natürlich entwickeln kann. Dieser orthotrope Ansatz steht im Gegensatz zur traditionellen Kieferorthopädie, bei der man die vier Prämolaren zieht und den Oberkiefer zurückstellt, was häufig die Atemfunktion beeinträchtigt.

Sicher müssen noch weitere wissenschaftliche Untersuchungen zum Thema »Beeinträchtigung der Atemfunktion und klassische Kieferorthopädie« durchgeführt werden.[45] Doch Untersuchungen an eineiigen Zwillingen, von denen einer eine klassische Zahnspange bekommen hat, der andere mit der orthotropen Methode behandelt wurde, zeigen, dass Letztere immer besser entwickelte Gesichtsstrukturen haben als ihre konventionell behandelten Zwillinge.[46]

Nach 25 Jahren Praxis, Kursen und Vorträgen, die Dr. Mahony gehalten hat, gehört er zu jenen Ärzten, die ein neues Zeitalter der Zahnbehandlung eingeläutet haben, das sich auf folgendes Prinzip gründet: Wenn man die Atmung, die Zungenstellung und die gewohnheitsmäßige Belastung der Gesichtsmuskulatur ändert, wachsen Gesicht und Zähne so, wie sie sollen.

Wenn wir aber schiefe Zähne, die keinen Platz zum Wachsen haben, als rein kosmetisches Problem behandeln, verursachen wir dadurch deutlich gravierendere Störungen, die uns vorerst aber entgehen. Die Folgen dieses Ansatzes begegnen mir täglich in meiner Praxis, nicht nur bei älteren Menschen wie Norman, sondern auch bei jungen Leuten, deren Atem- und Gesundheitsprobleme – so traurig das ist – erst dabei sind, sich auszubilden.

Die Atem-Epidemie

Im Schlaf schaltet der Körper viele Prozesse, die tagsüber für sein normales Funktionieren notwendig waren, einfach ab, um sich auszuruhen und zu erholen. Am wichtigsten ist dies wohl fürs Gehirn, das sich im Schlaf ebenfalls regeneriert. Das Gehirn reinigt sich im Schlaf sozusagen selbst. Es transportiert Stoffwechselprodukte und Zellgifte ab, die sich tagsüber aufgebaut haben.

Der Körper schützt die Gehirnzellen vor Einwirkungen von außen mittels der sogenannten Blut-Hirn-Schranke: Das Blut, das im Körper zirkuliert, wird streng getrennt von den Flüssigkeiten in Gehirn und Nervensystem. Sie ist der Filter, der das Gehirn gegen Schadstoffe absichert. Man hat jedoch herausgefunden, dass in den Gehirnzellen eine ähnliche Barriere besteht. Normalerweise kann die zerebrospinale Flüssigkeit diese Barriere nicht überwinden. Nur während des Schlafes entspannen sich die Gehirnzellen so, dass die Flüssigkeit das Gehirn durchspülen und es auf diese Weise wieder auffüllen kann.[47]

Dabei kommt dem Körper eine wesentliche Aufgabe zu: Er muss sicherstellen, dass genug Sauerstoff bereitsteht. Ein zu geringer oder ganz ausbleibender Nachschub an Sauerstoff kann zu ernsthaften gesundheitlichen Problemen führen.

Die amerikanische Gesundheitsbehörde gab jüngst bekannt, dass gut 70 Millionen Amerikaner an Schlafstörungen leiden.[48] In Deutschland sind es aktuellen Zahlen zufolge 34 Millionen.[49] Die meisten von ihnen glauben sich allerdings nicht betroffen. Was sie nicht wissen: Jeder, der Probleme mit der Struktur der Zähne, des Kiefers und des Gesichts hat, *gehört* zur Risikogruppe.

Vermutlich kennen auch Sie jemanden, der schnarcht. Oder Sie schnarchen sogar selbst. Das finden wir schlimmstenfalls nervig – und wenn es uns nachts nicht gerade wach hält, dann können wir sogar darüber lachen. Doch Schnarchen ist Symptom einer schwerwiegenden Erkrankung und gehört zu den Risikofaktoren für Herz-Kreislauf-Erkrankungen bzw. degenerative Erkrankungen des Gehirns.

Wie kommt es zum Schnarchen?

Wenn Sie schlafen und Ihre Atemwege zu eng oder in anderer Form blockiert sind, schnarchen Sie. Beim Schnarchen werden die Gewebeschichten in den Atemwegen in Schwingungen versetzt, weil die Ein- bzw. Ausatmung behindert ist.

Wenn Ihr Kiefer unterentwickelt ist – was sich häufig an Zahnfehlstellungen oder eingewachsenen Weisheitszähnen zeigt –, ist Ihre Mundhöhle kleiner. D. h., Ihre Zunge hat weniger Platz. Die Folge? Sie sinkt im Liegen in die Mundhöhle zurück, blockiert die Luftzufuhr, unterbricht den Atemfluss und macht Sie zum Schnarcher.

Wenn Sie schnarchen ...
Zu dem hier vorgestellten Programm für gesunde Zähne gehören auch Atemübungen. Wenn Sie tagsüber besser atmen, wirkt sich das auch positiv auf Ihre Atmung im Schlaf aus. Und es gibt noch andere Übungen, die den Muskeltonus in den Atemwegen fördern: Wenn Sie z. B. lernen, konsequent durch die Nase zu atmen. Das kann ein wenig dauern, aber es hilft. Wenn Sie nachts gewohnheitsmäßig durch die Nase atmen, werden Sie weniger schnarchen und Ihr Körper wird besser mit Sauerstoff versorgt.

Der medizinische Begriff fürs Schnarchen ist »Schlafapnoe« (rein technisch ist eine Apnoe ein kurzfristiger Atemstillstand, der vorzugsweise im Schlaf auftritt). Zur Schlafapnoe kommt es, wenn die oberen Luftwege blockiert sind oder Ihr Gehirn nicht die richtigen Signale an die Atemmuskulatur sendet.[50]

Bei einer gravierenden Schlafapnoe führen die ständigen Unterbrechungen im Atemrhythmus dazu, dass der Sauerstofffluss zum Gehirn eingeschränkt wird. Dies wirkt sich negativ auf jene Gehirnteile aus, die den Druck im Schädelinnern und die Herzfrequenz kontrollieren. Dies kann zu ernsthaften gesundheitlichen Problemen wie Demenz und Herz-Kreislauf-Erkrankungen führen.[51] So harmlos das Schnarchen also auch scheinen mag, langfristig können die Folgen verheerend sein.

Man schätzt, dass etwa 25 Millionen Amerikaner von dieser »obstruktiven Schlafapnoe« betroffen sind.[52] Die Deutsche Gesellschaft für Schlafforschung und Schlafmedizin geht von 800 000 Patienten in Deutschland aus.[53] Zu den Risikofaktoren gehören das Alter, das Körpergewicht und die kraniofaziale Anatomie – also die Form des Schädels und des Gesichts.[54] An diesem Punkt sind wir wieder bei der Kieferentwicklung angelangt.

Was die Schlafapnoe im Gehirn anrichtet

Gehirnscans von Menschen mit Schlafapnoe zeigen, dass es zu Schäden in wichtigen Gehirnarealen kommt, wenn wir nachts nicht schlafen.[55, 56] Das sind vor allem jene Gehirnregionen, welche für das autonome Nervensystem und die von ihm gesteuerten unbewussten Prozesse im Körper zuständig sind. Negativ betroffen von der Schlafapnoe sind damit Atmung, Blutdruck, motorische Koordination und Gedächtnis (vor allem die Speicherung von Düften).

Der Hippocampus ist jener Bereich im Gehirn, der für Kurz- und Langzeitgedächtnis sowie für die räumliche Erinnerung zuständig ist. Er wird bei Alzheimer-Erkrankungen als Erstes in Mitleidenschaft gezogen. Auch die Schlafapnoe wirkt sich negativ auf seine Funktionen aus. Übungen können dazu beitragen, dass sich im Hippocampus neue Nervenzellen bilden. Und dieser Prozess wird durch körperliche Bewegung angeregt, die aus diesem Grund eine der wichtigsten Säulen bei der Therapie von atembezogenen Störungen ist.

Zähneknirschen

In meiner Praxis begegneten mir immer wieder Menschen mit Verdauungsproblemen wie Verstopfung, Blähungen oder Reizdarmsyndrom. Meist waren dies Frauen in den Zwanzigern, die auch über kalte Hände und Füße klagten sowie über Angststörungen oder Depressionen. Ihre Zähne zeigten enorme Abnutzungserscheinungen, was mir sagte, dass sie alle zu den Knirschern gehörten. Doch sie hatten noch etwas gemeinsam – kleine Kiefer, die ihre Atemwege nicht ausreichend stützten.

Jahrelang verschrieben Zahnärzte in so einem Fall Knirschschienen, um die Zähne vor weiterem Abrieb zu schützen. Doch niemand merkte, dass diese Frauen ein noch viel gravierenderes Problem hatten, denn das Knirschen deutete auf eine atembezogene Schlafstörung hin.

Lange Zeit dachten wir, die Schlafapnoe sei ein Problem, das nur übergewichtige, ältere Männer beträfe. Heute wissen wir, dass sie eine kleine Schwester hat: das Upper Airways Resistance Syndrom (UARS; seltener als Widerstandssyndrom der oberen Atemwege bezeichnet), unter dem weit mehr Menschen leiden. Es wurde ohnehin erst 1993 entdeckt, als Forscher in Stanford diesem Phänomen einen eigenen Namen gaben.[57]

Die Luftwege von Menschen, die unter UARS leiden, verlieren eher ihre Spannung, weil Kiefer und Mundraum kleiner sind. Ihr Schlaf wird quasi ständig unterbrochen, weil das Gehirn immer wieder geweckt wird mit der Botschaft, dass die Luftwege frei gemacht werden müssen. (Das Ganze ähnelt ein wenig dem Reflex beim Atemstillstand.) Das Gehirn aktiviert das sympathische Nervensystem und schaltet den Überlebensmodus ein. Adrenalin wird ausgestoßen und löst eine Stressreaktion im Körper aus. Dabei wird der Unterkiefer vorgeschoben, die Zähne reiben knirschend aufeinander.

Das sympathische Nervensystem schaltet die Verdauung ab und verstärkt die Blutversorgung in den peripheren Körperpartien. Das erklärt die Verdauungsprobleme, über die so viele UARS-Patienten klagen.

Dr. Steven Y. Park ist Hals-, Nasen- und Ohrenarzt in New York und hat über UARS-Patienten ein Buch geschrieben: *Sleep, Interrupted*. In einem seiner Fachaufsätze beschreibt er sie wie folgt:

Alle UARS-Patienten leiden unter Müdigkeit. Sie geben an, einen »leichten Schlaf« zu haben. Und sie schlafen nicht gerne auf dem Rücken, manche können das auch gar nicht. Sie halten ihren schlechten Schlaf für eine ausgeprägte Schlafstörung oder schreiben ihn vermehrtem Stress durch eine hohe Arbeitsbelastung zu. Da sie nachts immer wieder kurz geweckt werden, vor allem während der Tiefschlafphasen, stellt sich bei ihnen nie dieser tiefe, erholsame Schlaf ein, den man braucht, um sich morgens erfrischt zu fühlen. In den meisten Fällen ist für den Kollaps der Atemwege die Zunge verantwortlich. Die Zunge kann aus vielerlei Gründen die Atemwege blockieren, z. B., weil sie zu groß oder zu dick ist. Sobald eine solche Blockade eintritt, bleibt dem Körper nur eines: Er muss aufwachen.[58]

Lange Zeit sah ich in meiner Praxis immer wieder Patienten, die unter UARS litten. Schließlich wurde mir bewusst, dass sie etwas gemeinsam hatten: ihre kleinen Mundhöhlen und Kiefer, die manchmal auch schon kieferorthopädisch behandelt worden waren.

Zu den Symptomen des UARS zählen:
> Verdauungsstörungen wie das Reizdarmsyndrom, Morbus Crohn, chronischer Durchfall, Verstopfung, Verdauungsstörungen, Refluxösophagitis und Blähungen[59]
> Kalte Hände und Füße (Manche leiden unter dem Raynaud-Syndrom, bei dem sich die Blutgefäße in Fingern und Zehen verengen, sodass diese bleich werden. Viele der Patienten müssen das ganze Jahr über Handschuhe tragen.)
> Niedriger Blutdruck, Schwindelgefühle, Orthostase-Syndrom, bei dem der Blutdruck beim Aufstehen abfällt (23 Prozent der UARS-Patienten haben einen niedrigen Blutdruck.)[60]

> chronisch laufende oder verstopfte Nase
> Schmerzen in den Nebenhöhlen, Sinusitis-Kopfschmerz, Migräne, Spannungskopfschmerz
> Stress, depressive Verstimmung, Angstzustände (bei Kindern auch Aufmerksamkeitsdefizitstörung)[61]
> Zähneknirschen[62]

Diese Symptome sind an sich schon schlimm, doch das weit größere Problem ist, dass ein Mensch, der in jungen Jahren an UARS leidet, in seinen Vierzigern vielleicht anfängt zu schnarchen. Damit aber steigt das Risiko für eine Schlafapnoe und für Herz-Kreislauf-Erkrankungen sowie für degenerative Erkrankungen des Gehirns.

Erst langsam fangen wir an, Menschen mit solchen Atemwegsstörungen beizubringen, *wie* man richtig atmet. Am Ende des Kapitels habe ich daher noch ein paar Atemübungen eingefügt. Doch gehören solche neuen Atemtechniken für eine bessere Sauerstoffversorgung zum Gesamtprogramm für gesunde Zähne.

Kindliche Verhaltensauffälligkeiten, Schlafstörungen, Mundatmung und ADHS

Zahnfehlstellungen bei Kindern sind eine Epidemie. Sie sind gleichzeitig ein Anzeichen dafür, dass der Kiefer sich nicht richtig entwickeln konnte und daher die Atemwege nicht den richtigen Muskeltonus haben. Kein Wunder also, dass ungefähr ein Drittel aller Kinder unter Schlafstörungen leidet, denen gewöhnlich Atemprobleme vorausgegangen sind. Bei bestimmten Bevölkerungsgruppen, zu denen u. a. Kinder mit besonderem Förderbedarf gehören, sowie Menschen mit seelischen oder medizinischen Problemen, ist der Prozentsatz der Schlafgestörten noch höher.[63]

Die häufigsten Symptome, die mir bei Kindern mit schiefstehenden Zähnen in meiner Praxis beggenen, sind: Flüssigkeitsansammlungen unter den Augen, aufgesprungene, trockene Lippen, eine schlechte Kopfhaltung, Bettnässen, schlechte Schulnoten, ständige Übermüdung und in Ruhelage ein offener Mund.

Diese Kinder kommen morgens kaum aus dem Bett, selbst wenn sie eigentlich lange geschlafen haben. Sie schnarchen, knirschen mit den Zähnen, leiden unter Kopfschmerzen, können sich nicht konzentrieren und sind entweder aggressiv oder launisch.

Wir müssen ein für alle Mal klarmachen, dass all diese Atemwegsstörungen wie UARS oder Schlafapnoe auf ein beeinträchtigtes Schädelwachstum zurückgehen. Wenn Kiefer, Zähne und Gesicht sich in der Kindheit nicht entwickeln, wie sie sollten, werden dadurch die Luftwege in Mitleidenschaft gezogen. Das kann zu Schlafapnoe und – wenn unbehandelt – zu Herzversagen und degenerativen Erkrankungen des Gehirns führen.

Zeichen normalen und beeinträchtigten Schädelwachstums

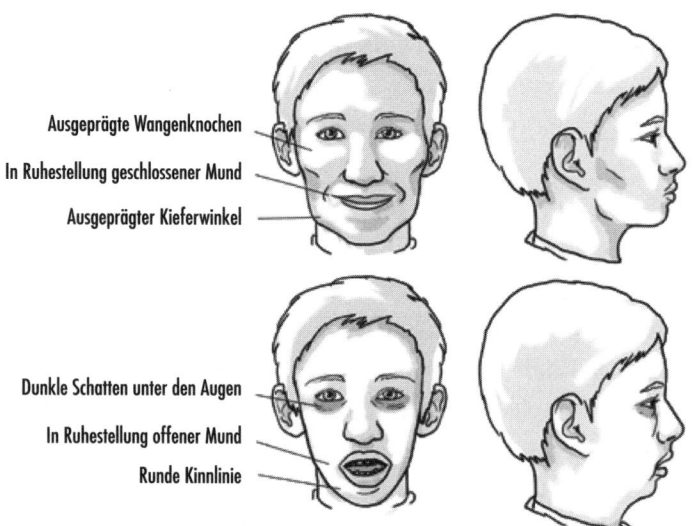

Abb. 9: Entwicklung des kindlichen Gesichts und Mundatmung.

Führt Schlafapnoe bei Kindern zu ADHS?

Etwa 25 Prozent aller Kinder kennen Schlafprobleme, etwa 12 Prozent leiden unter Schlafapnoe und Schnarchen.[64] Bei Kindern mit ADHS hingegen klagen 55 Prozent über Schlafprobleme.[65] Kinder, die auf ADHS untersucht werden, sollten unbedingt auch auf ihre Schlafgewohnheiten hin befragt werden.

Schlafmangel kann den Nervenzellen im Gehirn schaden, vor allem im präfrontalen Cortex. Das liegt wohl am Sauerstoffmangel und dem damit zusammenhängenden Anstieg der Kohlendioxid-Konzentration im Blut. So kann der Schlaf seine heilsame Wirkung nicht entfalten und das wohlausgewogene chemische Gleichgewicht in den Zellen ist gestört. Mögliche Folgen sind Aufmerksamkeitsstörungen, Hyperaktivität, Impulsivität usw. – die klassischen Symptome von ADHS.

Wird ADHS aber nicht korrekt diagnostiziert, ist dies erst recht problematisch, denn die Medikamente, die bei einer ADHS-Diagnose verschrieben werden (wie z. B. Ritalin), können Schlaflosigkeit verursachen. In manchen Ländern dürfen Kindern ADHS-Medikamente erst dann verschrieben werden, wenn ihr Schlafverhalten eingehend kontrolliert wurde. Denn Schnarchen ist auch bei Kindern nicht harmlos.

Behandlungsmethoden bei Schlafapnoe

Die oben beschriebenen Störungen stellen durchweg ernsthafte gesundheitliche Probleme dar. Doch es gibt einiges, was Sie tun können, um Ihre Atemmuskulatur zu kräftigen. Denn so können Sie diesen Störungen wirksam begegnen bzw. sie ganz vermeiden. Dafür müssen Sie allerdings etwas ändern, das Ihnen vermutlich längst in Fleisch und Blut übergegangen ist: Ihre Atemmuster.

Wir wissen, dass das Kleinhirn grundsätzlich von jeder Form von sportlicher Betätigung profitiert. Andererseits ist das Kleinhirn eine jener Regionen, die bei einer Schlafapnoe geschädigt werden.[66] Interessanterweise zeigt sich auch, dass Schlafapnoe effektiv bekämpft werden kann, wenn man lernt, Didgeridoo zu spielen.[67] Das Spiel auf dem traditionellen Blasinstrument der Aborigines kräftigt die Atemwege. Auch eine klassische Gesangsausbildung stärkt die Atemmuskulatur und lehrt das Gehirn, von ihr Gebrauch zu machen. Selbst wenn Sie nur täglich einfache Zungenübungen machen, verbessert dies Ihre Atmung.

Atem-, Stimm- und Zungenübungen halten Kiefer und Zähne fit. Aber damit ist es noch nicht getan. Genauso wichtig ist eine Ernährung, die vollwertig, d. h. reich an Ballaststoffen ist. Denn nur so müssen Sie beim Essen täglich gründlich kauen (und lernen, statt Ihrer Gesichtsmuskeln Ihre Kaumuskulatur einzusetzen).

Übungen zur Verbesserung der Atmung

Der erste Schritt ist, zu lernen, durch die Nase zu atmen, falls Sie dies nicht schon tun. Sie werden erstaunt sein, wie gut es Ihnen tut, wenn Sie bei Tag und bei Nacht immer mehr durch die Nase atmen. (Wenn Sie damit Probleme haben, sollten Sie einen HNO-Arzt konsultieren, um herauszufinden, ob diese Beeinträchtigung körperliche Ursachen hat.)

Besser atmen lernen Sie, indem Sie gewohnte Funktionsmuster von Mund und Kiefer ändern. Dabei helfen Ihnen die folgenden Übungen.

Übung im Zwerchfell-Atmen (drei Minuten täglich)

Langsamere, tiefere Atemzüge ermöglichen Ihrem Körper, mehr Sauerstoff aus der Atemluft aufzunehmen. Außerdem wird so das parasympathische Nervensystem gestärkt, das die Verdauung fördert.

Die Übung zielt darauf ab, das Zwerchfell bei der Einatmung sinken zu lassen. Das bedeutet, dass nicht der Brustkorb sich ausdehnt, sondern der Bauch. (Wenn Sie in den Bauch hineinatmen, senkt sich das Zwerchfell und Ihre Lungen haben mehr Raum zum Atmen.)

1. Setzen Sie sich aufrecht hin. Die Wirbelsäule bleibt gerade, der Mund geschlossen. Legen Sie eine Hand auf den Bauch und entspannen Sie Schultern, Kiefer und Nacken.
2. Atmen Sie 3 Sekunden lang tief in den Bauch. Ihre Hand sollte spüren, wie der Bauch sich vorwölbt.
3. Lassen Sie die Luft möglichst langsam (4 Sekunden) durch die Nase entweichen. Stellen Sie sich vor, die Atemluft würde durch einen dünnen Strohhalm ausströmen.
4. Während die Atemluft ausströmt, spüren Sie, wie Ihre Bauchdecke sich wieder der Wirbelsäule nähert. Sobald Ihre Hand sich nicht mehr bewegt, machen Sie 1 bis 2 Sekunden Pause, dann folgt die nächste Einatmung.
5. Wiederholen Sie den ganzen Zyklus 20 Mal (3 Sekunden einatmen, 4 Sekunden ausatmen).

Auch wenn Ihnen die Übung nicht auf Anhieb gelingt, üben Sie trotzdem weiter. Es braucht ein wenig Zeit, bis man lernt, die beteiligten Muskelgruppen beim Atmen richtig zu aktivieren.

Zungenübung (3 Minuten, 2 Mal täglich)
Diese Übung hilft Ihnen, die Zunge in Ruheposition am oberen Gaumen abzulegen, was dazu beiträgt, dass die Atemmuskulatur auch nachts ihren Tonus behält.

Legen Sie die Zunge an die Rückseite der Vorderzähne, hinter die beiden Grübchen am Gaumen. Dann drücken Sie die ganze Zunge nach oben, bis sie vollkommen am Gaumen anliegt. Halten Sie diese Stellung 3 Minuten lang und führen Sie die Übung zweimal täglich aus.

Stimmübung

Sie können Ihre Stimme und die Atemmuskulatur auch mit Summen trainieren. (So ähnlich, wie man im Yoga häufig die Silbe »OM« intoniert.)

1. Halten Sie die Augen geschlossen und atmen Sie 3 Sekunden lang tief in den Bauch ein. Dann atmen Sie auf den Ton »Hmmm« aus. Der Ton sollte so tief wie möglich sein, was aber von Mensch zu Mensch verschieden klingt. Stellen Sie sich vor, das »Mmmm« beginnt im Bauch und steigt zu den Stimmbändern auf. Machen Sie dies 2 Minuten lang.
2. Legen Sie jetzt die Zunge an den Gaumen. Dabei sollte das »Hmmm« etwas höher klingen. Außerdem sollte der Oberkiefer bei der Intonation ins Vibrieren geraten. Summen Sie auf diese Weise weitere 2 Minuten.

Kapitel 4
DAS RÄTSEL UM DAS FEHLENDE VITAMIN

Das Zahnarzt-Paradox

In meiner Praxis begegnet mir dieses rätselhafte Phänomen immer wieder.

Geschwister kommen zur Vorsorgeuntersuchung und haben dieselben Putzgewohnheiten, was ihre Zähne angeht. Trotzdem hat das eine Kind Karies, das andere strahlend weiße, gesunde Zähne. Und das ist nicht nur bei Kindern so, sondern auch bei Erwachsenen (obwohl die für gewöhnlich nicht zu zweit zu mir kommen).

Vielleicht haben Sie bereits dieselbe Erfahrung gemacht, möglicherweise mit einem Angehörigen oder einem Freund. Sie geben sich viel Mühe, um Ihre Zähne gesund zu halten. Sie putzen fleißig, verwenden regelmäßig Zahnseide. Ihr Freund macht das nur sehr selten und auch eher widerstrebend. Aber wenn es dann zum Zahnarzt geht, muss bei Ihnen viel gemacht werden, während Ihr Freund gleich wieder runter ist vom Behandlungsstuhl. Oder Sie verwenden dasselbe Maß an Sorgfalt auf die Zahnpflege, trotzdem haben Sie ganz unterschiedliche zahnärztliche Befunde.

Da hilft kein Leugnen: Manche Menschen scheinen gegen Zahnverfall immun zu sein, während bei anderen trotz intensiver Vorbeugung nichts zu helfen scheint. Diese armen Menschen müssen Jahr für Jahr schmerzhafte Behandlungen über sich ergehen lassen, und doch bekommen sie von ihrem Zahnarzt nur zu hören, sie hätten eben einen »schlechten Zahnschmelz« oder einfach »schlechte Zähne«.

Und mit dieser Diagnose hat der Zahnarzt nicht einmal unrecht, auch wenn die tatsächlichen Gründe andere sind. Wenn zwei Personen sich in puncto Mundgesundheit unterscheiden wie Tag und Nacht und sich dies nicht durch mehr oder weniger gründliche Zahnhygiene erklären lässt, dann *ist* an ihren Zähnen etwas anders. Doch dieser Unterschied ist nicht genetisch bedingt – zumindest nicht in der Form, wie wir das für gewöhnlich annehmen.

Allerdings besteht die Möglichkeit, dass die Gründe hierfür in einer unterschiedlichen Ernährung zu suchen sind. Anders ausgedrückt: Die eine Person nimmt häufiger Nährstoffe zu sich, die die Zähne brauchen, um sich wirkungsvoll gegen Verfall zu schützen.

Die meisten Menschen halten Zähne für unbelebte Objekte, die nur einer äußerlichen Pflege bedürfen – ein bisschen wie Porzellanvasen, die man putzen und polieren muss, die ansonsten aber keine weitere Pflege benötigen. Nichts könnte der Wahrheit ferner sein. Unsere Zähne haben ein höchst lebendiges Innenleben. Und sie brauchen eine wohlausgewogene Zufuhr von Mineralstoffen, Vitaminen und Proteinen, um stark und gesund zu bleiben.

So wie das Knochenmark und spezialisierte Zellen darin, die den Knochen ab- bzw. aufbauen, dafür sorgen, dass der Knochen gesund bleibt, so haben auch unsere Zähne einen lebendigen inneren Kern, der aus ihnen funktionierende Organe macht. Wenn Sie also mundum gesund bleiben wollen, müssen Sie Ihre Zähne gut behandeln. Das Schöne daran ist, dass so auch Ihr gesamter Körper gesund bleibt.

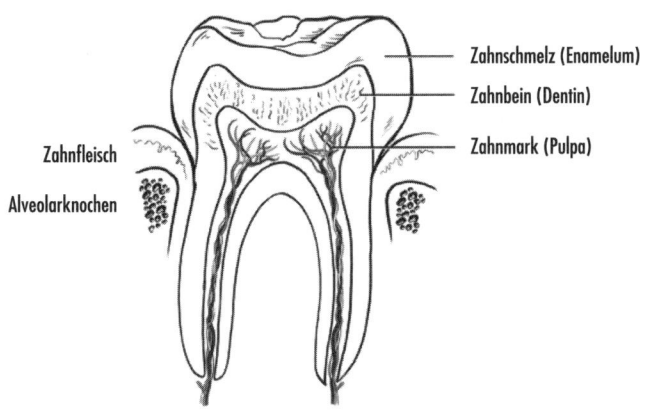

Abb. 10: So sieht ein Zahn von innen aus.

Wie Sie in Abbildung 10 sehen können, hat jeder unserer Zähne eine Krone aus einer dicken Schicht Zahnschmelz. Das ist der sichtbare Teil des Zahnes. Und diese Substanz ist aus gutem Grund unbelebt. Wenn der Zahnschmelz voll ausgebildet ist, ist er die härteste Substanz in unserem Körper. Er enthält einen höheren Anteil an Mineralstoffen als jede andere Substanz, die wir im Körper produzieren. Doch der Zahnschmelz besteht nicht aus lebenden Zellen. Wenn er also abgebaut oder gespalten wird, kann der Körper dies nicht selbst reparieren.

Aus demselben Grund hat der Zahnschmelz auch kein eigenes Immunsystem. Er ist den Elementen ganz und gar ausgeliefert: Speichel, Mineralien, Nahrungsmitteln, Bakterien, Plaque, Säuren und anderen Stoffen, die wir täglich im Mund haben. Unser Zahnschmelz muss dem Ansturm dieser sich ständig wandelnden Mischung standhalten. Dazu kommen noch Druck und Reibung beim Kauen. (Dabei erwarten wir von unserem Zahnschmelz nicht nur, dass er das aushält – er soll dabei auch noch weiß und strahlend bleiben wie poliertes Elfenbein.)

Klingt ganz so, als müsste der Zahnschmelz so einiges leisten, oder? Glücklicherweise hat er Verbündete, die ihn vor dem Verfall schützen. Dies sind die beiden inneren Schichten des Zahns: das Zahnbein (Dentin) und das Zahnmark (Pulpa).

Das Zahnbein ist eine Art Dämmschicht unterhalb des Zahnschmelzes. Das Zahnmark hingegen ist das Herzstück des Zahns. Es hält den Zahn am Leben und verbindet ihn mit dem Nervensystem, das überwacht, wie es dem Zahn geht. Außerdem ermöglicht das Zahnmark die Versorgung des Zahnes über den Blutkreislauf. Nur so kann er wachsen und gedeihen.

Das Zahnbein ist sozusagen das Schlachtfeld des Zahnes. Seine Aufgabe ist es, das Wüten der Elemente im Mund vom Zahnmark fernzuhalten. Dafür wirft es eine Reihe von Zellen in die Schlacht, eine Art SWAT-Team, das unerwünschte Mikroben, die es durch den Zahnschmelz geschafft haben, ausfindig macht und zerstört.[68]

Woher aber kommen diese Zellen? Nun, die Zellen, die Eindringlinge im Zahn bekämpfen, sind dieselben, die Ihre Zähne überhaupt erst aufgebaut haben. Und sie gleichen jenen Zellen, die Ihre Knochen bilden.

Ihr Knochenmark produziert Stammzellen, die zu unterschiedlichen Zellen ausreifen, die im Körper unterschiedliche Aufgaben übernehmen. Diese Stammzellen bekommen Signale (Hormone aus dem endokrinen System) geschickt, die ihnen sagen, ob sie zu knochenbildenden Zellen, zahnbildenden Zellen, Zellen des Immunsystems, roten Blutkörperchen oder Thrombozyten werden sollen.[69] Sie gehören zum Osteo-Immunsystem, in dem Knochen, Knorpel und Immunsystem sowie die Mineralstoffe, die sie für ihr Funktionieren brauchen, ein fragiles Gleichgewicht halten.[70] Unsere Zähne bieten ein großartiges Beispiel dafür, wie dieses System funktioniert.

Das Knochenmark produziert Osteoblasten und Osteoklasten (die den Knochen aufbauen und erhalten). Die Zähne wiederum haben Zellen, die das Zahnbein aufbauen und erhalten. Sie heißen

Odontoblasten. Doch die Odontoblasten leisten nicht nur Aufbauarbeit. Sie sind auch die Wächter des Zahnbeins und -marks. Sie setzen Immunzellen frei, die Bakterien bekämpfen, welche es durch das beinharte Labyrinth des Zahnschmelzes zum Zahnbein geschafft haben. Selbst wenn das Zahnbein angegriffen würde, würden die Odontoblasten es reparieren, sodass die eindringenden Bakterien das Zahnmark nicht erreichen.[71]

Dass unsere Zähne sich von innen aufbauen, schützen und reparieren, belegt die Tatsache, dass Zähne, die keine Verbindung mehr zu Blutgefäßen und Nervenbahnen haben, sehr viel schneller kaputtgehen als noch »lebendige« Zähne.[72] Solche »toten« Zähne erfordern normalerweise eine Wurzelbehandlung.

Sie können Ihre Zähne also nicht nur von außen pflegen. Sie müssen sie auch von innen her schützen. Denn Zähne sind keine toten Objekte im Mund. Ständig erneuern und schützen sie sich und wehren Angriffe von außen ab.

Vitamin D: der Generaldirektor Ihrer Knochen, Zähne und Immunzellen

Die Odontoblasten haben also eine ziemlich wichtige Aufgabe zu erfüllen. Doch um eine Reparatur richtig auszuführen, braucht man auch die richtigen Werkzeuge. Die Odontoblasten bilden da keine Ausnahme.

Um ihre Aufgabe erledigen zu können, wie es sich gehört, benötigen Odontoblasten ein Vitamin, das Sie Ihrem Körper jeden Tag zuführen sollten: Vitamin D.[73] Vielleicht wissen Sie ja schon, dass Ihr Körper für starke und gesunde Knochen Vitamin D braucht. Und Ihre Odontoblasten brauchen es, um Ihre Zähne zu schützen.

Vitamin D ist einer der Hauptfaktoren, die darüber entscheiden, ob die Stammzellen aus Ihrem Knochenmark zu knochenbildenden Zellen, Blutkörperchen oder Immunzellen werden. Es beeinflusst auch die Funktion dieser Zellen. So regt Vitamin D die Produktion von Immunzellen (B-Zellen) an, die Antikörper erzeugen, aber das Vitamin kann auch die Freisetzung von entzündungsfördernden Immunzellen hemmen,[74] falls ein Überschuss besteht.[75]

In Tierversuchen hat sich gezeigt, dass ein Mangel an Vitamin D die Bildung des Zahnbeins hemmt.[76] Wenn Sie also möchten, dass die Immunspezialisten Ihrer Zähne diese ordentlich überwachen, müssen Sie ihnen genug Vitamin D bieten. Vitamin-D-Mangel kann bei Kindern zu Zahnverfall führen[77] und bei Erwachsenen zu Zahnfleischentzündungen.[78]

Doch Vitamin D tut noch weit mehr für uns, als das Immunsystem unserer Zähne zu überwachen. Es versorgt Knochen, Zähne und Muskeln mit dem Rohmaterial, dem »Zement«, den sie für einen gesunden Aufbau brauchen: Kalzium. Vitamin D versetzt unseren Körper in die Lage, Kalzium aus unserer Nahrung aufzunehmen. Wie ein Lastwagen transportiert es das Kalzium im Blutstrom und liefert es im Rest des Körpers aus. Sie können sich noch so kalziumreich ernähren, wenn im Körper nicht genügend Vitamin D zur Verfügung steht, kann er nur 10 bis 15 Prozent des Kalziums aufnehmen, das Sie mit der Nahrung zu sich genommen haben.[79]

Kalzium aber ist an sehr vielen Prozessen im Körper beteiligt, z. B. an der Kontraktion unserer Muskeln. Hat unser Körper nicht genügend Vitamin D zur Verfügung und damit auch nicht ausreichend Kalzium, wird das Parathormon (PTH) ausgeschüttet. Dieses veranlasst, dass Kalzium aus den Knochen gelöst wird,[80] damit es für Prozesse wie die Muskelkontraktion zur Verfügung steht. Kalzium ist für den Körper ein besonders wertvoller Rohstoff. Vitamin D sorgt dafür, dass er so effizient wie möglich genutzt wird.

Doch Vitamin D kann noch mehr, als Stammzellen zu regulieren und den Körper bei der Kalziumverwertung zu unterstützen. Wenn Sauerstoff unser Nährstoff Nr. 1 ist, kommt Vitamin D gleich danach. Etwa 2000 bis 3000 Gene im Körper besitzen Rezeptoren für Vitamin D.[81] Es spielt bei unzähligen physiologischen Prozessen eine entscheidende Rolle:

> Es kontrolliert unseren Hormonspiegel und das Zellwachstum.
> Es reguliert die Verdauung und die mikrobielle Besiedelung des Darms.
> Es hilft uns, das Gleichgewicht zu bewahren.
> Es beeinflusst unseren Stoffwechsel.
> Es stärkt den Körper gegen Erkältungskrankheiten, Krebs, Herz-Kreislauf-Erkrankungen, Diabetes und andere Beschwerden.
> Es unterstützt unsere neurologischen Funktionen.[82]

Es gibt sogar erste Belege dafür, dass Vitamin D dazu beiträgt, Tumoren des Darms, der Brust, der Prostata und der Eierstöcke zu verhindern.[83] Positive Effekte zeitigt es außerdem bei der Alzheimer-Erkrankung[84] und Multipler Sklerose[85] und es scheint Alterungsprozesse[86] allgemein zu verlangsamen. Ein niedriger Vitamin-D-Spiegel tritt auch auf bei krankhafter Fettleibigkeit[87] und einer Reihe von Verdauungsstörungen wie z. B. dem Reizdarmsyndrom[88], der Zöliakie[89], Colitis ulcerosa[90] und Morbus Crohn[91].

Im Normalfall bildet unsere Haut Vitamin D, wenn sie ultravioletter Sonnenstrahlung ausgesetzt ist. Doch der Großteil der Menschen bekommt dafür nicht genug Sonnenlicht ab. Daher empfehle ich meinen Patienten auch, so häufig wie möglich ins Freie zu gehen. Wenn Sie trotzdem nicht genug Licht abbekommen oder Ihr Körper aus anderen Gründen Probleme hat, Vitamin D zu produzieren (was recht häufig vorkommt), müssen Sie Vitamin D mit der Nahrung aufnehmen. Und das ist gar nicht so einfach, weil es nicht in vielen Nahrungsmitteln vorkommt.

Doch selbst bei einer ausreichenden Zufuhr genügt Vitamin D allein noch nicht, um Ihre Zähne, Knochen und den restlichen Körper gesund zu erhalten. Vitamin D braucht nämlich ebenfalls ein Team an seiner Seite, damit es seine volle Funktion entfalten kann.

Das Kalzium-Paradox

Wir Zahnärzte sehen ständig durch Kalzium erhärteten Plaque. Wir verbringen einen Großteil unserer Zeit damit, ihn von den Zähnen unsere Patienten zu schaben. Um Probleme mit Zahnstein zu vermeiden, raten wir gewöhnlich zu regelmäßigem Putzen und zur Verwendung von Zahnseide. Doch selbst wenn Patienten diesen Rat befolgen, gibt es doch welche, die Zahnstein bekommen, während andere das Problem nicht haben, obwohl sie sich noch nicht mal groß die Zähne putzen. Letztlich zeigt nämlich ein stark kalziumhaltiger Zahnstein, dass der Körper den Mineralstoff nicht dorthin bringen kann, wo er gebraucht wird, und nicht bloß, dass der Patient es mit dem Zähneputzen nicht so genau nimmt.

Was aber verrät uns das über den Körper allgemein?

Osteoporose ist eine Krankheit, bei der die Knochen schwach und brüchig werden. Mehr als 50 Prozent der Menschen über 65 Jahren leiden darunter. Manche Untersuchungen lassen vermuten, dass fast 80 Prozent der älteren Menschen davon betroffen sind.[92]

Wie gesagt, ist der Mineralstoff Kalzium das Baumaterial unseres Körpers, aus dem er Knochen und Zähne bildet bzw. diese repariert. Vitamin D müssen wir uns vorstellen wie den Lastwagen, der das Kalzium dorthin transportiert, wo es gebraucht wird. Daher hat man älteren Frauen, die ein Osteoporose-Risiko hatten, lange Zeit Kalzium und Vitamin D verschrieben. Man ging davon aus, dass Knochen einfach schwächer werden, wenn wir altern, man diesen Prozess jedoch aufhalten könne, wenn man den Patientinnen extra Kalzium und Vitamin D verabreicht.

Leider war dem nicht so. Eine wissenschaftliche Metastudie aus dem Jahr 2011 zeigte, dass die Frauen, die diese Nahrungsergänzungsmittel einnahmen, nicht nur keinen Zuwachs an Knochendichte zu verzeichnen hatten, sondern obendrein das Risiko für Herz-Kreislauf-Erkrankungen *anstieg*.[93]

Die Forscher waren höchst erstaunt über dieses Ergebnis. Wenn der Körper Kalzium und Vitamin D braucht, um gesunde, starke Knochen zu bilden, warum konnte man die Knochen nicht durch Gabe dieser beiden Stoffe stärken, ja verursachte dadurch sogar noch Schäden an anderen Organen?

Auf der Suche nach Aktivator X

Wir haben bereits von den Forschungsarbeiten von Dr. Weston Price gehört. Price suchte sein Leben lang nach einem rätselhaften »vitaminähnlichen Aktivierungsmittel«, das dem Körper anscheinend half, Mineralstoffe zu verwerten, den Zahnverfall zu bekämpfen und einen kräftigen Kiefer zu entwickeln. Price nannte diesen Stoff »Aktivator X« und bewies, dass er mit zwei anderen »fettlöslichen Aktivierungsmitteln« zusammenarbeitet, nämlich Vitamin A und Vitamin D.

Im Labor untersuchte er Nährstoffe aus Nahrungsmittelproben traditioneller Kulturen und konnte so nachweisen, dass es »Aktivator X« tatsächlich gab. Welche chemische Struktur er hatte, fand Price jedoch nie heraus.

Später stellte man fest, dass der ominöse Aktivator X das fettlösliche Vitamin K2 war. Doch das dauerte noch einige Jahrzehnte. Es lohnt sich allerdings, einen Blick auf die Entdeckungsgeschichte von K2 zu werfen. Sie erklärt uns nämlich, weshalb dieses Vitamin immer noch weitgehend unbekannt ist und warum wir in unserer Nahrung nicht genug davon finden.

Was ist ein Vitamin überhaupt?

Ein Vitamin ist ein Nährstoff (genauer gesagt, eine organische Verbindung), die unser Körper in kleinen Mengen braucht, um seine Funktionen aufrechterhalten zu können. Wir benötigen eine ganze Reihe von Vitaminen. Einige davon kann der Körper selbst herstellen, die meisten aber müssen wir von außen aufnehmen, d. h.: durch die Nahrung. Bestimmte Tierarten können Stoffe, die wir bzw. andere Tierarten zuführen müssen, selbst herstellen. So braucht der Mensch Ascorbinsäure, eine Form von Vitamin C, die ihn vor Skorbut schützt. Da Ascorbinsäure aus Zucker hergestellt werden kann, können viele Tiere sie selbst produzieren. Für sie ist Vitamin C also kein Vitamin. Für den Menschen, der das nicht kann, hingegen schon.

Der Begriff »Vitamin« wurde 1912 von dem polnischen Biochemiker Kasimir Funk geprägt.[94] Er leitete es ab vom lateinischen Begriff *vita* für »Leben« und *amin* für »Amine«, weil er glaubte, alle Vitamine gehörten dieser chemischen Gruppe an. Das von ihm untersuchte Thiamin oder Vitamin B ist zwar ein Amin, aber für alle anderen Vitamine gilt dies nicht.
Man bezeichnete Vitamine mit Buchstaben in der Reihenfolge des Alphabets. Die Buchstaben von E bis K sind eigentlich nicht vergeben, weil die Verbindungen, die man ursprünglich damit bezeichnet hatte, sich als Nicht-Vitamine herausstellten und wieder gestrichen wurden. Nichtsdestotrotz hat sich die Bezeichnung als »Vitamin« bei Vitamin E und K erhalten.

Wenn wir schon dabei sind: Was sind fettlösliche Vitamine?
Man teilt Vitamine in fettlösliche und wasserlösliche ein. Wir kennen 13 Vitamine: Von diesen wiederum sind 4 fettlöslich (A, D, E und K) und 9 wasserlöslich (die 8 B-Vitamine und Vitamin C). Wasserlösliche Vitamine lösen sich am besten in Wasser und werden vom Körper über den Urin schnell wieder ausgeschieden.
Für einige der fettlöslichen Vitamine ist die Bezeichnung »Vitamin« vielleicht nicht gerade glücklich gewählt. Vitamin D z. B. ist eigentlich kein Vitamin. Es ist ein Pro-

hormon, das fotochemisch (durch Einwirkung von Licht) hergestellt wird. Die Molekularstruktur von Vitamin D ähnelt auch eher den klassischen steroidalen Hormonen. Auch in seiner Funktion ist es eher mit diesen zu vergleichen.

Noch eine letzte Frage: Was ist mit »Aktivator« gemeint?
Wenn wir sagen, dass ein Vitamin ein Protein »aktiviert« oder eine Verbindung als »Aktivierungsmittel« für einen anderen Stoff fungiert, bedeutet dies, dass das Vitamin das betreffende Protein bei der Interaktion verändert. Es verwandelt es in seine wirksame Form, in der der Körper es tatsächlich verwerten kann.

Die Entdeckung der Vitamine K1 und K2 und ihre Rolle im Körper

In den frühen 1930er-Jahren entdeckte der dänische Biochemiker Henrik Dam eine Verbindung, die zur Blutgerinnung beitrug. 1935 veröffentlichte er in einer deutschen Fachzeitschrift einen Artikel, der diesen Stoff als Vitamin K bezeichnete – nach dem Fachbegriff für Blutgerinnung, nämlich »Koagulation«.[95] Er beschrieb den Stoff als »Vitamin K«, merkte jedoch an, dass er in zwei chemischen Formen auftrat, als K1 und K2. K2 sollte eine ähnliche, aber nicht gleiche Molekularstruktur haben wie K1. Da diese Strukturen sich so stark ähnelten, nahm Dam an, dass sie bei der Blutgerinnung dieselbe Funktion ausübten.[96, 97] Daher gab er beiden den gleichen Namen. (Wenn Sie sich nun fragen, warum man angesichts der unterschiedlichen chemischen Struktur nicht darauf kam, dass Vitamin K1 und K2 eine unterschiedliche Funktion ausüben, kann man dazu nur sagen: In der Biologie ist das gar nicht mal so selten. Sehen wir uns nur die Farbe unserer Augen an: Ihre Gene bestimmten, ob diese blau, grün oder braun sind. Die geringste Veränderung in den verantwortlichen Genen würde auch Ihre Augenfarbe ändern. Doch die Funktion der Farbe bliebe trotzdem dieselbe: Sie schützt die Retina vor dem Sonnenlicht.)

Nun, mittlerweile wissen wir, dass K1 die Blutgerinnung unterstützt, während K2 zwei Proteine aktiviert: Osteocalcin[98] und das Matrix-GLA-Protein (MGP)[99]. Beide sorgen dafür, dass das Kalzium dort ankommt, wo es gebraucht wird – in den Knochen und den Zähnen, nicht in den Arterien.[100] Aber diese Erkenntnis ließ noch einige Jahrzehnte auf sich warten.

Die große Entdeckung: Wie Aktivator X als Vitamin K2 identifiziert wurde

Sally Fallon-Morell, Mitbegründerin der Weston A. Price Foundation erhielt 2005 eine E-Mail von Michael Eiseike, einem Forscher aus Hokkaido, Japan. Er meinte, sie solle sich doch bitte eine Studie aus Rotterdam ansehen. »Ich glaube, es handelt sich bei dem Stoff um Aktivator X«, schrieb er.

Die wissenschaftliche Untersuchung zeigte, dass Vitamin K2 das Risiko einer schwerwiegenden Aortenverkalkung um 52 Prozent senkte, das Risiko einer koronaren Herzerkrankung um 41 Prozent, das Risiko, an einer solchen Erkrankung zu sterben, um 51 Prozent und das Mortalitätsrisiko insgesamt um 26 Prozent.[101] Diese Ergebnisse schienen Prices Theorie zu bestärken, dass Aktivator X u. a. eine wichtige Rolle dabei spielte, wie der Körper Herzkrankheiten vermied.

Fallon schickte eine E-Mail an Chris Masterjohn, der damals Dozent für Gesundheits- und Ernährungswissenschaften am Brooklyn College war und einer der angesehensten Experten für fettlösliche Vitamine. Sie wies ihn auf die Studie zum Vitamin K2 hin und teilte ihm Eiseikes Theorie mit.

Masterjohn fing an, mehrere Studien zu durchforsten, und bald verdichteten sich die Belege dafür, dass Vitamin K2 tatsächlich Aktivator X sein konnte. So stieß er auf eine wissenschaftliche Untersuchung aus Japan, in der es hieß, Vitamin K2 »könne den Knochendichteverlust bei älteren Menschen umkehren, ja selbst bei Menschen mit

Osteoporose die Knochenmasse manchmal wiederaufbauen«.[102] Sieben weitere Untersuchungen aus Japan zeigten, dass Vitamin K2 bei älteren Menschen zu einer »60-prozentigen Verringerung von Wirbelbrüchen führte und zu einer 80-prozentigen Verringerung von Hüftgelenksbrüchen und anderen Brüchen, die nicht die Wirbel betrafen«.[103] Auch diese Studien stützten Weston Prices These, dass Aktivator X eine gewichtige Rolle bei Wachstum und Erhaltung des Knochens spiele.

Doch erst als Masterjohn herausfand, dass Vitamin K1 sich in hoher Konzentration in den Chloroplasten findet, die für die Fotosynthese verantwortlich sind, den Prozess, in dem Pflanzen Licht in Energie verwandeln, ging ihm »ein Kronleuchter auf«. Wenn Kühe Gras fressen, nehmen sie Vitamin K1 auf. Dieses verwandeln sie dann im Körper in Vitamin K2. Je mehr K1 sich im Gras findet, desto mehr K2 hat die Kuh zur Verfügung, desto mehr K2 findet sich in ihrer Milch bzw. in der Butter. Price meinte damals, Aktivator X finde sich vor allem dort, wo das schnell wachsende Frühlingsgras geschnitten werde. Heute wissen wir, dass darin besonders hohe Konzentrationen an Vitamin K1 enthalten sind.

Da nun die Parallelen zwischen Prices »Aktivator X« und Vitamin K2 nicht mehr von der Hand zu weisen waren, antwortete Masterjohn auf Fallons E-Mail und schrieb lapidar: »Ich glaube, er [Eiseike] hat recht.«

Masterjohn schreibt über diese Entdeckung in seinem Artikel »Auf der Spur des schwer fassbaren X-Faktors: Ein 62 Jahre altes Rätsel wird gelöst.«[104]

Abb. 11: Das 60 Jahre währende Rätselspiel um Aktivator X.

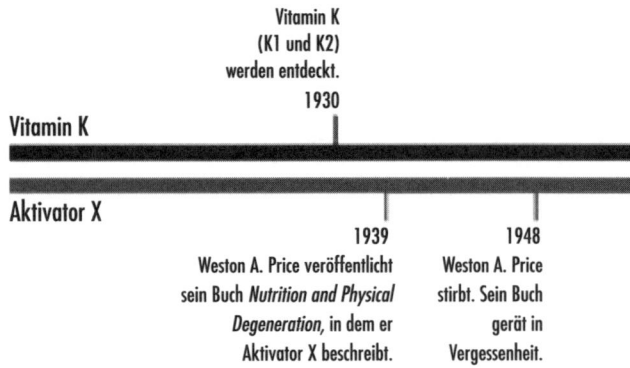

Ihre Zähne und Ihr Körper brauchen Vitamin K2

Heute wissen wir, dass Vitamin K2 eine wichtige Rolle bei der Bildung und Festigung der Knochen spielt. Es aktiviert das Osteocalcin, welches Kalzium *in* die Knochen bringt.[105] Wir wissen auch, dass Vitamin K2 das Matrix-GLA-Protein aktiviert, welches dazu beiträgt, dass Kalzium sich nicht als Plaque in den Arterien anlagert und es somit zu keiner Verkalkung der Gefäße kommt.[106]

Der Mangel an Vitamin K2 ist eine mögliche Erklärung, weshalb die an Osteoporose erkrankten Frauen in der 2011 durchgeführten wissenschaftlichen Untersuchung nicht von der Nahrungsergänzung mit Kalzium und Vitamin D profitieren konnten. Ohne Vitamin K2, das die für den Kalziumtransport zuständigen Proteine aktiviert, kann der Körper Kalzium nicht dorthin bringen, wo es gebraucht wird.[107] Dies würde auch erklären, warum es bei Frauen, die Kalzium einnahmen, zu mehr Gefäßerkrankungen kam.

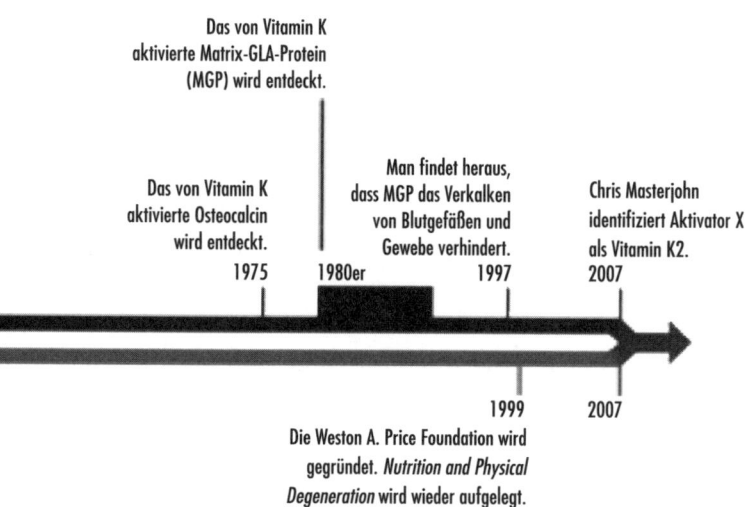

Vitamin K2 verhindert zudem, dass das Kalzium im Körper Nierensteine bildet.[108] Es gilt als wichtiges Indiz für den Verlauf von Nierenerkrankungen.[109] Andere wissenschaftliche Untersuchungen zeigen, dass es auch die Bildung von Gallensteinen verhindern[110] und Männer vor Prostatakrebs schützen kann[111].

Wenn Sie also bemerken, dass sich Zahnstein an Ihren Zähnen ablagert, sollten Sie sich vor Augen führen, dass dasselbe möglicherweise in Ihren Gefäßen passiert. Wenn man die Funktionsweise von Vitamin K2 kennt, versteht man besser, dass Arterienverkalkung und die »Verkalkungen« an den Zähnen durchaus etwas miteinander zu tun haben. Wenn man die Ernährung von Menschen untersucht, die unter Zahnsteinbildung leiden, stellt man unweigerlich fest, dass sie mit der Nahrung wenig Vitamin K2 aufnehmen. Da Vitamin K2 noch eine recht junge Entdeckung ist, gibt es keine Tests, die Aufschluss geben könnten, wie viel Vitamin K2 dem Körper zur Verfügung steht. Auch fehlt dieses Vitamin so gut wie immer in den

Nährstoffangaben auf Lebensmittelpackungen. Doch wir wissen immerhin, welche Lebensmittel viel Vitamin K2 enthalten.

Wenn Tiere Vitamin K1 aufnehmen, indem sie Gras oder andere grüne Blätter fressen, wandelt ihr Körper es in Vitamin K2 um. (Was übrigens ein weiterer Grund dafür ist, dass Weidetiere gesünderes Fleisch haben als Tiere, die mit Getreide gefüttert werden.) Vitamin K2 tritt in zwei Formen auf: das tierische Menachinon-4 (MK-4) und das mikrobiell gewonnene Menachinon-7 (MK-7). Gute Quellen für Vitamin K2 (als MK-4) sind biologisches Fleisch, Eier von Hühnern mit Zugang zu Gras, Butter von Weidekühen, Schalentiere und Emu-Öl.

Vitamin K2 (als MK-7) kann auch durch bakterielle Fermentation gewonnen werden. Daher findet es sich in Natto (fermentierte Sojabohnen), natürlich gereiftem Sauerkraut und bestimmten natürlich gereiften Käsesorten wie Gouda, Parmesan oder Brie.

Vitamin K2 und das Gesichtswachstum

Wenn Sie nicht hauptsächlich durch die Nase atmen, wachsen Ihr Kiefer und Ihre Zähne nicht, wie sie sollten. Fehlt Ihrem Körper aber das Rohmaterial, um die Atemwege richtig ausbilden zu können, ist dann, was Kiefer und Zähne angeht, gar nichts mehr zu machen?

Bei einer schiefstehenden Nasenscheidewand, für die möglicherweise ebenfalls ein Vitamin-K2-Mangel verantwortlich ist, kann dies durchaus der Fall sein.

Ist ein Mangel an Vitamin K2 der Hauptschuldige bei schiefer Nasenscheidewand?

Ohne Vitamin K2 gelangt das Kalzium, das Sie mit der Nahrung aufnehmen, nicht in Ihre Knochen, sondern lagert sich stattdessen in den Weichteilen ab. In der Schädelregion kann dies zu einer Verkalkung der knorpeligen Nasenscheidewand führen, die so an einem normalen Wachstum gehindert wird. Da das Wachstum aber deswegen nicht einfach aufhört, weicht die Nasenscheidewand von ihrer Mittelstellung ab, was den Luftstrom durch die Nase behindert. Unter Umständen führt dieser Verkalkungsprozess sogar zu weiteren Gesichtsfehlbildungen.

Bei Ratten jedenfalls ließ ein Vitamin-K2-Mangel die Nasenscheidewand verkalken. Diese Tiere hatten zudem verformte Gesichter und extrem verkürzte Schnauzen. Die Theorie besagt, dass die Nase und der mittlere Gesichtsschädel sich nur dann korrekt entwickeln können, wenn die Nasenscheidewand elastisch bleibt. Wenn sie sich verhärtet, beeinflusst dies die gesamte Struktur des Gesichtsschädels.[112]

Heute ist eine schiefstehende Nasenscheidewand keine Seltenheit mehr. In einigen Studien heißt es gar, mehr als 80 Prozent der Bevölkerung leiden darunter.[113] Äußerlich ist den Betroffenen meist nichts anzusehen, doch kann eine schiefstehende Nasenscheidewand ein Warnzeichen sein, dass die Atemwege im Gesichtsschädel nicht ausreichend entwickelt sind. Menschen mit schiefstehender Nasenscheidewand neigen außerdem verstärkt zum Schnarchen – mit allen zuvor geschilderten negativen Folgen.

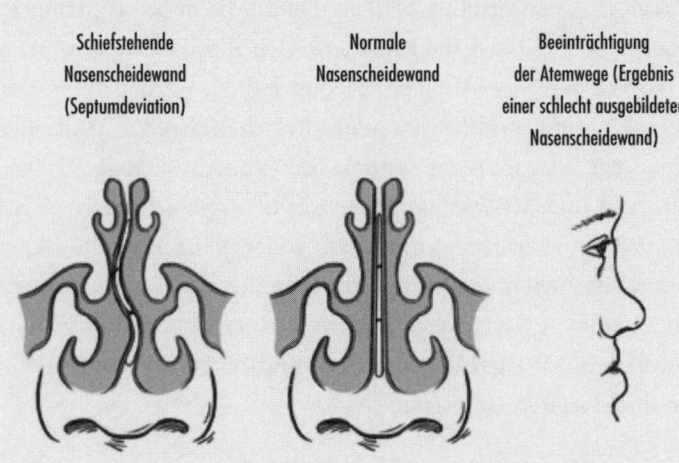

Abb. 12: Schiefstehende Nasenscheidewand und Einfluss auf die Gesichtsform.

Vitamin A – das letzte fehlende Puzzleteilchen?

Doch ein Puzzlestück fehlt uns noch, wenn es um Zahn- und Knochenentwicklung geht: Vitamin A. Seine Rolle im Körper ist immer noch nicht ganz geklärt, doch wir wissen, dass Vitamin A beim embryonalen Wachstum[114] und beim Sehvorgang[115] eine entscheidende Rolle spielt.

Unter Vitamin A versteht man eine Gruppe organischer Verbindungen, zu denen Retinol, Retinal, Tretinoin und Betakarotin gehören.[116] Es ist wichtig für die Entwicklung von Zähnen und Knochen, für die Reproduktion sowie für die Regulierung des Immunsystems.[117] Außerdem hält es die Membranen der Haut und der Schleimhäute in Augen, Mund, Nase, Hals und Lungen feucht.

Welche Funktion dem Vitamin A für das Knochenwachstum zukommt, ist bis heute nicht geklärt. Offensichtlich aber trägt es zur Produktion von sogenannten Osteoklasten bei, die altes Knochenmaterial abbauen.[118] Selbst beim Knochenaufbau muss der Knochen insgesamt ja funktionsfähig bleiben. Damit die neuen Knochenzellen Platz haben, müssen alte Knochenzellen abgebaut werden. Wenn die Osteoklasten ihre Aufgabe erledigt haben, werden die Osteoblasten aktiv und produzieren neues Knochenmaterial. Und offensichtlich regt Vitamin A die Osteoklasten zur Aktivität an.

Pflanzen und Mikroorganismen können selbst Vitamin A herstellen. Wesen aber, die weiter oben in der Nahrungskette stehen, wie wir Menschen, müssen Vitamin A mit der Nahrung aufnehmen, wobei Vitamin A tierischer Herkunft leichter in seine aktive Form umzuwandeln ist. Die höchste Konzentration von Vitamin-A-Vorstufen findet sich in Lebertran.

Ist Vitamin-A-Mangel schuld an Lippen-Kiefer-Gaumen-Spalten?

Während des embryonalen Wachstums entwickeln sich Gehirn und Rückenmark aus dem Neuralrohr. Wenn das Rückenmark sich in der knochigen Wirbelstruktur gebildet hat, durchläuft der Körper mehrere klar abgrenzte Phasen. Am Ende jeder dieser Phasen muss er die aktuelle Entwicklung stoppen und zur nächsten Phase übergehen. Mit jeder Schwangerschaftswoche durchläuft der Fötus einen neuen Entwicklungsabschnitt. Vitamin B12 gehört zu den wichtigsten Nährstoffen bei der Herausbildung des neuronalen Gewebes, das Rückenmark und Hirn formt. Ist in diesem Entwicklungsabschnitt nicht genügend Vitamin B12 vorhanden, obwohl die nächste Phase ansteht, geht der Körper einfach zur nächsten Stufe weiter, selbst wenn die vorhergehende Entwicklungsphase noch nicht abgeschlossen ist.

Ein typisches Beispiel dafür ist der offene Rücken oder Spina bifida. Bei dieser Entwicklungsstörung verschließt sich die Wirbelsäule nicht ganz, sodass ein Teil des Rückenmarks offen liegt. Wissenschaftliche Untersuchungen haben diese Fehlbildung nun mit einem Mangel an Vitamin B12 in Verbindung gebracht.[119] Obwohl die Wirbelsäule noch nicht voll ausgebildet ist, muss der körperliche Entwicklungsprozess fortschreiten. Der physiologische Prozess, der für die Ausbildung von Lippen-Kiefer-Gaumen-Spalten verantwortlich ist, verläuft ähnlich. Bei dieser Störung schließt sich das Dach der Mundhöhle nicht vollständig. Bei einem gesunden Baby verschließt sich die Wirbelsäule Stück für Stück und ähnlich wachsen die Teile des Gesichts wie Oberlippe und Gaumen zusammen.

Welche Faktoren genau nun den Verschluss von Gaumen und Oberlippe verhindern, ist noch nicht ausreichend geklärt. 2011 aber fand man heraus, dass Babys mit Gaumenspalte auch Probleme mit den Augen haben.[120] Das wiederum lässt an einen Vitamin-A-Mangel denken. Fred Hale, Tierzüchter und Spezialist für die Ernährung von Schweinen an der Texas Agricultural Experiment Station, hat in den 1930er-Jahren Schweine mit Vitamin A gefüttert. Als kein Vitamin A mehr zugefüttert wurde, entwickelten sie Gaumenspalten sowie schwere Störungen des Sehapparates.[121]

Daher könnten Lippen-Kiefer-Gaumen-Spalten beim Menschen durchaus auf einen Vitamin-A-Mangel zurückgehen, da Vitamin A zusammen mit Vitamin D und Vitamin K2 auch bei der Entwicklung des Gesichtsschädels eine bedeutende Rolle spielt.

Wie die Puzzleteile zusammenpassen

Nun haben wir (vorläufig) alle Puzzlestücke zusammen und wollen den Blick darauf lenken, warum diese einzelnen Stoffe für unsere Gesundheit so bedeutsam sind.

Vitamin A und D signalisieren unseren Zellen, dass sie bestimmte Proteine – Osteocalcin und Matrix-GLA-Protein – herstellen sollen. Diese tragen zum Aufbau und zur Gesunderhaltung von Zähnen und Knochen bei, u. a. indem sie das Kalzium im Körper an die richtige Stelle transportieren. Doch der Körper braucht auch genügend Vitamin K2, damit diese Proteine aktiviert werden können.

Wenn Sie nun finden, das sei alles recht kompliziert und nicht so ganz verständlich, gebe ich Ihnen recht. Überlegen Sie nur mal, wie lange die Wissenschaft gebraucht hat, um all diese Prozesse zu entschlüsseln. Also bemühen wir wieder das Bild vom Lastwagen Vitamin D, der das Kalzium (den Zement) zu den Baustellen bringt, an denen unser Körper seine Strukturen errichtet.

Dieses Bild können wir nun noch ein wenig ausschmücken:

> Vitamin D ist der Zement-(Kalzium-)Laster.
> Vitamin A übernimmt die Rolle von Gerüst und Bauarbeitern.
> Osteocalcin und Matrix-GLA-Proteine bilden sozusagen die Qualitätskontrolle. Sie stellen sicher, dass der Zement an die richtige Baustelle geliefert wird und nicht durch eine Anhäufung an falscher Stelle die Versorgung mit Wasser, Strom und anderen Dingen behindert.
> Vitamin K2 hingegen wirft den Betonmischer an und macht aus Zement Beton, es aktiviert ihn.
> Ohne Vitamin K2 könnten die Bauarbeiter nur nassen Zement an die Wände (Knochen) werfen. Der hält aber nicht, fällt herunter und verklumpt sich, wo er nicht sollte.

1. Vitamin A und Vitamin D synthetisieren Matrix-GLA-Protein (MGP) und Osteocalcin.

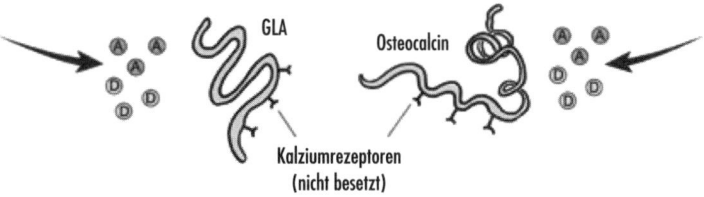

2. Vitamin K2 aktiviert MGP und Osteocalcin.

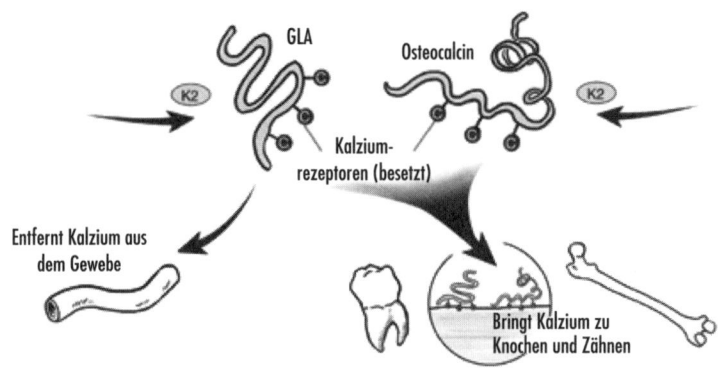

Abb. 13: Die synergistischen Rollen von Vitamin A, D und K2 bei der Verwertung von Kalzium im Körper.

> Wenn dies eine Zeit lang so geht, liegen überall auf der Baustelle diese Zementklumpen herum (in unserem Fall in den Arterien und Organen). Am Ende sind aus den Klumpen so große Blockaden geworden, dass das ganze System zusammenbricht.

Die Vitamine K2, A und D beeinflussen also die Entwicklung unseres Gesichtsschädels ganz entscheidend. Jedes ist für sich genommen wichtig, braucht aber die anderen als Mitspieler, damit es seine volle Wirksamkeit entfalten kann und so das Immunsystem unserer Zähne aktiviert wird.

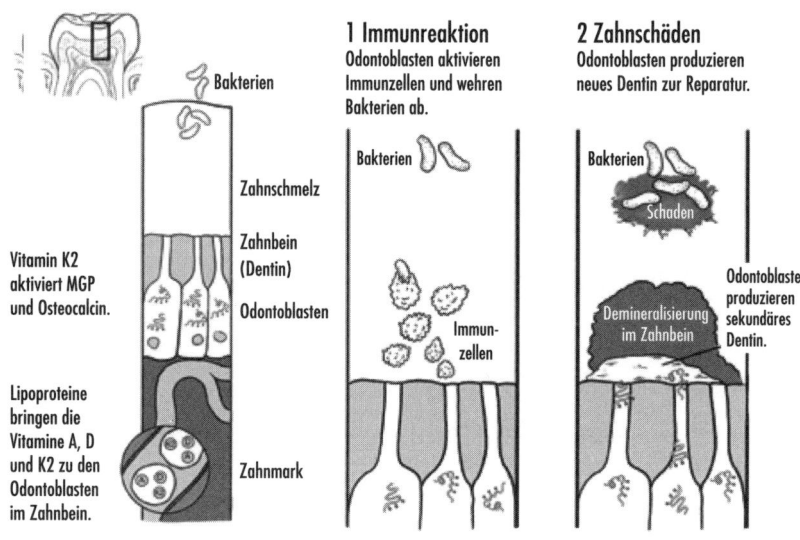

Abb. 14: Wie Vitamin A, D und K2 das Immunsystem im Zahn aktivieren.

Das Gesundheitsgeheimnis im Innern Ihrer Zähne

Das Faszinierende an traditionellen Ernährungsformen ist, dass sie genau den richtigen Mix an Vitamin A, D und K2 lieferten, lange bevor wir diese Stoffe überhaupt benennen konnten.

Vor diesem Hintergrund ist einer der wesentlichen Unterschiede zwischen traditioneller und moderner Ernährung, dass Letztere uns eben nicht ausreichend mit diesen Vitaminen versorgt. Das Immunsystem in unseren Zähnen hat also nicht alle Stoffe zur Verfügung, die es zu ihrer Gesunderhaltung braucht. Daher wird es schwierig, Zahnverfall vorzubeugen, wenn wir unsere Zähne nur äußerlich pflegen und unsere kostbaren Stücke nicht auch mit unserer Ernährung stärken.

Daher stehen im hier vorgestellten Ernährungsprogramm für gesunde Zähne vorzugsweise die Nahrungsmittel im Mittelpunkt, die reich an fettlöslichen Vitaminen sind – damit Ihr Mund endlich bekommt, was ihm vermutlich Ihr Leben lang gefehlt hat. Das Tolle daran ist, dass diese Nahrungsmittel noch viele andere Nährstoffe enthalten, die Sie für einen gesunden Mund und einen gesunden Körper brauchen.

Kapitel 5
DIE SPRACHE DER BAKTERIEN

Wie Ihr Mund Ihren Darm kontrolliert

Spreche ich meinen Patienten gegenüber das Thema Süßigkeiten an, fällt die Reaktion fast immer gleich aus. Sie schauen mich mit Unschuldsmiene an und meinen, sie seien nun mal Naschkatzen. Aber eigentlich wüssten sie ja, dass sie damit ihren Zähnen schaden. Selbst kleine Kinder verstehen den Zusammenhang zwischen Zucker und Karies, doch auch sie gehen das Risiko natürlich nur zu gerne ein.

Der Hauptgrund für diesen lockeren Umgang mit Zucker ist meiner Ansicht nach, dass die Leute glauben, das Schlimmste, was passieren könne, sei eben ein Loch im Zahn. Das kann der Zahnarzt ja dann füllen, und schon ist alles wieder gut.

Was die meisten Menschen nicht wissen: Wenn Sie erst einmal ein Loch im Zahn haben, liegt bereits mehr im Argen als nur der Konsum von zu viel zuckerhaltigen Speisen und Getränken. Ein Loch im Zahn ist ein klares Anzeichen dafür, dass wichtige Prozesse in Ihrem *Körper* nicht so ablaufen, wie sie sollten – Prozesse, von denen Sie vielleicht noch nie gehört haben. In diesem Kapitel werden wir uns damit näher auseinandersetzen und überlegen, was wir tun können, um den Sollzustand wiederherzustellen. Aber zuerst möchte ich mit Ihnen noch ein kleines Gedankenexperiment durchführen. Ich werde Ihnen gleich ein Wort nennen und möchte, dass Sie kurz darüber nachdenken, welche Reaktionen bzw. Assoziationen dieses Wort in Ihnen auslöst.

Das Wort ist: *Bakterien*.

Woran denken Sie dabei? Ich vermute mal, an Krankheiten, Keime, Schmutz. Vielleicht greifen Sie auf der Stelle nach der Sprühflasche mit dem Desinfektionsmittel. Verständlich. Bakterien *sind* mit diesen Dingen untrennbar verknüpft. Auch mit Zahnverfall.

Lange Zeit nahm man an, mangelnde Mundhygiene (und damit ein vermehrter bakterieller Belag im Mund) sei für Zahnverfall verantwortlich sowie der Verzehr von zu viel Zucker (der von Bakterien in Säure umgewandelt wird, die den Zahnschmelz angreift). Daraus ergäbe sich dann folgende Gleichung:

Zucker + Bakterien = SÄURE
Säure + Zahn   = KARIES

Fraglos ist beides richtig. Trotzdem fehlen in unserer Gleichung eine Menge Zwischenschritte, die erklären, *wie* Zucker und Bakterien Karies verursachen. Denn die Gleichung erklärt nicht, weshalb manche Menschen viel Zucker essen können und trotzdem kaum unter Zahnproblemen leiden, während andere ständig putzen und Zahnseide benutzen, doch anscheinend ohne jedes Ergebnis.

Denn wir wissen erst seit vergleichsweise kurzer Zeit Bescheid über das komplexe Zusammenspiel der Bakterien in Mund und Körper.

In den letzten Jahren zeigte sich immer deutlicher, dass unser Körper von einer Unzahl Bakterien besiedelt ist, die er braucht, um *gesund* zu bleiben. Mund und Zähne stellen da keine Ausnahme dar. Unser Mund arbeitet mit den Bakterien zusammen, die dafür sorgen, dass Zähne, Zahnfleisch und das Immunsystem unserer Zähne gesund bleiben. Zahnverfall ist ein deutliches Indiz, dass die Mundbakterien aus dem Gleichgewicht geraten sind. Das aber kann für den ganzen Körper enorme Probleme nach sich ziehen.

Um die Hintergründe zu verstehen, müssen wir alles, was Bakterien für unsere Gesundheit tun, mehr wertschätzen. Wir müssen außerdem verstehen, weshalb wir ihre maßgebliche Rolle so lange unterschätzt haben.

Eine sehr kurze Geschichte des Kampfes gegen die Bakterien

Wie aber kamen die Bakterien zu ihrem ursprünglich schlechten Ruf? Nun, das hat viel mit menschlichen Irrtümern zu tun.

Heute wissen wir, dass mikroskopisch kleine Organismen um uns herum leben – und *in* uns. Doch für den Großteil der Menschheitsgeschichte wusste niemand um diese winzigen Geschöpfe. Krankheiten hielt man für die Folge von Miasmen, »schlechter Luft«, die durch Fäulnisprozesse entstand. Das war es dann so ziemlich. Während der Pestepidemien trugen die Ärzte Masken mit langen Schnäbeln, in denen Kräuter die schlechte Luft am Eindringen hindern sollten.

1674 entwickelte der holländische Tuchhändler Antoni van Leeuwenhoek ein Mikroskop, das sehr viel stärker war als alle anderen davor.[122] Durch die bessere Vergrößerung entdeckte Leeuwenhoek, dass überall bis dato unsichtbare Organismen hausten. Er nannte sie *animalculi* (Tierchen), wir bezeichnen sie heute als Mikroorganismen oder Mikroben. Leeuwenhoek fand sie überall – im Wasser von Teichen, im Regenwasser, im menschlichen Schweiß, ja sogar im Mund. Zu den ersten von Leeuwenhoek untersuchten Substanzen gehörte tatsächlich sein Zahnbelag. Damit entstand eine neue Wissenschaft, die Mikrobiologie.

Bald darauf befand sich die industrielle Revolution auf dem Vormarsch. Die Menschen zogen in die Städte, die bald vollkommen überbevölkert waren. Und natürlich gab es kein ordentliches Abwassersystem. Die Kindersterblichkeit stieg und stieg, aus Krankheiten wurden Epidemien, die ganze Bevölkerungsteile hinwegrafften. Die Mikrobiologie trug ihren Teil dazu bei, dass die Erreger dieser Krankheiten gefunden wurden. Den Menschen damals genügten einfache Erklärungen, wenn sie einfache Lösungen nach sich zogen.

In den nächsten beiden Jahrhunderten herrschte in der Wissenschaft die »Keimtheorie der Krankheit« vor. 1880 führte Louis Pasteur das Kindbettfieber, eine Form der Sepsis, der zu seiner Zeit viele Frauen nach der Geburt erlagen, auf ein Bakterium zurück. Damit war es sozusagen offiziell: Mikroorganismen verursachten Krankheiten, und die Gesellschaft musste Wege finden, sie zu bekämpfen.

Dass Bakterien nun als Krankheitserreger identifiziert waren, brachte eine Reihe von Vorteilen. Die Städte sorgten für sauberes Wasser und trennten Abwasser von Trinkwasser. Sofort ging die Zahl der Epidemien zurück. Ärzte desinfizierten ihre Instrumente und besprühten den Operationssaal mit Karbolsäure, was die Infektionen nach Operationen sofort verringerte. Alexander Fleming entdeckte 1928 das Penicillin, und die Zahl der Todesfälle infolge von Infektionskrankheiten sank weiter.[123] Eine ganze Zeit glaubte die Menschheit, den Kampf gegen die mikrobiellen Krankheitserreger gewonnen zu haben.

Im Gefolge dieses Kampfes hatte sich die Vorstellung verfestigt, Bakterien seien immer und unter allen Umständen von Übel. Im 19. Jahrhundert war kaum bekannt, dass Bakterien der Gesundheit auch zuträglich sein können, und so blieb ihnen ihr schlechter Ruf bis heute erhalten und beeinflusst unser aller Leben. Wir waschen uns mit antibakterieller Seife und traktieren unseren Körper mit antibakterieller Lotion. Wir verabreichen Masttieren vorbeugend Antibiotika, und wenn uns ein leichter Schnupfen ereilt, greifen wir ebenfalls zur Antibiotikaflasche, obwohl Schnupfen meist von Viren verursacht wird und nicht von Bakterien.

Die Fünfzigerjahre und ein neues Verständnis von Mikroorganismen

In den 1950er-Jahren züchteten Wissenschaftler Tiere in einem vollkommen mikrobenfreien Umfeld. Sie brachten deren Nachwuchs per Kaiserschnitt in steriler Umgebung zur Welt, fütterten die Tierbabys mit dem Fläschchen und überführten sie gleich wieder in ein steriles Umfeld.[124]

Da die Wissenschaftler annahmen, dass Mikroorganismen im Wesentlichen Parasiten sind, erwarteten sie, dass diese Methode unglaublich gesunde, belastungsfähige Tiere hervorbringen würden. Zu ihrer großen Überraschung aber erwiesen diese Tiere sich als unglaublich krankheitsanfällig. Es stellte sich heraus, dass ihr Immunsystem unterentwickelt war. Noch überraschender war die Tatsache, dass sie dünne Darmwände hatten, ihr Herz langsamer schlug als üblich und sie deutlich weniger wogen als normale, gesunde Tiere.

Damit war klar, dass Mikroorganismen also auch positive Eigenschaften besaßen.

Das Helicobacter-Bakterium – Dr. Jekyll und Mr Hyde?

Australier sind als lässiges Völkchen bekannt. Man denke nur an die Filmfigur Crocodile Dundee und den Krokodilmann und Naturschützer Steve Irwin. Das scheint auf den ersten Blick nicht so recht zum methodisch-empirischen Ansatz zu passen, wie er zur Wissenschaft gehört. Und doch brauchte es ebendiese Aussie-Mentalität, um einen der gravierendsten Denkfehler im Hinblick auf die Rolle der Bakterien im Körper aufzudecken.

Lange Zeit glaubten die Wissenschaftler, dass im menschlichen Magen, da er ja mit Säure gefüllt sei, nichts überleben könne. Also auch keine Bakterien. Doch Barry Marshall und Robin Warren, zwei australische Wissenschaftler, entdeckten 1982 *Helicobacter pylori*, ein spiralförmiges Bakterium, im Magen von Menschen, die an Gastritis (Magenschleimhautentzündung) und Magengeschwüren (Geschwüre in der Magenschleimhaut, die starke Schmerzen und Blutungen nach sich ziehen) litten.

Da man es für es ausgeschlossen hielt, dass ein Bakterium in Magensäure überleben könne, reagierte die Wissenschaftlergemeinde ablehnend auf die Theorie, dass das Bakterium etwas mit den genannten Erkrankungen zu tun haben könnte. Marshall und Warren aber wollten das Gegenteil beweisen. Als kühne Australier züchteten sie das Bakterium in Rinderbrühe und tranken diese. Natürlich bekamen sie sofort eine starke Gastritis. Als sie das Bakterium mit Antibiotika bekämpften, wurden beide sogleich gesund. Es gelang ihnen, das Experiment mit freiwilligen Versuchspersonen zu reproduzieren. Und somit war erwiesen, dass *Helicobacter pylori* für Gastritis und Magengeschwüre verantwortlich war.

Marshall und Warren hatten damit aber auch den Nachweis geliefert, dass Mikroorganismen in unserem Verdauungssystem lebten. 2005, also gut 20 Jahre nachdem sie ihr Bakteriensüppchen verzehrt hatten, um ihre Theorie zu beweisen (und nachdem die Wissenschaftlergemeinde das Ergebnis verdaut hatte), erhielten die beiden Australier für ihre Arbeit den Nobelpreis für Physiologie und Medizin.

Heute wissen wir, dass *H. pylori* bei mehr als 50 Prozent aller Menschen den oberen Gastrointestinaltrakt besiedelt.[125] Ironischerweise wissen wir nun zwar, dass das Bakterium die vorgenannten Erkrankungen auslösen *kann,* aber nicht, warum mehr als 80 Prozent der Betroffenen vollkommen symptomfrei bleiben.[126]

Man hat mittlerweile herausgefunden, dass *H. pylori* viele verschiedene Stämme hat, die seit sehr langer Zeit unseren Magen besiedeln. *H. pylori* ist zudem nicht unbedingt nur ein Krankheitserreger. Tatsächlich bildet sich nur dann eine Infektion, wenn sich das Gleichgewicht zwischen den unterschiedlichen Stämmen verschiebt und die Schaden bringenden Stämme überwiegen.

Anscheinend verhalten sich einige Stämme von *H. pylori* wie Hauskatzen, andere wie gefährliche Tiger. Theoretisch können Sie beide als Haustiere halten, solange Sie den Tiger im Käfig lassen. Wenn er aber freikommt und sich selbst überlassen wird, kann er einigen Schaden anrichten.

Infektionskrankheiten werden häufig von Mikroorganismen verursacht, die uns von außen befallen. Die mikrobielle Welt *in* unserem Körper aber ist nötig, damit wir gesund bleiben, ja diese Mikroorganismen bekämpfen die schädlichen Eindringlinge sogar. Der Knackpunkt dabei ist, dass die verschiedenen Stämme der Bakterien eine heikle Balance halten müssen. Wenn diese verloren geht, dann kommt es zur Dysbiose oder Dysbakterie und die an sich positiven Bakterien machen uns krank.

Die Bedeutung der Biodiversität für unser Mikrobiom

Vermutlich kennen auch Sie Menschen, die sehr wettbewerbsfreudig sind, und andere, denen es an den nötigen Ellbogen fehlt. Als Spezies aber sind wir Menschen sehr konkurrenzbetont. Wenn wir in ein Ökosystem eindringen, setzen wir uns innerhalb kürzester Zeit an die Spitze der Nahrungskette. Wir erledigen die bedrohlichsten Raubtiere, damit sie uns bzw. unser Vieh in Ruhe lassen. Tiere hingegen, die nur Gras fressen, lassen wir friedlich weiden, damit wir sie erlegen können, sobald sie ausgewachsen sind. Die Tatsache, dass wir dadurch das Ökosystem aus dem Gleichgewicht bringen und uns damit auf lange Sicht auch selbst schädigen, lassen wir dabei gern außen vor.

So töteten beispielsweise Jäger 1926 den letzten Timberwolf im Yellowstone Nationalpark. Damit war das Raubtier, das bisher an der Spitze der Nahrungskette gestanden hatte, verschwunden. In den nächsten Jahrzehnten nahm dadurch die Wapiti-Population überhand. Wapitis sind Rothirsche und ernähren sich von Pflanzen, u. a. von jungen Bäumen. Damit aber nahm auch die Nahrungsgrundlage für andere Pflanzenfresser ab, z. B. den Biber. Da nun Biberdämme und das durch sie gestaute Wasser fehlten, ging auch die Feuchtvegetation zurück, die dem Grizzlybären nach dem Winterschlaf zum Anfuttern neuer Pfunde und Kräfte dient. Da die Wapitis zudem die Ufer zerstörten, trockneten manche kleinere Gewässer ganz aus. So hatte der Mensch zwar den Wolf zur Strecke, aber gleichzeitig auch das Ökosystem aus dem Gleichgewicht gebracht.

1996 siedelte man den Timberwolf wieder im Yellowstone Nationalpark an. Heute, mehr als 20 Jahre später, ist die Population der Wapitis wieder unter Kontrolle. Und es konnten sich, ganz ohne menschliches Zutun, wieder Arten wie der Rotfuchs und der Biber ansiedeln, die in ihre alten Lebensräume zurückkehrten.[127] Das Erstaunlichste aber ist, dass die Uferbänke der Gewässer sich regenerierten und die Bäche wieder zu fließen begannen. Sobald also die Artenvielfalt erneut ins Gleichgewicht kam, konnte die Umwelt sich selbst heilen.

Die Geschichte des Wolfes im Yellowstone Nationalpark zeigt starke Parallelen zur Geschichte des menschlichen Mikrobioms, des Ökosystems von Mikroorganismen, das in uns lebt. Für jedes Ökosystem – ob es sich nun um einen Wald, ein Korallenriff oder unsere Darmbakterien handelt – gilt eine Regel: Je verschiedenartiger es aufgestellt ist, desto widerstandsfähiger ist es und desto resistenter sind seine Bewohner. Das Leben auf der Erde kann nur dann gedeihen, wenn alle Spezies eines Systems im Gleichgewicht leben.

Da wir es nicht besser wussten, haben wir die Bakterien in unserem Körper abgetötet, weil wir sie für die schlimmsten Raubtiere hielten. Mittlerweile wissen wir, dass manche Bakterien zwar eine ernsthafte Bedrohung für unsere Gesundheit darstellen, aber keineswegs alle Bakterien für uns schädlich sind. Tatsächlich haben sie vielleicht mehr mit dem Timberwolf im Yellowstone Park gemeinsam: Sie sind wichtig für das Gleichgewicht unseres Mikrobioms und für unsere Gesundheit.

Wozu braucht der Mensch Bakterien im Mund?

Fast jeder Zahnarzt hat sich schon mal gefragt, warum Patienten, die häufig Zähne putzen und wenig Zucker essen, Probleme mit ihren Zähnen haben, wohingegen andere, die selten Zähne putzen und mehr Zucker essen, gesunde, weiße Zähne haben. (Im Jahr 2016 ging die Lebensmittelüberwachungsbehörde in den USA – FDA – sogar so weit, das Säubern der Zähne mit Zahnseide von der Liste ihrer Empfehlungen für mehr Zahngesundheit zu nehmen, einfach weil es keinerlei wissenschaftlichen Nachweis dafür gibt, dass dadurch Karies und Parodontose wirksam reduziert werden. Auch in Deutschland sorgte dies für Schlagzeilen.)[128] Frühe Theorien der Zahnerkrankung ließen dieses Paradox außer Acht und schrieben Karies einfach einer Infektion zu. Man wusste ja, dass das Bakterium *Streptococcus mutans* für kariöse Zähne verantwortlich war. Später allerdings zeigte sich, dass an der Entstehung von Karies sehr viel mehr Bakterien beteiligt sind und dass sich diese in den unterschiedlichen Stadien der Krankheit *verändern*.[129]

Auch bei der Karies scheint es eher um die Aufrechterhaltung eines Gleichgewichts zwischen den verschiedenen Bakterienstämmen zu gehen als um die Unschädlichmachung eines einzigen Erregers. (Denn ebenso wie *Helicobacter pylori* im Magen gesunder Menschen überleben kann, lebt *S. mutans* auch in gesunden Mündern.) Dieser Balanceakt findet vor allem im Belag (Plaque) auf unseren Zähnen statt. Ja, Sie haben richtig gelesen: Sogar der Zahnbelag ist für unsere Zahngesundheit wichtig.

Man beschreibt Zahnbelag gewöhnlich als »klebrigen Film«. Ganz so simpel ist es leider nicht. Zahnbelag (Plaque) entsteht durch Bakterien, die Säure ausschütten, nachdem Sie Zucker gegessen haben. Der Belag auf Ihren Zähnen ist wiederum der Grund, dass diese Säuren ständig Kontakt mit Ihren Zähnen haben. Mit der Zeit frisst die Säure sich dann durch den Zahnbelag und verursacht Löcher.

Unser neu gewonnenes Verständnis des menschlichen Mikrobioms hilft uns, die Funktion des Zahnbelags besser zu verstehen, denn er spielt auch bei der Erhaltung unserer Zähne eine wichtige Rolle. Daher nennen wir den Zahnbelag mittlerweile »dentalen Biofilm«. (Ein Biofilm ist eine Schicht von Mikroorganismen, die an einer Oberfläche haften.)[130] Der Mund ist durch das viele Kauen, die Speichelverdauung, das Reden und Atmen ein eher schwieriger »Wohnort«. Daher bauen die Mikroorganismen sich sozusagen Häuser, in denen sie überleben können – eben den Biofilm.

Wenn wir der Karies Herr werden wollen, sollten wir die Ökologie des Mundes schätzen lernen. Die Plaque zu entfernen ist vielleicht kurzfristig von Nutzen, doch an die Wurzel der Munderkrankung gelangen wir so nicht.

Bakterien sind für den Mineralstoffhaushalt unserer Zähne verantwortlich

Ich habe bereits erklärt, dass ein Zahn im Wesentlichen aus drei Schichten besteht: dem Zahnschmelz, dem Zahnbein und dem Zahnmark. Der Schmelz ist letztlich unbelebt, im Dentin aber finden sich Zellen namens Odontoblasten, die sowohl Zahnbein als auch Zahnschmelz schützen.

Der Zahnschmelz verfügt zwar nicht über lebendige Zellen, doch Abertausende von Mikroorganismen krabbeln ständig daran auf und ab. Diese Bakterien leben an der Oberfläche der Zähne, bilden Biofilme und dringen in die kristallinen Hohlräume des Zahnschmelzes ein. Zusammen mit den Odontoblasten schützen und bewahren sie den Zahnschmelz.

Der Zahnschmelz verändert sich ständig und tauscht Mineral- und Nährstoffe mit dem Speichel aus. Wenn Sie Nahrung kauen, versetzen Ihre Speicheldrüsen den Speichel mit Enzymen, was den pH-Wert des Mundes sinken lässt. So beginnt die Verdauung. Das Sinken des pH-Wertes kann dazu führen, dass Kalzium und Phosphor aus dem Zahnschmelz gelöst werden und in den Speichel übergehen.

Ist Ihr Mund gesund, tragen die Bakterien zu diesem Austausch von Mineralstoffen bei. Denn schließlich brauchen sie Kalzium, um ihr Haus (Biofilm) aufzubauen. Sie teilen sich das im Speichel gelöste Kalzium mit Ihren Zähnen.

Um Erkrankungen zu vermeiden, müssen die Mikroorganismen in Ihrem Mund in einem gesunden Gleichgewicht leben. Ihr Speichel gibt ihnen Mineralstoffe ab, die sie brauchen, um ihr Haus errichten zu können. Und die Mikroorganismen tragen dazu bei, die Mineralstoff-Nahrungskette aufrechtzuerhalten, die über Speichel, Biofilm und Zahnschmelz verläuft.

Tatsächlich aber beherbergt unser Mund (und unser Körper) viele verschiedene Arten von Bakterien. Letztlich können wir diese ganz grob in zwei Gruppen einteilen – die langsamen Esser und die schnellen Esser. Die schnellen Esser ernähren sich von einfachen Kohlehydraten wie Zucker. Wenn wir Nahrungsmittel zu uns nehmen, die hauptsächlich aus Zucker und stark ausgemahlenem weißem Mehl bestehen, werden diese Bakterien sozusagen fresssüchtig. Leider setzen sie bei der Verstoffwechselung der einfachen Kohlehydrate Säuren frei.

Diese Säuren können Kalzium aus dem Zahnschmelz lösen. Doch die Mikroorganismen im Mund scheinen dies zu wissen. Daher sorgen sie für ein Gegengewicht, indem sie Kalzium aus dem

Speichel und aus ihren Biofilm-Reserven lösen.[131] Alles in allem werden Ihre Zähne also mit einer gewissen Menge Zucker und der damit verbundenen Säureausschüttung durchaus fertig.

Nehmen Sie jedoch zu viel Zucker zu sich, vermehren sich die Bakterienstämme der Schnellesser überdurchschnittlich und die Säureproduktion nimmt überhand.[132] Dann steht den Bakterien kein Kalzium aus dem Speichel und den Biofilmen mehr zur Verfügung. Der einzige Ort, wo sie jetzt noch Kalzium herbekommen, ist der Zahnschmelz selbst. Wenn dieser Prozess über längere Zeit andauert, greifen die Bakterien den Zahnschmelz an, und zack, Sie bekommen Karies.

Es geht also nicht einfach darum, dass Zucker zusammen mit Bakterien Säuren produziert, die den Zahnschmelz löchern. Vielmehr ist es ein Zuviel an Zucker, das eine Kettenreaktion auslöst, in deren Verlauf zu viel Kalzium zu schnell aus dem Zahnschmelz gelöst wird. Karies ist also nicht einfach eine bakterielle Infektion. Sie entsteht vielmehr dadurch, dass unsere Ernährung die gesunden Bakterien im Mund aushungert. Unsere Münder sind schlicht nicht auf die Ungleichgewichte der modernen Ernährung ausgelegt.

Wie die industrielle Revolution unsere Mundgesundheit verändert hat

Seit wann aber weicht unsere Ernährung ab von der, für die unser Mund geschaffen wurde? Wissenschaftler haben die DNS der Zahnbeläge untersucht, die uns mit den menschlichen Schädelfunden erhalten geblieben sind und die weit ins Dunkel der Zeiten zurückreichen. Und dabei fanden sie zwei einschneidende Veränderungen in der Zusammensetzung unseres Mund-Mikrobioms, seit der Mensch die Erde besiedelt. Es gab also zwei Phasen in der Geschichte der Menschheit, in der unsere Ernährung sich massiv veränderte.[133]

Die erste Phase war die Zeit, in der der Mensch sein Nomadendasein aufgab und sesshaft wurde, d. h. von landwirtschaftlichen Erzeugnissen lebte. Plaque der Zähne von Menschen, die noch als Jäger und Sammler lebten, beweist, dass deren Mundflora viel stärker diversifiziert war als die ihrer Nachfahren, die als Bauern lebten. Sie hatten auch kaum Karies. Es scheint so, als wäre ihr orales Mikrobiom ausgeglichen und vielfältig gewesen, sodass Zahngesundheit (und möglicherweise auch eine gesunde Verdauung) die natürliche Folge war. (Hier muss man wohl einfügen, dass die Untersuchung von Bakterienstämmen in uralten Zahnbelägen durchaus Grenzen haben mag. Doch auch andere Studien zeigen, dass die Jäger-Sammler-Gesellschaften ein stärker diversifiziertes Mikrobiom besaßen.)[134]

Außerdem haben Wissenschaftler das Bakterium *Streptococcus mutans* analysiert, das bei der Kariesentstehung eine entscheidende Rolle spielt, und man schätzt, dass es sich vor gut 10 000 Jahren plötzlich explosionsartig ausgebreitet hat. Damit fiele die Zeit der modernen Karieserkrankungen etwa mit dem Übergang von der Nomaden- zur Bauerngesellschaft zusammen.

Die zweite große Veränderung im oralen Mikrobiom fand etwa Mitte des 19. Jahrhunderts statt, also zur Hochzeit der industriellen Revolution. Damals erhielt zum ersten Mal eine große Zahl Menschen Zugang zu weißem Raffineriezucker und stark ausgemahlenem Mehl. Etwa um dieselbe Zeit nahm die Vielfalt unserer Mundbakterien drastisch ab.

Stark ausgemahlenes Weißmehl und Raffineriezucker bestehen aus einfachen Kohlehydraten, die bestimmten Bakterien wie *S. mutans* und *Lactobacillus acidophilus* (ein Milchsäurebakterium, das bei der Karies ebenfalls eine Rolle spielt) als schnell verfügbare Nahrung dienen. Diese Bakterien vermehren sich stärker als die langsamer wachsenden Arten, die zur Ernährung auf strukturell komplexere Moleküle angewiesen sind. Die moderne Ernährung aber brachte unser orales Mikrobiom bei der breiten Masse aus dem Gleichgewicht und trug so dazu bei, dass moderne Zahnerkrankungen sich überall ausbreiteten.

Eines aber müssen wir uns merken: Einfache Kohlehydrate wie Zucker oder Weißmehl richten an unseren Zähnen gar nicht so viel Schaden an, wie man gemeinhin denkt. Die Probleme rühren vielmehr aus der Reduktion der Artenvielfalt in unserem oralen Mikrobiom. Und dieser Artenschwund setzt sich häufig auch noch bis in den Darm fort und verursacht dort ernsthafte Erkrankungen.

Zahnerkrankungen in der Vorzeit: Beweist die Ausnahme tatsächlich die Regel?

Im Allgemeinen lässt sich feststellen, dass es in den alten Kulturen wenig Zahnprobleme gegeben zu haben scheint. Doch es gibt Ausnahmen. So lebte vor etwa 13 000 bis 15 000 Jahren ein Volk in der Nähe der Grotte des Pigeons in Marokko, bei dem sich erstaunlicherweise an den gefundenen Skeletten eine Kariesrate von nahezu 100 Prozent erkennen ließ.[135]

Daher wurde der Zahnbelag der Skelette untersucht, um Rückschlüsse auf ihre Ernährungsweise zu ziehen. Im Allgemeinen scheinen diese Menschen hauptsächlich Hülsenfrüchte und wilden Hafer verzehrt zu haben. Dazu kamen noch stark zuckerhaltige Wildeicheln, die einen süßen Brei ergaben. Vermutlich war dies der Grund für den Kariesbefund.

Dies ist eindeutig ein Sonderfall, doch er zeigt, dass die moderne Neigung zum Zucker tatsächlich hinter der Kariesepidemie der Jetztzeit stehen könnte.

Die Mund-Darm-Achse: Wie das orale Mikrobiom die Gesundheit des ganzen Körpers beeinflusst

Natürlich spielen Bakterien nicht nur für die Ökologie des Mundraums eine entscheidende Rolle. Das orale Mikrobiom setzt sich schließlich fort und wird zum Mikrobiom des Verdauungstraktes. Von dort beeinflusste es die Funktionen unseres gesamten Körpers.

Man kann sich unser Verdauungssystem vielleicht am besten vorstellen, wenn man es als Fließband sieht, das Nahrung vom Mund aufnimmt, weitertransportiert und in Energie verwandelt, um dann am anderen Ende alles Überflüssige auszuscheiden. Aber je mehr wir über den Darm in Erfahrung bringen, desto deutlicher wird, dass er wie die Haut ein Organ ist, das im Körper für ganz entscheidende physiologische Prozesse verantwortlich ist.

Der Darm ist keineswegs nur Ausscheidungsorgan, sozusagen die undurchlässige Wand, die uns vor negativen Umwelteinflüssen *schützt*. Er hat viel differenziertere und vielfältigere Aufgaben zu erfüllen. Der Darm transportiert und verdaut den ankommenden Nahrungsbrei und nimmt dabei Nährstoffe auf, während er umgekehrt alles ausfiltert, was nicht in den Blutkreislauf gelangen soll. Außerdem signalisiert er dem Körper, was auf ihn zukommt.

Allein die Länge des Darms zeigt schon, wie wichtig diese Aufgaben sind. Seine Gesamtoberfläche beträgt gut 32 Quadratmeter.[136] In die Fläche gefaltet könnte man damit fast ein halbes Badminton-Feld abdecken.

All unsere Organe, Blutgefäße und auch der Darm sind mit Epithelzellen ausgekleidet. Diese Zellen stellen eine Art Barriere dar, weil sie von außen keine Moleküle durchlassen. Für noch mehr Schutz ist die Innenwand von einer Schleimhaut bedeckt, welche die Darmzellen feucht hält und nährt.

Doch wie erst kürzlich entdeckt wurde, verfügt der Darm noch über ein anderes funktionelles Element: eine ausgesprochen facettenreiche Flora aus Mikroorganismen – Bakterien, Viren, Pilzen und anderen Organismen, die im Darm leben. Diese Mikroorganismen schützen den Darm, weil sie Stoffe produzieren, die potenziell schädliche Bakterien abtöten. Außerdem filtern sie schädliche Stoffe wie Schwermetalle aus und regen die Schleimproduktion an.

Ihr Darm – dicht bevölkert wie die Milchstraße und von einem Artenreichtum wie der Amazonas

Traditionelle Kulturen wussten offensichtlich besser als wir Heutigen, welche Rolle Bakterien im Rahmen einer gesunden Ernährung spielen – auch wenn sie die Prozesse im Einzelnen wohl kaum gekannt haben dürften.

Vor gut 2500 Jahren meinte der griechische Arzt Hippokrates, der als Vater der modernen Medizin gilt: »Alle Krankheit hat ihren Ursprung im Darm.« Daher galt in der Medizin der Antike ein gesundes Verdauungssystem als Zeichen von allgemeiner Gesundheit. (Mit Verdauungssystem ist hier immer das große Ganze gemeint: Magen, Dünndarm, Dickdarm und Mastdarm.)

Heute können wir diese intuitiven Einsichten unserer Vorfahren nur bestätigen, wissen wir doch mittlerweile, dass das Verdauungssystem den Großteil der Bakterien in unserem Körper beherbergt. Doch in den 2500 Jahren seit dem Tod des Hippokrates hat sich die Medizin zwar weiterentwickelt, doch leider geriet darüber die Rolle des Darms in Vergessenheit.

Die Wissenschaft hat mittlerweile jedoch entdeckt, dass der Darm ein Ökosystem ist, so vielfältig wie der tropische Regenwald. Das ganz normale menschliche Mikrobiom (das Volk von Mikroorganismen, die in unserem Darm leben) besteht aus mehr als 1000 Arten. Dazu gehören Bakterien, Eukaryoten (Einzeller mit Organellen und Zellmembran), Archaeen (Einzeller ohne Zellkern), Viren und mikroskopisch kleine Pilze.[137]

In unserem Darm leben nicht weniger als 10^{11} oder 10^{12} Zellen pro Gramm Gewicht.[138] Das sind fast so viele wie die Sterne in der Milchstraße. Mehr als 70 Prozent dieser Mikroorganismen leben im Grimmdarm. Die Bakterien machen gut 60 Prozent des

Mikrobioms aus. (Unser Stuhlgang besteht ebenfalls zu 60 Prozent aus Bakterien.) Diese Bakterien gehören mindestens 500 verschiedenen Gattungen an.

2008 hat sich das Human Microbiome Project zum Ziel gesetzt, den Genpool des menschlichen Mikrobioms zu analysieren. Man hat mehrere Millionen Gene entdeckt. Die Wissenschaft geht mittlerweile davon aus, dass die Anzahl der Mikroben in unserem Körper sich als unglaublich groß herausstellen wird.

Zumindest spielen diese Mikroorganismen für unsere Gesundheit eine weit wichtigere Rolle, als wir bislang angenommen haben.

Ihr Mund ist der Torwächter zum Verdauungssystem

Die Tatsache, dass Ihr Darm Billionen von Bakterien eine Heimat bietet, kommt vielleicht ein wenig überraschend. Doch tatsächlich setzt sich da nur fort, was in kleinerem Maßstab im Mund beginnt. Dort nämlich nimmt das Ökosystem der Mikroben, Ihr Mikrobiom, *buchstäblich* seinen Anfang.

Der Verdauungstrakt eines Kindes im Mutterleib ist zunächst vollkommen keimfrei. Der Fötus erhält seine Nährstoffe aus der Plazenta, und es ist der Organismus der Mutter, der sicherstellt, dass sich darunter keine schädlichen Bakterien verbergen.

Wenn das Kind zur Welt kommt, ist es sofort einem Ansturm verschiedenster Bakterien ausgesetzt. Tatsächlich liefert schon der Geburtsvorgang dem Baby seine bakterielle Grundausstattung: Die ersten Mikroben nimmt es in der Vagina der Mutter auf.[139]

Der Moment der Geburt ist sozusagen ein Crashkurs im Leben mit Mikroben. Auch das Stillen spielt hier eine wesentliche Rolle, denn Immunzellen aus dem Darm der Mutter wandern zu den Milchdrüsen und übertragen dem Kind mit der Muttermilch Antikörper für bestimmte Mikroorganismen.[140]

Die Mikroben besiedeln also den Organismus des Kindes – natürlich ausgehend vom Mundraum, von wo das orale Mikrobiom Bakterien in den Darm schickt. Das ist vergleichbar einer Impfung. Und tatsächlich ähnelt während der ersten Lebenswochen bzw. -monate das Darm-Mikrobiom stark dem Mund-Mikrobiom. Später unterscheiden sie sich voneinander, doch die Populationen der Mikroorganismen im Mund bzw. Darm bleiben für immer eng verbunden.

So kommt es also dazu, dass in Ihrem Darm Billionen von Mikroben leben und Ihr Immunsystem sich herausbilden kann. Der Mund ist das Tor zum Darm-Mikrobiom, eine Funktion, die er beibehält, solange Sie leben. Wann immer Sie Speichel schlucken, schicken Sie Abertausende Bakterien in Ihren Darm.

Nicht weniger als 80 Prozent der Immunzellen in Ihrem Körper leben im Verdauungssystem. Dieses produziert mehr Antikörper als jedes andere Organ. Wenn schädliche Mikroben (die eine ähnliche, letztlich aber doch andere Struktur haben als unsere freundlichen Darmbakterien) versuchen, in die Darmwand einzudringen, unterstützen die Darmbakterien unser Immunsystem, indem sie Botschaften aussenden, die durch die Darmwand hindurchgelangen. Diese Botschaften sagen den Immunzellen, sie möchten sich doch bitte schön an die schädlichen Mikroben hängen, sie auffressen und die Überreste vernichten.[141]

Aber Darmbakterien beeinflussen nicht nur die Immunzellen im Darm. Sie schicken auch Botschaften an Immunzellen in anderen Teilen des Körpers. So kann ein Teil der Zellwände dieser Bakterien, der aus Aminosäuren und Zucker besteht (sog. Peptidoglykane), Immunzellen im Knochenmark und anderen Körperteilen aktivieren.[142] Wissenschaftliche Untersuchungen haben gezeigt, dass Bakterien im Darm Fettsäuren produzieren, wenn Sie Ballaststoffe zu sich nehmen. Diese Fettsäuren wiederum unterstützen das Immunsystem und unseren Stoffwechsel.[143]

Der Körper steht also in ständiger kommunikativer Verbindung mit dem Darmtrakt, der ihn darüber informiert, was da alles auf ihn zukommt. Und während im Darmtrakt die Musik spielt, werden die Noten dazu im Mund geschrieben. Je gesünder Ihr Mund und Ihr orales Mikrobiom, desto gesünder Ihr Verdauungstrakt, Ihr Immunsystem und Ihr gesamter Körper.

Weshalb Ballaststoffe für einen gesunden Mund bzw. Darm so wichtig sind

Wenn Sie sich das nächste Mal zum Essen hinsetzen, sollten Sie daran denken, dass Sie mit dem Inhalt Ihres Tellers Billionen winziger Mikroben füttern müssen.

Ganz allgemein ausgedrückt könnte man sagen, dass Ihr Mund »böse« Bakterien enthält, die für Karies verantwortlich sind, und »gute«, die den Kalziumstoffwechsel Ihrer Zähne unterstützen und die Kariesbakterien bekämpfen. Die »bösen« Bakterien gehören zur Gruppe der Schnellesser, die sich von einfachen Kohlehydraten ernähren. Die guten (oder »probiotischen«) Bakterien hingegen sind langsame Esser und ernähren sich von komplexen Kohlehydraten oder Ballaststoffen, die sie in kurzkettige Fettsäuren verwandeln. (Manche der probiotischen Darmbakterien leisten dies durch Fermentation.)

Wenn Sie nicht genug Ballaststoffe zu sich nehmen und stattdessen viele einfache Kohlehydrate (z. B. Zucker) verzehren, fördern Sie das Wachstum der Schnellesser. Diese Bakterien nehmen dann überhand und verursachen noch mehr Karies. Aber der Mund ist nicht der einzige Ort, wo diese Schlacht zwischen guten und bösen Bakterien – zwischen Zucker und Ballaststoffen – stattfindet. Der Kampf geht nämlich im Darm weiter.

Bekanntlich kann der Mensch Ballaststoffe nicht verwerten, sie unterstützen aber sein Verdauungssystem bei der Arbeit. Früher dachte man, sie gäben dem Stuhlgang mehr »Volumen«, was den

Transport des Nahrungsbreis erleichtere. Doch tatsächlich ernähren Ballaststoffe die guten Bakterien im Darm. Diese beziehen daraus ihre Energie und können so die Schutzschichten an der Darmwand aufrechterhalten.[144]

Einfache Kohlehydrate in der modernen Ernährung

Wissenschaftliche Untersuchungen zeigen, dass traditionelle Ernährungsformen, die reich sind an natürlichen Ballaststoffen (wie verschiedene Gemüsesorten, Nüsse, Samen und Vollkorn), unsere Vorfahren mit einem besser diversifizierten Mikrobiom ausstatteten, als wir es heute haben.[145] Dieses ausgeglichene Mikrobiom sorgte u. a. dafür, dass sie nicht mit so vielen Zahnproblemen zu kämpfen hatten wie der moderne Mensch. Außerdem litten sie vermutlich weniger oder gar nicht unter chronischen Verdauungsstörungen wie z. B. dem Reizdarmsyndrom oder der Colitis ulcerosa.

Leider nimmt der durchschnittliche Amerikaner heute nur etwa 15 Gramm Ballaststoffe pro Tag zu sich.[146] In Deutschland sieht es nicht sehr viel besser aus: Laut der Deutschen Gesellschaft für Ernährung verzehren Frauen hier im Durchschnitt 23, Männer 25 Gramm pro Tag. Unsere Vorfahren hingegen scheinen pro Tag gut 100 Gramm zu sich genommen zu haben.[147]

Auch diese unglückliche Wendung unseres Ernährungsverhaltens lässt sich auf die industrielle Revolution zurückführen, die unsere modernen Nahrungsmittel hervorbrachte. In der Natur kommt Zucker nur gebunden in bestimmten Pflanzen vor. Er hat sozusagen eine natürliche Hülle. Ich nenne das »Kohlehydrate im Kontext«. D. h., wenn Menschen oder Tiere Pflanzen in Naturform zu sich nehmen, kommt der Körper nur an die einfachen Kohlehydrate, wenn er deren Hülle aus Pflanzenfasern aufbricht. Diese Hülle wiederum versorgt die Mikroben in Mund und Darm mit Ballaststoffen, sodass sich ein ausgeglichenes mikrobielles Milieu bildet.

Erst die Industrialisierung eröffnete uns den Zugang zu weißem

Raffineriezucker und ausgemahlenem Weißmehl. Das sind einfache Kohlehydrate ohne ihre pflanzliche Hülle, und sie sind es, die unser Mikrobiom aus dem Gleichgewicht brachten. Unsere Zähne und unser restlicher Körper müssen nun die Konsequenzen tragen.

Blutendes Zahnfleisch, der Darm und das Immunsystem

Blutendes Zahnfleisch als Hinweis auf Darmprobleme?
Wenn beim Zähneputzen oder bei der Reinigung der Zähne mit Zahnseide Ihr Zahnfleisch je zu bluten angefangen hat, wissen Sie, was eine Entzündung ist. Vereinfacht ausgedrückt entzündet Körpergewebe sich dann, wenn Immunzellen einströmen, um krank machende Keime zu bekämpfen.

Ein gewisses Maß an Entzündungen ist normal. Schließlich hat unser Körper ständig mit Eindringlingen von außen zu kämpfen. Wenn Ihr Zahnfleisch beim Bürsten ein bisschen blutet, ist das noch kein Anzeichen für eine ernsthafte Erkrankung. Es heißt einfach nur, dass Ihr orales Mikrobiom ein wenig aus dem Gleichgewicht ist. Das bekommen Sie leicht unter Kontrolle, wenn Sie einen Termin beim Zahnarzt machen und mehr putzen bzw. Zahnseide benutzen.

Blutet Ihr Zahnfleisch aber *zu stark,* dann ist dies ein Warnzeichen, denn Ihr Körper muss mit einer stärkeren Entzündung fertigwerden. Unbehandelt entwickelt sich diese dann zu Parodontitis oder Gingivitis. Bei beiden Krankheitsbildern haben Sie es mit einer chronischen Zahnfleischentzündung zu tun, die auf Dauer den Zahnhalteapparat schädigt. Selbst der Knochen, der die Zähne an Ort und Stelle hält, kann davon betroffen sein. Im schlimmsten Fall wird der Knochen abgebaut und die Zähne fallen aus. In den Vereinigten Staaten leiden 46 Prozent aller Erwachsenen an einer Form chronischer Zahnfleischentzündung, 9 bis 13 Prozent sind von schweren Verlaufsformen betroffen.[148] In Deutschland sind die Zahlen ähnlich.

Zahnfleischerkrankungen sind schwierig zu behandeln, weil ihr Verlauf so schlecht vorhersagbar ist. Bei manchen Menschen breiten sie sich aus wie Buschfeuer, können jedoch durch eine zahnärztliche Behandlung eingedämmt werden. Bei anderen schreiten sie langsam fort und sprechen auf keinerlei Behandlung an.

Die Mundhöhle befindet sich ständig in einem niederschwelligen Entzündungszustand, da die Zellen im Zahnfleisch ununterbrochen auf die Nähr- und Mineralstoffe, Enzyme, Fremdkörper usw. reagieren, die unseren Mund passieren.[149] Wenn sich diese minimale Entzündung jedoch zu einer massiven Zahnfleischentzündung auswächst, ist das vielleicht ein Warnzeichen, dass das Mikrobiom im Mund aus dem Gleichgewicht geraten ist und Ihr Immunsystem überreagiert.

Da der Darm das Kontrollzentrum für unsere Immunreaktion ist, kann eine Zahnfleischentzündung ein Hinweis auf eine Dysbiose im Darm sein, d. h. auf ein Missverhältnis von guten zu schlechten Darmbakterien.

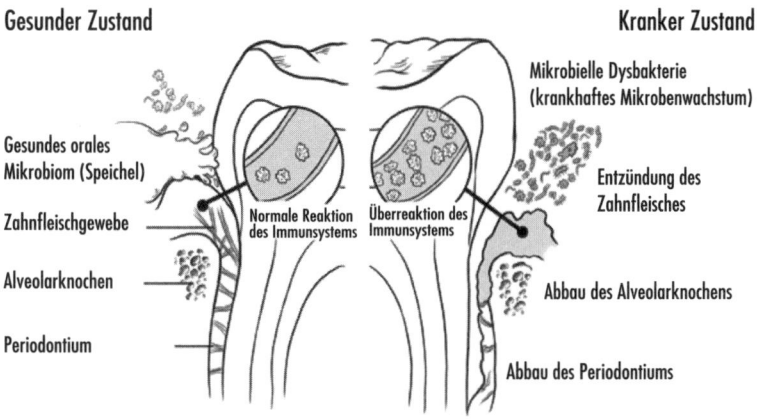

Abb. 15: Zahnfleischbluten und Darm-Mikrobiom: Wie ein gestörtes Immunsystem Zahnfleischentzündungen auslöst.

Der Großteil unseres Immunsystems ist im Darm angesiedelt. Die Immunzellen sind vom Darm-Mikrobiom durch das Epithel getrennt, eine einschichtige Membran. Das ist sozusagen der Zaun, über den Ihr Immunsystem mit Ihrem Darm-Mikrobiom kommuniziert. Die Zellen in diesem Zaun sind alle eng miteinander verbunden, damit sie ihre Aufgabe auch richtig erfüllen können. Daher lässt das Epithel auch nur kleine, ausgewählte Moleküle durch, und zwar an den Punkten, an denen die Zellen aneinanderstoßen. Alles andere muss draußen bleiben.

Doch manchmal ist das Epithel beschädigt und kann keine wirksame Barriere bilden. So produziert z. B. das Cholera-Bakterium, *Vibrio cholerae*, einen Giftstoff, der die Epithelzellen dazu bringt, einzelne Ionen in den Darm eindringen zu lassen. Diese verursachen dann starken Durchfall.[150]

Manche Medikamente wie z. B. Aspirin oder antientzündliche Mittel wie Ibuprofen machen die Darmbarriere ebenso durchlässig wie exzessiver Alkoholgenuss. Die Folgen sind reichlich unangenehm. Es kommt zu lokalen Darminfektionen und Durchfall. Kann man jedoch die Ursache der Entzündung eindämmen, erholt der Darm sich rasch und arbeitet wieder, wie er sollte.

Anders ist dies bei Antibiotika-Einnahme. Antibiotika sind wie Raketen, die wir auf die Bakterien abfeuern. Viele von diesen an sich sinnvollen Medikamenten richten in der Bakterienlandschaft des Darms auf Dauer Schäden an. Dies führt zu neuen chronischen Problemen.[151]

So können Antibiotika die Bakterien schädigen, die den Darm schützen sollen. In der Folge sterben einige Zellen in der eng geknüpften Epithelschicht des Darms ab und hinterlassen winzige Löcher. Dann können schlecht verdaute Nahrungsbestandteile und Bakterien in die Darmwand eindringen und gelangen von da aus in den Blutkreislauf. Man spricht vom »Leaky-Gut-Syndrom«, dem »löchrigen Darm«.

Wenn Sie nicht ausreichend Ballaststoffe zu sich nehmen, hat dies eine ähnliche Wirkung. Erhalten die guten Bakterien in Ihrem Darm-Mikrobiom nicht genug ballaststoffreiche Nahrung, werden sie sozusagen ausgehungert. Dann halten sie sich an die Darmschleimhaut, eine dünne Schleimschicht auf dem Epithel, die den Darm sozusagen schmiert und die Epithelschicht schützt. Wird diese Schleimschicht zerstört, funktioniert die Darmbarriere ebenfalls nicht mehr. Auch dann kommt es zu Verdauungsstörungen und dem Leaky-Gut-Syndrom.[152]

Ist die Darmbarriere gestört, versetzen die Darmbakterien das Immunsystem in ständige Alarmbereitschaft. Das Immunsystem fängt an überzureagieren: Es kommt zu allergischen Reaktionen[153], Gewichtszunahme[154] und sogar zu psychischen Störungen[155]. Und ein blutendes Zahnfleisch kann einer der ersten Hinweise auf eine solche mikrobielle Dysbalance sein.

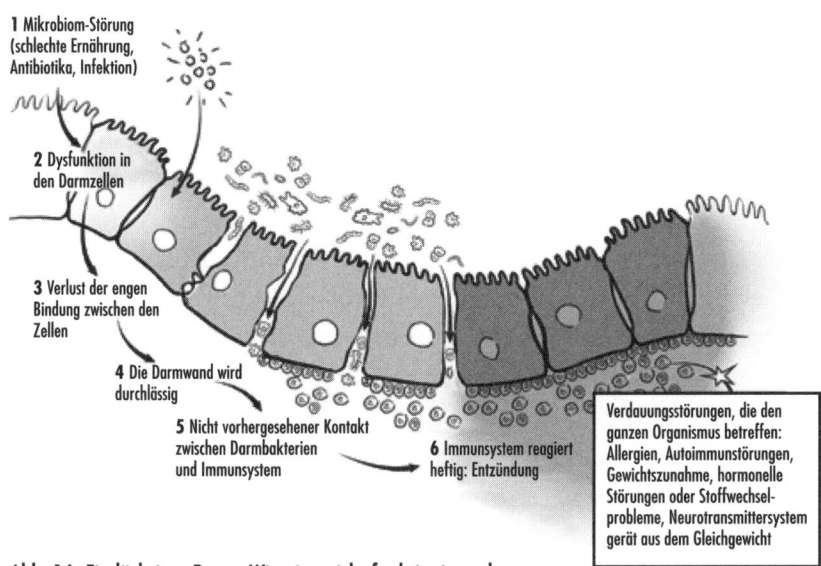

Abb. 16: Ein löchriger Darm: Wie eine nicht funktionierende Darmbarriere zu chronischen Krankheiten führt.

Der Darm und Autoimmunerkrankungen

Der Mund ist ein wunderbarer Indikator dafür, wie gut unser Immunsystem funktioniert. Ist das Immunsystem gesund, stürzen sich auf jeden Krankheitserreger, wie z. B. Viren, sofort eine ganze Reihe von Immunzellen. Zeigt sich kein Krankheitserreger, verharrt das Immunsystem sozusagen in Wartestellung. Bei einer Autoimmunerkrankung aber befinden sich die Immunzellen im Dauereinsatz und greifen gesunde Zellen und Proteine an. Dies führt zu chronischen Entzündungen und vielen anderen Problemen.[156]

Autoimmunerkrankungen haben sich seit dem Zweiten Weltkrieg nahezu explosionsartig vermehrt. In diesem Zeitraum sind uns mehr als 80 Autoimmunerkrankungen bekannt geworden. Außerdem breiten sich Krankheiten wie Morbus Crohn, Rheuma, Multiple Sklerose und Typ-1-Diabetes immer weiter aus.[157]

Da der Darm und seine mikrobielle Besiedelung für die Regulierung des Immunsystems eine so wichtige Rolle spielen, liegt es nahe, dass die Verschlechterungen im Darm-Mikrobiom dafür verantwortlich sind. Tatsächlich haben jüngere wissenschaftliche Untersuchungen »eindeutige und sich mehrende Belege« dafür erbracht, »dass der Wandel in den Mikrobiota für Autoimmunerkrankungen wie Typ-1-Diabetes, Zöliakie und Rheuma verantwortlich ist«.[158]

Unser Immunsystem verlässt sich auf die Hilfe der Darmbakterien, um Krankheitserreger aufzuspüren und nicht versehentlich eigene Körperzellen anzugreifen. Wenn aber unser Darm durchlässig wird, ist diese Balance gestört und das Immunsystem nimmt sich gesunde Zellen vor. Dann entwickeln sich Autoimmunerkrankungen wie die oben genannten.

Frühe Anzeichen für Autoimmunerkrankungen zeigen sich oft im Mund. *Lichen planus,* eine Entzündung von Haut und Schleimhäuten, liefert dafür ein gutes Beispiel. Im Mund sieht Lichen planus aus wie ein hauchdünner weißer Film auf der Innenseite der Wangen.[159]

Auch die Zöliakie, bei der das Immunsystem den Darm angreift, wenn Gluten im Speisebrei enthalten ist, zeigt sich oft zuerst im Mund. Man erkennt sie bei Kindern häufig, weil sie schlecht ausgebildeten Zahnschmelz aufweisen, Mundgeschwüre oder andere orale Verletzungen. Trotzdem wird Zöliakie meist lange Zeit nicht erkannt, was die chronische Erkrankung natürlich verschlimmert.

Mit der Zöliakie können andere Autoimmunstörungen einhergehen, z. B. Diabetes oder Autoimmunstörungen der Schilddrüse. Das lässt darauf schließen, dass die Zöliakie wie andere Autoimmunerkrankungen auf krankhafte Störungen im Darm zurückgeht.[160]

Die Probleme im Mikrobiom und im Immunsystem können auch anderen chronischen Erkrankungen wie dem Reizdarmsyndrom[161], Morbus Crohn[162] oder Colitis ulcerosa[163] zugrunde liegen.

Ich kenne eine Menge Leute, die ihr Leben lang mit Verdauungsstörungen zu kämpfen hatten. Die ersten Symptome zeigen sich häufig in der Mundhöhle, weisen aber darüber hinaus noch eine weitere Gemeinsamkeit auf: Sie lassen sich verhindern, wenn man den Bakterien in Mund und Darm das richtige »Futter« gibt.

Zahnfleischerkrankungen und andere chronische Störungen

Jedes Mal, wenn Sie schlucken, schicken Sie Abertausende von Bakterien in den Verdauungstrakt.[164] Ist nun das orale Mikrobiom gestört, wie dies z. B. bei einer Zahnfleischentzündung der Fall ist, hat das Folgen für den gesamten Körper.

Die Forschung weist schon seit Jahren darauf hin, dass es zwischen Zahnfleischentzündungen, Herzkrankheiten, Rheuma, Alzheimer, Lungenerkrankungen, Frühgeburten und Stoffwechselproblemen einen gewissen Zusammenhang zu geben scheint.[165] Die genauen körperlichen Zusammenhänge sind allerdings noch nicht ausreichend erforscht.

Betrachten wir jedoch das Phänomen der grassierenden Zahnfleischentzündungen vor dem Hintergrund unseres Wissens über das Mikrobiom, wird eine Verbindung erkennbar zwischen Erkrankungen der Mundhöhle und Störungen im gesamten Körper. Die Mikrobiota in Mund und Darm sind zwar verschiedene, aber doch miteinander verknüpfte Ökosysteme. Wir wissen, dass das orale Mikrobiom unmittelbar nach der Geburt den »Samen« für das Mikrobiom im Darm liefert. In Wirklichkeit aber reißt diese Verbindung nie ab – sie bleibt Ihr Leben lang bestehen.

Wissenschaftliche Untersuchungen zeigen, dass es einen Zusammenhang zwischen einer Dysbakterie im Darm-Mikrobiom und einer Vielzahl ganz unterschiedlicher Erkrankungen wie Allergien[166], Typ-2-Diabetes[167], Übergewicht[168], ja selbst Störungen der Gehirnfunktion[169] wie ADHS, Alzheimer und Demenz gibt. Man kann die Bedeutung des Mikrobioms also gar nicht hoch genug einschätzen.

Und Ihr Mund ist sozusagen der Bodyguard für Ihren Darm und den gesamten restlichen Körper – Ihr Leben lang.

Das Mikrobiom auftanken: fermentierte Nahrungsmittel

Dass alle Kulturen der Welt fermentierte Nahrungsmittel kannten, ist wohl kein Zufall.

Bevor wir den Kühlschrank erfunden haben, war die Fermentation eine der wenigen Methoden, wie man Nahrung länger haltbar machen konnte. Fermentation heißt, dass wir gesunde Bakterien in Nahrungsmittel einschleusen, damit diese die potenziell schädlichen Bakterien verdrängen, die zur Fäulnis führen. Daher stecken fermentierte Lebensmittel voller Probiotika und präbiotischer Faserstoffe, die uns helfen, unser Mikrobiom anständig zu ernähren.

Eine Schlüsselrolle in diesem wichtigen Prozess spielen Milchsäurebakterien, die Lactobacillus-Arten. Sie nehmen Milchzucker (Lactose) oder andere Zuckerformen auf und verwandeln sie in

Milchsäure.[170] Milchsäure ist ein natürliches Konservierungsmittel, welches das Wachstum anderer Bakterien hemmt. Darüber hinaus schützt sie Enzyme und Vitamine, die bei der Verdauung helfen. Wenn frisches Gemüse nicht das ganze Jahr über verfügbar war, wurde es traditionell durch Fermentation mit Milchsäure haltbar gemacht.

Da wir Bakterien aber heutzutage als Schädlinge betrachten, haben wir die Kunst des Fermentierens weitgehend vergessen und verzichten damit auf einen Teil bakterieller Diversifizierung, der uns nützlich sein könnte. Da wir heute bessere Lager- und Transportmöglichkeiten haben, stehen uns ständig frisches Obst und Gemüse zur Verfügung. Wir machen es haltbar, indem wir es in den Kühlschrank legen oder in Dosen packen. Selbst unsere Milch wird ultrahocherhitzt und homogenisiert. Von Kunstdünger und Insektenvernichtungsmitteln gar nicht zu sprechen.

So halten unsere Nahrungsmittel im Regal länger, lassen sich leichter transportieren, aber es fehlt ihnen eben auch an den Bakterien, die sie während eines Fermentationsprozesses aufgenommen hätten – und gerade diese brauchen Mund und Darm, um gesund zu bleiben.

Wie Sie Ihr Mikrobiom fit halten

In unserem Programm für gesunde Zähne werden wir uns darauf konzentrieren, das Mikrobiom des Körpers mit Ballaststoffen, Probiotika und Präbiotika gesund zu halten. Doch in Wahrheit hat alles, was Sie tun, Einfluss auf Ihre Mikroorganismen. Wenn Sie also schon mal mit Karies zu kämpfen hatten, dann lässt dies darauf schließen, dass das Mikrobiom in Ihrem Mund nicht so diversifiziert ist, wie es sein sollte. Und wissenschaftliche Studien zeigen, dass Sie einiges tun können, damit Ihr Mikrobiom stark und artenreich wird.

Intervallfasten

Wir wissen, dass die Darmflora für die Verdauung eine entscheidende Rolle spielt, doch darin erschöpft sich ihre Funktion noch nicht. Sie beeinflusst Ihren gesamten Stoffwechsel. Wenn Sie etwas essen, muss Ihr Mikrobiom arbeiten, muss die Nährstoffe aus dem Nahrungsbrei lösen und verdauen. Wann und wie Sie essen, ist also für Ihr Mikrobiom ein zentraler Punkt.

Wissenschaftliche Untersuchungen an Mäusen haben gezeigt, dass eine Zeit ohne Nahrung (Fasten) der Artenvielfalt im Darm guttut. Die Bakterien arbeiten also weiter, auch wenn es keine Nahrung gibt. Tatsächlich entspricht eine gewisse Fastenzeit eher den natürlichen Ernährungsgewohnheiten (denn wir hatten ja nicht ständig Nahrung zur Verfügung). Dann macht das Mikrobiom sozusagen Frühjahrsputz, was für den Körper ganz offensichtlich normal ist.[171]

Stress-Reduktion

Wenn unser Mikrobiom eine gewisse Vielfalt aufweist, sind wir stressresistenter. Ohnehin ist unser Körper nicht auf eine massive Stressbelastung ausgelegt. Der Kampf-Flucht-Impuls, den die Stresshormone im Körper auslösen, sollte jedenfalls kein regelmäßig wiederkehrender Zustand sein.[172]

Leider ist das heutzutage anders. Wir haben ständig niederschwelligen Stress, der unseren Körper nichtsdestotrotz in den Überlebenskampf-Modus versetzt. Allem Anschein nach wirkt sich dies auch auf unser Mikrobiom aus. Tierversuche haben gezeigt, dass ständiger Stress die Diversifizierung des Mikrobioms reduziert.[173] Machen Sie sich ständig Sorgen über die Schule, die Arbeit oder Ihre Beziehung, bekommt Ihr Mikrobiom das zu spüren.

Ausreichend Schlaf

Unser Verdauungssystem arbeitet im Tag-Nacht-Rhythmus, der mit dem Schlaf verbunden ist. Wenn Ihr Schlafzyklus gestört ist (und Sie nicht lange oder tief genug schlafen), leidet darunter auch die Gemeinschaft Ihrer Mikroorganismen.

Interessanterweise scheinen neuere Studien darauf hinzudeuten, dass das Darm-Mikrobiom den Tag-Nacht-Rhythmus beeinflusst. Möglicherweise wirkt sich Schlafmangel deshalb so negativ aus.[174]

Körperliche Bewegung

Als ob unsere Bakterien nicht schon genug Aufgaben hätten, betätigen sie sich auch noch als Fitnessanimateure. Wie viel Sie sich körperlich bewegen und wie fit Ihr Körper ist, scheint auch Rückwirkungen auf Ihr Mikrobiom zu haben. Natürlich bedeutet umgekehrt ein gesundes Mikrobiom auch mehr Fitness, trotzdem ist dies keine Einbahnstraße, denn mehr körperliche Bewegung stärkt auch die guten Bakterien im Darm.[175]

Wühlen Sie mit den Fingern in der Erde

Ja, ganz richtig: Wenn Sie öfter mit Erde in Kontakt kommen, fördert dies Ihr Mikrobiom. Erde entsteht nämlich aus dem Zusammenspiel von Mikroorganismen, Mineralstoffen, toten Pflanzen und Tieren. Sie ernährt alles Leben auf unserem Planeten. Wenn wir nicht mehr mit Erde in Kontakt kommen, fehlt unserem Mikrobiom ein ganz entscheidender Impuls zu seiner Entwicklung. Wir teilen mit der Erde eine Reihe von Mikroorganismen, die auf uns übertragen werden, wenn wir Tiere oder Pflanzen essen.[176]

Daher ist es für Ihr Mikrobiom gesund, wenn Sie sich von Lebensmitteln ernähren, die aus natürlicher, biologisch-organischer Produktion stammen, und vielleicht auch öfter mal in der Erde (im Garten) herumwühlen.

Freunde und Haustiere

Sie teilen Ihre Mikroorganismen mit Ihrem Partner und mit allen Menschen, mit denen Sie engeren Kontakt haben: Kollegen, Sportkameraden, ja selbst mit Ihren Haustieren. Tatsächlich haben Hundebesitzer ein besser diversifiziertes Haut-Mikrobiom.[177]

Gesund durch ein starkes Mikrobiom

Die Vorstellung, dass wir einfach fleißig unsere Zähne putzen und die Zahnzwischenräume mit Zahnseide reinigen müssten, um unsere Zähne gesund zu halten, ist ziemlich veraltet. Es ist seit Langem bekannt, dass Karies und Zahnfleischentzündungen durch Bakterien entstehen. Doch Forschungsarbeiten zum Mikrobiom zeigen, dass die Mikroorganismen in unserem Körper wichtige Funktionen innehaben. Das Infektionsmodell mit seinen äußerlichen Krankheitserregern kann das Auftreten nicht-infektiöser Krankheiten nicht erklären. Eine fehlende Balance in unserem Mikrobiom aber schon.

Es ist, als beherberge unser Körper ein riesiges Superorgan – sozusagen den Regenwald der Mikroben in uns. Und dieses Organ beginnen wir erst ganz allmählich zu verstehen. Mund und Darm sind die Heimat dieser winzigen Organismen. Wie gesund sie sind, spiegelt wider, wie gut unser Körper mit ihnen zusammenarbeitet.

Krankheiten der Mundhöhle entstehen durch das fehlende Gleichgewicht der Mikroorganismen im Mund, doch dieses setzt sich letztlich bis in den Darm fort. Daher kann uns die Gesundheit unseres oralen Mikrobioms als Fenster in unseren Darm, ja in den gesamten Körper dienen. Wenn wir unseren Mund gesund halten, wird der Rest des Körpers folgen. Nahrung, die in der Lage ist, unser Mikrobiom in Mund und Darm auszubalancieren, ist daher für den Mund die beste Medizin.

Kapitel 6
ES LIEGT NICHT AN DEN GENEN

Wie schlechte Ernährung zu Zahnfehlstellungen führt

Als Zahnarzt macht es mich traurig, wenn manche Patienten mir sagen, mit ihren Zähnen sei es »hoffnungslos«. Wenn jemand keine Hoffnung auf Heilung mehr hat, verbirgt sich dahinter häufig ein Teufelskreis aus Kummer und Krankheit. Die Betroffenen denken meist, dass sie aus genetischen Gründen Probleme mit ihren Zähnen haben, ganz egal, was sie tun, also vernachlässigen sie ihre Zahnpflege. Es kommt zu Karies oder anderen Problemen, und schon sehen sie sich in ihrer negativen Einstellung bestätigt. So funktionieren selbsterfüllende Prophezeiungen nun mal.

Und ich muss eingestehen, dass auch ich lange Zeit dachte, es sei eben Veranlagung, dass manche Patienten Probleme mit ihrer Mundgesundheit haben. So hatte ich das immerhin im Studium gelernt. Offensichtlich hielten wir alle das Problem der Zahngesundheit lange Zeit für eine Frage der Gene und damit für Schicksal. Mit guter Ernährung, Sport und einem gesunden Lebensstil könne man zwar da und dort ein bisschen herumkurieren, aber letztlich sei das doch alles nur Kosmetik. Die DNS, so hieß es, sei unser Schicksal, und wer könne schon sein Schicksal ändern?

Wenn ich meinen Patienten erkläre, dass sie ihre Mundgesundheit und -struktur verbessern können, indem sie bestimmte Nahrungsmittel zu sich nehmen, gucken die meisten mich erst mal verblüfft an.

Es ist zwar richtig, dass die DNS letztlich bestimmt, wie unser Körper sich entwickelt und mit ihm unsere Gesundheit. Doch während man die DNS früher für eine Art Computerprogramm hielt, das unserem Körper genau vorschreibt, was er zu tun hat, wird mittlerweile immer deutlicher, dass es sich dabei eher um einen Bauplan handelt, den unser Körper *interpretiert*. Und wir können den Körper dazu bringen, dass er ihn in unserem Sinne auslegt, indem wir ihm die richtigen Nährstoffe zur Verfügung stellen.

Das mag nun neu und überraschend klingen, wie so vieles, was in diesem Buch angesprochen wurde, doch tatsächlich existieren schon länger entsprechende Hinweise. Diese verdanken wir u. a. einem Wissenschaftler namens Francis Pottenger und einigen Hundert Katzen. Heute würde man ihn vermutlich zu den verrückten Katzenfreunden rechnen, aber sehen Sie selbst.

Pottengers Katzen

In den 1930er-Jahren führte Dr. Pottenger ein Experiment zur Ernährung von Katzen durch, das sich über 10 Jahre und mehrere Generationen hinzog. Es zeigt sehr schön, welche Auswirkungen die Ernährung auf die Biologie des Körpers hat.

Dr. Pottenger führte Forschungsarbeiten durch, für die er den Katzen die Nebennieren entfernte. Während sie sich von der Operation erholten, fütterte er sie mit Milch und gekochten Fleischstücken. Eines Tages ging ihm das gekochte Fleisch aus und so bestellte er beim Metzger rohes und fütterte einige seiner Katzen damit. Zu Pottengers Überraschung erholten sich die mit rohem Fleisch gefütterten Tiere sehr viel schneller von der Operation.[178]

Und so fing Pottenger an, kontrollierte Experimente mit verschiedenen Nahrungsmitteln durchzuführen. Er studierte über 10 Jahre lang die Auswirkungen von rohem bzw. gekochtem Fleisch sowie roher (unpasteurisierter), verarbeiteter und kondensierter Milch auf mehr als 900 Katzen. Die Resultate fielen ganz erstaunlich aus.

Die Katzen, die mit Rohmilch und rohem Fleisch gefüttert wurden, blieben über mehrere Generationen hinweg stark und gesund. Die Katzen, die vor allem gekochtes Fleisch und Kondensmilch oder pasteurisierte Milch erhielten, bekamen Nachwuchs, der enorme gesundheitliche Probleme aufwies.

Die erste Generation der Katzenkinder litt unter Zahnfehlstellungen und Zahnfleischentzündungen. Die nächste wog bei der Geburt etwa 20 Prozent weniger als die zweite Generation gesund ernährter Katzen und hatte darüber hinaus schwere Knochendeformationen. Ihr Schädel mitsamt Wangenknochen und Nebenhöhlen war missgebildet, dünn und schwach. Es stellte sich schnell heraus, dass ihre Knochen weniger Kalzium enthielten als die normaler Katzen.

In der dritten Generation verschlimmerte sich das Problem noch. Und die vierte Generation der nur mit gekochtem Fleisch und pasteurisierter Milch gefütterten Katzen starb, bevor sie das Alter von sechs Monaten erreichte.

Pottenger wurde klar, dass Fehlernährung auf die Gesundheit von Katzen schnell folgenreiche Auswirkungen zeitigte. Und so fragte er sich natürlich, ob die richtige Ernährung entsprechend *positive* Wirkungen zeigte. Zu diesem Zweck fütterte er einige kränkliche Tiere aus der dritten Generation mit rohem Fleisch und Rohmilch. Auch die Folgegenerationen wurden auf diese Weise ernährt.

Und tatsächlich erwies sich jede Generation als gesünder als die vorhergehende. Man musste die Tiere nur über vier Generationen artgerecht ernähren, um wieder gesunde Katzen zu bekommen.

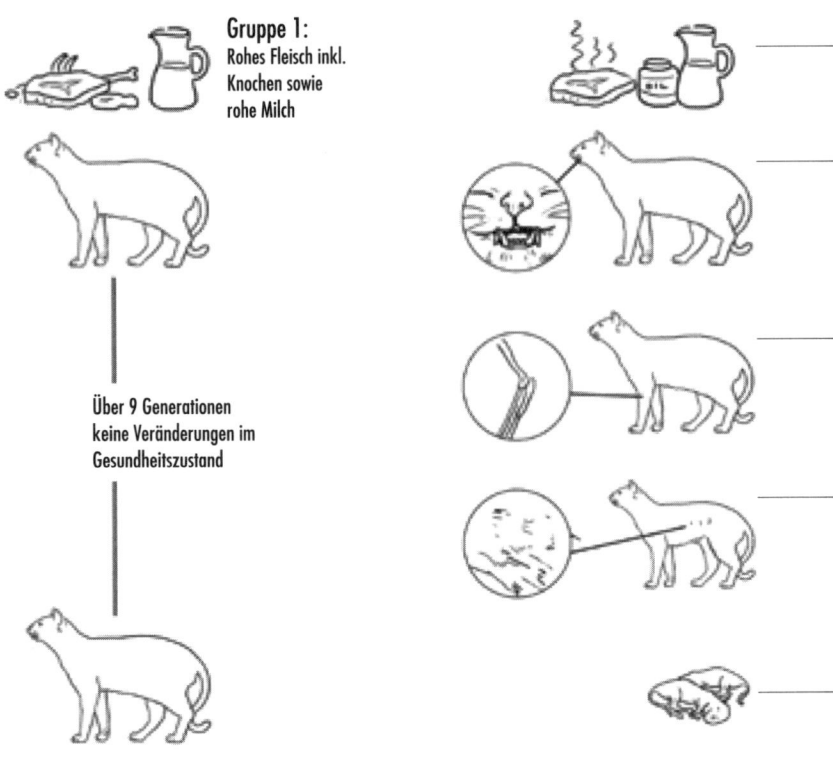

Abb. 17: Pottengers Katzen: Eine zehnjährige Studie über die epigenetischen Auswirkungen von Nahrung.

Wie unsere Umwelt unsere Gesundheit beeinflusst

Wie bereits erwähnt, ist unsere DNS kein Computerprogramm, das uns ein unveränderliches Schicksal aufzwingt, sondern eher eine Blaupause, die der Körper interpretieren muss. Das Fach, das sich mit den Interpretationsmechanismen auseinandersetzt, nennt man Epigenetik. (Der Begriff stammt aus dem Griechischen und lässt

Gruppe 2:

2/3 gekochtes Fleisch,
1/3 pasteurisierte Milch

Generation 1:

> unregelmäßige Knochenentwicklung
> Zahnfehlstellungen
> geschwollenes, entzündetes Zahnfleisch
> schlechte Bewegungskoordination, Energiemangel

Generation 2:

> kleinere Tiere
> flacherer, spitzerer Schädel, Missbildungen der Zähne
> brüchige Knochen (nur 10 Prozent Kalziumgehalt)
> schlechter Allgemeinzustand, Mattigkeit

Generation 3:

> die kleinsten Tiere
> stark abgeflachter Schädel, stark missgebildete Zähne
> dünne Knochen (nur 3 Prozent Kalziumgehalt)
> Allergien, Parasitenbefall, Hautinfektionen
> gravierende Erschöpfungszustände

Generation 4:

> tot geborene Katzenbabys oder gar keine Reproduktion

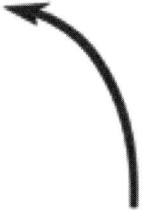

4 normal gefütterte Generationen und die Tiere erreichen wieder den Ausgangszustand.

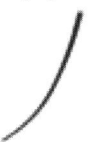

sich grob übersetzen mit »zusätzlich zur Genetik«.) Je mehr Erkenntnisse wir diesbezüglich sammeln, desto deutlicher wird, dass sich unsere Ernährung und unser Lebensstil auf unsere Genexpression auswirken, wie man den Ausdruck unserer DNS nennt.

Pottenger selbst konnte dies nicht wissen, doch seine Versuche waren ein wertvolles Vermächtnis für die Epigenetik. Die DNS der Katzen hatte sich nämlich in den vier Generationen nicht gewandelt, doch die Art, wie die Gene sich ausdrückten, verschlechterte sich offensichtlich zusehends. Und all das nur, weil Pottenger die Katzen auf eine Weise ernährt hatte, auf die ihr Körper nicht ausgelegt war.

Weshalb ist unser Knochenbau nicht mehr so wie früher?

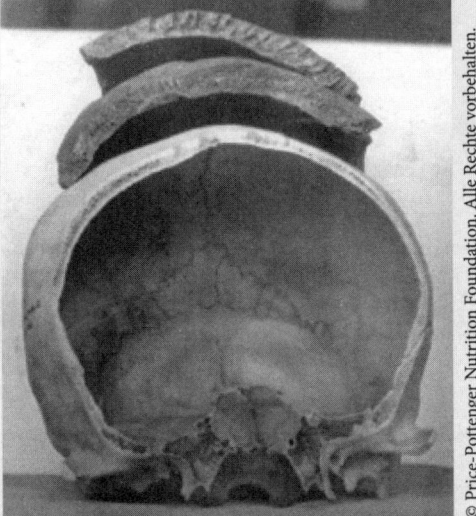

Abb. 18: Nicht nur bei Katzen: Weston A. Price verglich den Schädel moderner Menschen mit denen unserer Vorfahren und stellte fest, dass wir heute eine dünnere Schädeldecke haben.

Vor einigen Jahren lernte ich einen Patienten namens Brian kennen. Brian war mir von einem anderen Zahnarzt überwiesen worden, um sich die Weisheitszähne entfernen zu lassen.

Als Brian die Praxis betrat, wurde mein Puls unwillkürlich schneller. Ja, Brian war ein großer Mann, Typus Holzfäller. Doch was mich besonders beeindruckte, war nicht seine Körpergröße, sondern sein *riesiger* Kopf! Brians Kopf war so groß und rund wie eine Bowlingkugel. Brian war auf der Farm seiner Eltern aufgewachsen und lebte nur von den Dingen, die dort wuchsen und hergestellt wurden.

Brians Weisheitszahn hätte eigentlich nur eine Wurzelbehandlung nötig gehabt. Aber Brian wollte sich den Zahn lieber ziehen lassen, als die langwierige Prozedur über sich ergehen zu lassen.

Ich war total verblüfft, als ich sah, dass bei Brian alle Weisheitszähne ganz normal im Kiefer saßen. Man sieht heute kaum noch Kiefer, die genug Platz für die Weisheitszähne lassen. Die Knochenstruktur um Brians kranken Weisheitszahn war voll und kräftig entwickelt. Seine Kiefer waren so stark entwickelt, dass ich mit meinen Instrumenten kaum an den Weisheitszahn herankam.

Wenn ich heute bei jungen Leuten Weisheitszähne zu entfernen habe, ist der umgebende Knochen meist dünn, weil schon der Kiefer relativ klein ist. Meiner Ansicht nach war Brians Kiefer deswegen so prächtig entwickelt, weil er zu Hause nur natürliche Nahrungsmittel bekommen hatte, die seinen Knochen und Zähnen reichlich Mineralstoffe lieferten.

Die Epigenetik schiefer Zähne

Dr. Dave Singh war einer der ersten Forscher, die sich mit kraniofazialer und kieferorthopädischer Epigenetik befassten. In seiner Praxis in Beaverton, Oregon, bildet er auch junge Zahnärzte in diesem Fachgebiet aus. Er zeigt, wie wir uns die Epigenetik dienstbar machen können, um unsere Kiefer und Atemwege neu zu modellieren. Seiner Ansicht nach sind epigenetische Mechanismen die logischste Erklärung für Zahnfehlstellungen. Selbst heute, da gut drei Viertel aller Kinder unter Zahnfehlstellungen leiden, beschränken sich die Lehrbücher der Kieferorthopädie und Zahnheilkunde darauf, das Problem in seinem ganzen Umfang zu kategorisieren, statt die Ursachen zu erklären.

Zahnfehlstellungen sind, Dr. Singh zufolge, ein gutes Beispiel dafür, wie sich unser Körper durch epigenetische Mechanismen an die Umgebung anpassen kann. Seiner Ansicht nach wachsen Zähne deswegen schief, weil »ein komplexes System nach einer Lösung sucht, die Homöostase aufrechtzuerhalten, selbst wenn seine Komponenten aus dem Gleichgewicht geraten.« Und er erklärt dies mit folgendem anschaulichen Beispiel.

»Wenn Sie ein Haus bauen, fangen Sie beim Fundament an, dann errichten Sie die Wände, die Decken und so weiter. Das Letzte, womit Sie sich beschäftigen, sind die Innenräume. Im Falle Ihres Körpers sind dies die Zähne. Unser Körper kann nicht mit den Zähnen *anfangen* und sicherstellen, dass sie gerade stehen, dann bleibt vielleicht nicht mehr genug Material, um den Zähnen das richtige Fundament zu geben. Ein schlechtes Fundament aber könnte die Standfestigkeit des Hauses gefährden. Daher fängt der Körper mit dem Kiefer an und baut ihn so gut auf, wie er es mit den zur Verfügung stehenden Ressourcen kann. Am Ende verankert er darin die Zähne. Wenn der Kiefer aber schlecht geformt ist, können die Zähne nur schief stehen. Und so ist es dann eben.«

Der Mund scheint also so eine Art Vorbote für die epigenetischen Signale zu sein, die unsere Zellen und unsere DNS von der Nahrung erhalten. Wie der Kanarienvogel, den man früher in die Kohleminen schickte, um zu testen, ob die Luft giftig ist.

Nach der industriellen Revolution, als wir unsere Ernährungsweise auf industriell gefertigte Lebensmittel umstellten, hörte unser Kiefer auf, sich so zu entwickeln, wie er das jahrtausendelang getan hatte. Seitdem ist unsere Ernährung immer denaturierter geworden und eine Epidemie von Zahnerkrankungen hat uns erfasst. Die stetige Zunahme von gesundheitlichen Problemen aller Art erinnert auf unheimliche Weise an Pottengers fehlernährte Katzen. Doch wenn wir uns ansehen, was die meisten Menschen im Westen heute so essen, dürfen wir uns nicht wundern, dass unsere Kinder kleine Kiefer und schiefe Zähne haben.

Unsere DNS und die Epigenetik

Wie die DNS funktioniert

Ihr Körper besteht aus Milliarden von Zellen. Jede Zelle spielt für eine bestimmte Funktion Ihres Körpers eine ganz bestimmte Rolle – das kann der Sauerstofftransport zu einem Entzündungsherd sein oder das Ablegen einer Erinnerung im Gedächtnis oder der Aufbau eines Zahnes. Ihr Körper ist eine unglaublich komplexe Baustelle, auf der ständig etwas passiert. Ihre Zellen sind die Arbeiter, die sich um diese Aufgaben kümmern.

Aber anders als auf einer echten Baustelle gibt es im Körper keinen Vorarbeiter oder Architekten, der die Zellen bzw. Arbeiter beaufsichtigt und ihnen sagt, was zu tun ist. Jede Zelle folgt dem Bauplan, den sie in sich trägt und den wir als DNS kennen.

Unsere DNS besteht aus einem dünnen Faden, der im Zellkern aufgerollt ist. Ihre Funktion kann man sich so vorstellen, als habe dieser Faden einen aufgedruckten Code. Dieser Code besteht letztlich nur aus vier »Buchstaben«, d. h. aus vier Molekülen, die in verschiedenster Kombination Millionen Mal wiederholt werden. Einzelne Abschnitte dieses Codes, die sozusagen ein »Wort« (genauer gesagt, einen Befehl) darstellen, nennen wir Gene.

Gene sagen Ihren Zellen – den Arbeitern Ihres Körpers –, was sie zu tun haben. Und das kann alles Mögliche sein: von der Anweisung zur Blutgerinnung, wenn Sie sich geschnitten haben, über die Kontraktion der Muskulatur beim Laufen bis hin zur Augenfarbe. Ihre Zellen verrichten all diese Aufgaben, indem sie sich mit anderen Zellen zusammentun und verschiedene Proteine herstellen, die – sehr vereinfacht gesagt – als Rohmaterial dienen für das Bauprojekt, das Sie sind. Jede Zelle in Ihrem Körper hat dasselbe Gen-Set. Dass die Zellen Ihrer Zehen sich von denen Ihrer Zähne unterscheiden, liegt allein daran, dass sie verschiedene Gene nutzen, um verschiedene Proteine herzustellen.

Das Erstaunliche daran ist, dass die DNS aller lebenden Organismen – vom einfachen Pantoffeltierchen über die Palme und den Pelikan bis zu Ihnen und mir – dieselben vier Buchstaben für ihren genetischen Code verwendet. Diese vier Buchstaben drücken nun die verschiedenen Befehle (Gene) aus. Bei einer Hauskatze sagen diese Gene den Zellen, wie man eine Hauskatze baut. Bei einem Geparden wird der Bauplan eines Geparden verwirklicht. Bei uns erteilen die Gene den Befehl, einen Menschen zu bauen. Den gesamten DNS-Code in uns nennen wir das menschliche Genom.

Als der amerikanische Biologe James Watson und der englische Physiker Francis Crick 1953 die Struktur der DNS entdeckten – und sie damit decodieren konnten –, nahm die Medizin dies als Weckruf. Man entwickelte für alles und jedes ein DNS-Modell. So wie wir früher für buchstäblich jede Krankheit ein auslösendes Bakterium suchten, so suchten wir nun für alle erdenklichen menschlichen Charakteristika ein Gen.

1990 riefen die Genetiker das Humangenomprojekt ins Leben, in dessen Rahmen Forscherteams aus aller Welt daran arbeiteten, die gesamte menschliche DNS zu entschlüsseln: Man identifizierte jedes einzelne Gen (Befehl) und fand heraus, wofür es verantwortlich war. Da wir Menschen uns unterscheiden, haben wir unterschiedliche Genome. Dieses zu kartografieren heißt, dass wir den Ort jedes Gens kennen, seine spezifische innere Struktur und alle möglichen Kombinationen.[179]

Die Genetik erhoffte sich viel vom Humangenomprojekt. Allein die Vorstellung, dass wir unseren Bauplan entschlüsseln können, als wäre er die Software, die uns steuert, erregte Begeisterung. Stephen L. Talbott schrieb in *The New Atlantis,* einer Zeitschrift, die sich mit den Folgen und Auswirkungen moderner Forschung beschäftigt: »Man verkündete eine revolutionäre Gen-Entdeckung nach der anderen – ein Gen für Mukoviszidose, ein Gen für Krebs, ein Gen für Fettleibigkeit, ein Gen für Depressionen, ein Gen für Alkoholsucht, ein Gen für sexuelle Präferenzen. Puzzleteilchen um Puzzleteilchen sollte die Genetik zeigen, wie aus reaktionsloser Materie ohne jedes Bewusstsein ein lebender Organismus entstand.«[180]

1992 verkündete der Genetiker und Nobelpreisträger Walter Gilbert, er würde eines Tages eine CD mit dem Code eines menschlichen Genoms in der Hand halten und sagen können: »Siehe, das ist der Mensch! Das bin ich!«[181]

Die Genetiker erwarteten, rund 100 000 Gene im menschlichen Genom zu finden, wobei der ein oder andere sich zu Schätzungen von gut zwei Millionen verstieg. Man dachte, dass es unzählige Gene brauche, um ein so komplexes Wesen wie den Menschen hervorzubringen. Doch als das Humangenomprojekt 2004 abgeschlossen war, glaubte man zunächst an einen Fehler, denn es stellte sich heraus, dass wir Menschen nur zwischen 20 000 und 25 000 unterschiedliche Gene haben. Das ist ungefähr genauso viel wie bei einer Maus.[182]

In Wirklichkeit nämlich ist nicht für jedes Organ und jeden einzelnen Charakterzug ein bestimmtes Gen verantwortlich. Die Gene werden vielmehr *kombiniert*. Und wie sie kombiniert werden, darauf hat die Umwelt durchaus Einfluss. In der uralten Debatte, ob die Charakteristika des Menschen nun vererbt oder anerzogen sind, lässt sich nun eindeutig sagen: sowohl als auch. Und dabei spielen Umwelteinflüsse (die man früher mit »Erziehung« umschrieb) eine wesentlich größere Rolle, als wir lange Zeit dachten.

Hier können wir nun wieder auf unser Bild von der Baustelle zurückgreifen: Es gibt eine Reihe von Genen, die unseren knochenbildenden Zellen befehlen, einen Kieferknochen auszubilden. Doch wie diese Aufgabe erledigt wird, wie Ihr Kieferknochen also letztlich dimensioniert ist, hängt ganz von den Nährstoffen ab, die zur Verfügung stehen, von den Umweltbedingungen und vom Feedback, das der Vorarbeiter gibt. Was am Ende also herauskommt, ist das Resultat der Genexpression.

Wie die Epigenese funktioniert

Epigenese ist der Prozess, der die Expression unserer Gene beeinflusst.

Wenn die DNS unseren Zellen bestimmte Anweisungen erteilt, woher wissen die Zellen dann, was sie zu *tun* haben?

Erinnern Sie sich noch, dass ich sagte, die DNS sei im Zellkern zusammengerollt? Die Organellen der Zelle, ihre Organe also, müssen die Blaupause lesen, um ihre Aufgabe zu erfüllen. Und wie funktioniert das? Zu diesem Zweck existiert ein Molekül namens Ribonukleinsäure oder RNS. Die RNS-Moleküle machen Kopien von der DNS und bringen sie zu den Organellen.

Bis vor wenigen Jahren noch glaubte man, die DNS sei nicht nur der Bauplan, sondern auch der Architekt. Wir gingen davon aus, dass die DNS bestimmt, welche Anweisungen an die RNS weitergegeben werden.

Aber so ist das nicht richtig: Die DNS bestimmt nicht, welcher Teil von der RNS kopiert wird. Aber auch die RNS tut das nicht. In Wirklichkeit ist diese Entscheidung das Ergebnis chemischer Reaktionen, die außerhalb der Zelle ihren Anfang nehmen, von der Zellmembran interpretiert und weitergegeben werden und dann in den Zellkern wandern, wo die DNS wartet.[183]

Das Äußere der Zelle (die Membran) ist mit Hunderttausenden Rezeptorproteinen ausgestattet, die auf bestimmte Signale sensibilisiert sind, z. B. auf Nährstoffe, Hormone oder Neurotransmitter.[184] Wenn ein entsprechendes Signal beim Rezeptorprotein ankommt, löst dies eine Kaskade chemischer Botschaften im Zellinneren aus. Das ist sozusagen der erste Anruf in einer Telefonkette, die letztlich darüber bestimmt, welche Teile der DNS abgelesen und von der RNS kopiert werden und welche Teile der RNS von den Organellen abgelesen werden, um ein neues Protein herzustellen.

Die Umwelt beeinflusst also die Genexpression. Und zu den Umwelteinflüssen zählt natürlich auch die Auswahl unserer Nahrung.

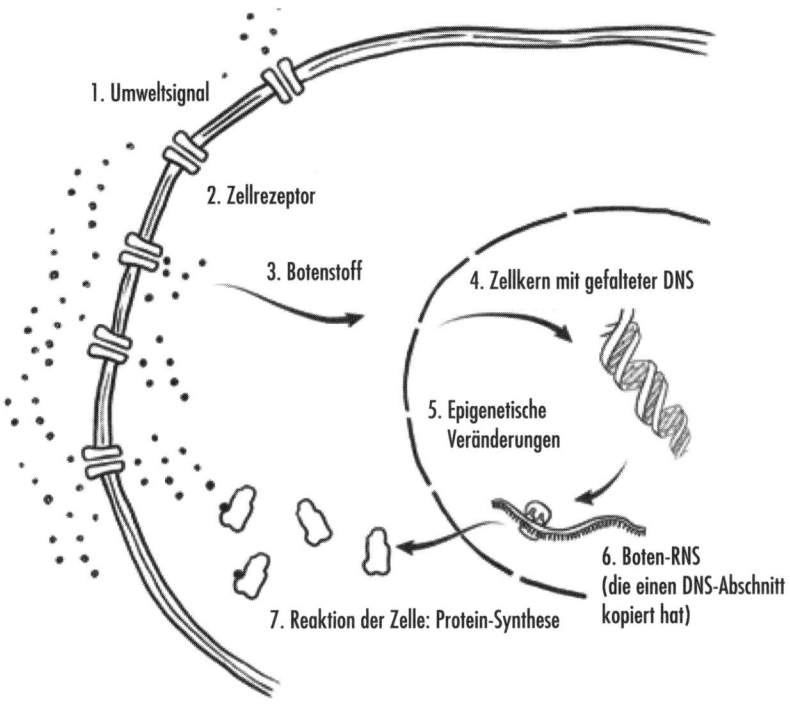

Abb. 19: Wie die Umwelt den Ausdruck unserer DNS beeinflusst.

Die Hungersnot in den Niederlanden

Pottenger lieferte uns mit seinen Katzen ein ausgezeichnetes Beispiel für diese epigenetischen Prozesse. Doch es gibt auch eindeutige Indizien für Epigenese beim Menschen. Ein Beispiel ist die Hungersnot in den Niederlanden im Winter 1944/1945, der sogenannte Hungerwinter.[185]

Während des Zweiten Weltkrieges war das Land von den Deutschen besetzt. Diese blockierten ab September 1944 die Nahrungsmittelzufuhr. Den Menschen standen höchstens 30 Prozent der üblichen Nahrungsmenge zur Verfügung. Die Bevölkerung nagte buchstäblich am Hungertuch, und die Menschen aßen alles, was sie finden konnten, auch Gras oder Tulpenzwiebeln. Bevor die Alliierten im Mai 1945 das Land befreiten, verhungerten 20 000 Menschen.

In der Folge erregte der Hungerwinter das Interesse von Epidemiologen, die sich mit der Entstehung und Ausbreitung von Krankheiten beschäftigen.

Als Erstes stellte man fest, dass Kinder, die vor oder zu Beginn der Hungersnot empfangen wurden und während der letzten Monate ihrer Entwicklung unter der Mangelernährung der Mutter zu leiden hatten, bei der Geburt außergewöhnlich klein waren. Kinder hingegen, deren Empfängnis in die letzten Monate der Hungersnot fiel, deren Mütter also in den ersten Schwangerschaftsmonaten schlecht ernährt waren, kamen normal groß zur Welt.

Offensichtlich konnten die Föten, die zu Beginn ihrer Entwicklung wenig Nährstoffe bekamen, dies in der Folge ausgleichen, sodass sie ein normales Geburtsgewicht erreichten. Babys, die am Ende ihrer Entwicklung unter Nährstoffmangel litten, konnten dies nicht. Das war ein Ergebnis, mit dem man rechnen konnte. Überraschend war dann allerdings die Tatsache, dass die Auswirkungen der Hungersnot auch noch feststellbar waren, als diese Kinder längst das Erwachsenenalter erreicht hatten.

Die Kinder mit geringem Geburtsgewicht blieben für den Rest ihres Lebens unterentwickelt, obwohl sie danach nie wieder unter Nährstoffmangel zu leiden hatten. Unter den Kindern jedoch, die normalgewichtig zur Welt kamen und im Mutterleib alles »nachgeholt« hatten, war im Erwachsenenalter eine weitaus höhere Rate an Fettleibigkeit und Übergewicht festzustellen als üblich. Auch andere chronische gesundheitliche Störungen traten bei ihnen gehäufter auf als beim Durchschnitt. Was aber war der Grund dafür?

Die Antwort war ein epigenetischer Prozess, den man Methylierung nennt. Bei der Methylierung werden an bestimmte Teile der

DNS Methylgruppen geheftet, die deren Expression beeinflussen. Dabei haben die Methylgruppen jeweils unterschiedliche Effekte.

Wissenschaftler, die sich mit den Auswirkungen des Hungerwinters auseinandersetzten, stellten fest, dass Kinder, die im ersten Schwangerschaftsdrittel unter Nährstoffmangel litten, eine geringere DNS-Methylierung an jenem Genabschnitt aufwiesen, der für den insulinähnlichen Wachstumsfaktor IGF-2 verantwortlich ist.[186] Dieser Botenstoff beeinflusst das Zellwachstum und kann aufgrund seiner strukturellen Ähnlichkeit zum Insulin auch darüber entscheiden, ob der Körper Glukose (Zucker) eher als Energie verbrennt oder als Fett abspeichert. Die geringere Methylierung erklärt, warum eine Gruppe eher übergewichtig war, die andere nicht.

Interessanterweise gehörte auch Audrey Hepburn zu den Kindern, die unter dem Hungerwinter zu leiden hatten. Es ist unheimlich, sich vorzustellen, dass ihre feinen Züge letztlich eine Folge des Hungers sind, den sie und ihre Mutter leiden mussten. Audrey Hepburn blieb zeit ihres Lebens ein anfälliger Mensch. Möglicherweise hat ihr Körper gelernt, effektiv Kalorien zu verwerten, wodurch sie schlank und von zarter Konstitution blieb. Trotzdem scheint sie dies auf andere Weise kompensiert zu haben, was sie anfällig machte. Sie starb 1993 mit nicht einmal 64 Jahren an einer seltenen Form von Darmkrebs.

Der Großmutter-Effekt: Wie der Lebensstil Ihrer Oma sich auf Sie auswirkt

Wir wissen mittlerweile, dass epigenetische Marker sozusagen »Schalter« sind, die beeinflussen, welche Abschnitte der DNS abgelesen werden. Diese Marker sind vererbbar. Kinder, Enkel und die nachfolgenden Generationen übernehmen sie. Aber sie lassen sich auch korrigieren. So konnten wissenschaftliche Untersuchungen zeigen, wie epigenetische Merkmale, die durchs Rauchen entstehen, vererbt werden und Asthma auslösen können:[187]

> Wenn Ihre Großmutter Raucherin war, Ihre Mutter aber nicht, haben Sie im Vergleich zum Durchschnitt eine um das 1,8-Fache erhöhte Wahrscheinlichkeit, dass Sie Asthma entwickeln werden.
> Wenn Ihre Mutter rauchte, während sie mit Ihnen schwanger war, haben Sie im Vergleich zum Durchschnitt eine um das 1,5-Fache erhöhte Wahrscheinlichkeit, zum Asthmatiker zu werden.
> Wenn sowohl Ihre Großmutter als auch Ihre Mutter rauchten, ist die Wahrscheinlichkeit, mit der Sie Asthma bekommen werden, im Vergleich zum Durchschnitt um das 2,6-Fache höher.

Wenn man es sich recht überlegt, ist das nur logisch. Wenn Ihre Großmutter Raucherin war, »dachte« ihr Epigenom vermutlich, es lebe in einer Umgebung mit niedrigem Sauerstoffgehalt, und gab den Zellen, die ihre Lunge bildeten, den Auftrag, sich dementsprechend anzupassen. Diese Anpassungen erbt dann auch Ihre Mutter, doch da sie die Information zu einer Zeit erhält, in der ihre Zellen noch jung und anpassungsfähig sind, ist der Effekt vermutlich gravierender. Und das gilt natürlich auch für Sie in der dritten Generation.

Asthma ist eine entzündliche Erkrankung der Atemwege, deren Gewebe zu stark *auf die Umwelt* reagieren.

Unzählige Kombinationen

Je mehr wir über diese epigenetischen Prozesse herausfinden, desto klarer wird, wie unendlich komplex das Ganze ist. Unsere Gene reagieren so permanent auf Umwelteinflüsse. Die dabei gebildeten Marker beeinflussen uns ein Leben lang – von der Empfängnis (bei der wir die Marker der vorhergehenden Generationen übernehmen) über Schwangerschaft und Geburt, Kindheit und Adoleszenz bis ins Erwachsenenleben hinein.[188]

Selbstverständlich wirkt auch unsere Nahrung auf das Epigenom ein. Natürliche Nahrung, die nicht industriell verarbeitet wurde, enthält Nährstoffe, die unser Epigenom positiv beeinflussen. Auf Umsatz berechnete Nahrungsmittel für den Massenmarkt aber, mit denen so viele Menschen täglich ihren Körper traktieren, sind wie ein Computervirus. Sie verhindern epigenetische Prozesse, die zu unserer Gesundheit beitragen.

Wie Essen und Atmung Ihre Zähne wieder geradebiegen

Zahnärzte haben es mit allen möglichen Zahn- und Kieferfehlbildungen zu tun. Möglicherweise bieten Oberkiefer bzw. Unterkiefer nicht genug Platz für die Zähne. Manchmal sind Ober- und Unterkiefer auch wie ein Topf mit falschem Deckel. Manche Kieferknochen sind so klein, dass die meisten Zähne im Zahnfleisch stecken bleiben.

Unser Skelett ist unglaublich intelligent und reaktionsfähig. Dabei passt es sich fraglos der Umwelt an. Gerade unsere Schädel- und Kieferknochen zeigen recht schnell, was passiert, wenn wir nicht die richtigen Nahrungsmittel aufnehmen.

Das Epigenom unserer Kiefer, Zähne und Atemwege wird von zahllosen Umweltfaktoren beeinflusst. Das können bestimmte Prozesse, aber auch Stoffe sein, wie wir sie in den vorangehenden Kapiteln kennengelernt haben:

> **Atmung:** Die Nasenatmung versorgt unseren Körper mit mehr Sauerstoff und schafft ein physisches Feedback, das auf unser Epigenom einwirkt.

> **Kauen:** Der Verzehr von vollwertiger, natürlicher Nahrung trainiert unsere Muskeln, was ebenfalls ein epigenetisches Feedback erzeugt.
> **Vitamin D:** Es unterstützt den Körper bei der Aufnahme von Kalzium, das der wichtigste Baustein für unsere Knochen ist. Außerdem aktiviert es Gene, die Zellwachstum und -differenzierung steuern.
> **Vitamin A:** Es unterstützt das Knochenwachstum, indem es Zellen anregt, die alte Knochenmasse abzubauen. Zusammen mit Vitamin D aktiviert es Gene, die für Wachstum und Entwicklung verantwortlich sind.
> **Vitamin K2:** Es aktiviert Stoffe, die Kalzium an den richtigen Ort im Körper transportieren bzw. dort abbauen, wo es nicht hingehört, und unterstützt so Vitamin D und A beim Knochenwachstum.
> **das Mikrobiom:** Die Welt der Mikroorganismen in unserem Körper nimmt aus der Nahrung, die wir essen, Informationen auf und gibt sie an unsere Gene weiter.

Epigenetische Einflüsse auf chronische Erkrankungen

Die Epigenetik kann uns nicht nur erklären, weshalb seit der industriellen Revolution Zahnerkrankungen so verbreitet sind. Sie zeigt uns auch, auf welchem Weg unser Körper sich verändert. Eine ganze Reihe neuer wissenschaftlicher Untersuchungen belegt, wie epigenetische Marker unser Risiko erhöhen, eine chronische Störung zu entwickeln.

> DNS-Methylierung kann T-Lymphozyten – also Immunzellen – dazu bringen, gesunde Zellen anzugreifen. Das ist der Mechanismus hinter Autoimmunerkrankungen.[189]
> DNS-Methylierung und Histonmodifikation (Histone sind die

Moleküle, um die sich die DNS windet, sozusagen die Spule, auf der sie aufgewickelt ist) scheinen bei Insulinresistenz und Diabetes eine Rolle zu spielen.[190]
> Fehlerhafte Regulierungsmechanismen im Epigenom scheinen überschießendes Zellwachstum bei Tumoren zu begünstigen.[191]
> Menschen, die unter Übergewicht und Diabetes leiden, zeigen ganz bestimmte epigenetische Marker. Und es gibt Hinweise, dass die epigenetischen Prozesse hinter diesen Problemen etwas mit der Ernährung und anderen Umweltfaktoren zu tun haben.[192]

Die Epigenetik liefert den Beleg, dass unsere Ernährung dazu beitragen kann, chronische Erkrankungen zu bekämpfen, genauso wie sie helfen kann, Kiefer und Zähne zu kräftigen. Sie macht uns deutlich, dass wir das Blatt, das wir mit unseren Genen ausgeteilt bekommen haben, durchaus wenden oder zumindest beeinflussen können, wie unser Körper seine Karten ausspielt. Es ist keine Lösung, immer noch mehr Medikamente zu suchen, um Symptome zu lindern. Stattdessen sollten wir uns bewusst werden, dass unsere Ernährung unsere Gesundheit prägt, weil sie direkt Einfluss auf unsere Gene ausübt.

Wie man sich die Epigenese vorstellen kann

Epigenetische Marker sind wie Tausende winziger Schalter in Ihrem Körper, die alle möglichen Vorgänge steuern: Stressreaktion, Energiegewinnung, Botenstoffe im Gehirn, Entgiftungsprozesse in der Leber.
Nun stellen wir uns mal vor, ein Abschnitt unserer DNS buchstabiert das Wort »druckfähig«.

Zwei epigenetische Prozesse – die Methylierung (wobei die DNS durch eine chemische Reaktion gleichsam »editiert« wird) und die Histonmodifikation (bei der ein Teil der DNS für die RNS nicht mehr zugänglich gemacht wird, sodass die RNS die darin enthaltene Information nicht ablesen kann) – können die »Buchstaben« des Codes an- oder abschalten, sodass daraus lesbare Wörter bzw. Silben entstehen wie:

- druckfähig   - druck
- fähig   - ig
- ruck

Aber die beiden Prozesse können den »druckfähig«-Code auch so abarbeiten, dass unsinnige Wörter entstehen wie:

- kfä   - gdr
- ruckig   - dräh
- gruck

Das ist einer der Gründe, weshalb ein einziges Gen unzählige verschiedene Versionen desselben Proteins herstellen kann, von denen einige gesund, andere schädlich sind. Und warum das Humangenomprojekt nur eine so kleine Anzahl Gene gefunden hat.

Die epigenetische Sprache der Ernährung

Jeder lebende Organismus trägt epigenetische Botschaften in sich. Diese Botschaften erbt er von seinen Vorfahren und nimmt sie von anderen Organismen auf, die er verzehrt, oder aus der Umwelt. Wir Menschen bilden da keine Ausnahme.

Wenn Sie ein Tier essen, dann lauscht Ihr Körper auf die epigenetischen Botschaften, die es in sich trägt und die im Wesentlichen davon abhängen, wie es gelebt hat. Ähnliches gilt natürlich auch für Gemüse. Unser Körper nutzt diese Informationen für seine eigene Gesunderhaltung. Das ist einer der Gründe, warum Nahrungsmittel für uns so wichtig sind.

Nahrungsmittel für ein gesundes Epigenom

Der epigenetische Einfluss der Nahrung kann gar nicht hoch genug veranschlagt werden.

Nehmen wir als Beispiel frischen Knoblauch. Wenn wir ihn schälen und in heißes Öl geben oder in kochende Brühe, hindern wir ihn daran, Allicin zu bilden, das wiederum Tumorzellen abtöten kann. Wenn Sie den Knoblauch aber fein hacken und 10 Minuten beiseitestellen, hat er ausreichend Gelegenheit, in dieser Zeit Allicin zu bilden. Und sobald es gebildet ist, kann es auch durch Kochen nicht mehr zerstört werden.[193]

Es gibt viele Möglichkeiten, wie Sie den epigenetischen Wert Ihrer Nahrung für sich nutzbar machen können:

1. Essen Sie biologisch!
Pflanzliche Nahrung sollte aus natürlicher Erde kommen, deren Mikrobiom nicht durch Pestizide oder andere Chemikalien zerstört wurde. Die Pflanzen sollten durch Insekten, Sonnenlicht, Frischluft und CO_2 genährt worden sein. Natürlich gewachsene Pflanzen geben die gesunden epigenetischen Botschaften weiter, entweder an uns oder an die Tiere, die sie verzehren.

Natürlich finden Sie im Supermarkt schön glänzende Äpfel oder anderes makellos geformtes Obst und Gemüse. In Wirklichkeit aber liefert uns die Natur ihr Bestes nicht in so schöner Verpackung. Die epigenetischen Botschaften in diesen Nahrungsmitteln kann unser Körper nicht so gut aufnehmen wie die, die er aus natürlich gewachsenen Lebensmitteln erhält.

In der Natur sind Tomaten klein, aber sehr viel aromatischer. Tatsächlich enthalten kleine Tomaten viel mehr Nährstoffe als große. Lycopin ist der wichtigste sekundäre Pflanzenstoff, den uns Tomaten liefern. In biologischen Kirschtomaten findet sich davon etwa 20 Mal so viel wie in Kunstdünger-geblähten Supermarkt-Tomaten.[194]

Ähnliches gilt für die Tiere. Wenn ein Tier natürlich aufgezogen wird, gibt es keine schädlichen epigenetischen Botschaften weiter. Wir sollten uns also auf Fleisch aus ökologischer Landwirtschaft beschränken, in der die Tiere (Hühner, Kühe und Schweine) sich von Pflanzen in ihrer Umgebung ernähren konnten.

2. Essen Sie lokal!
Das durchschnittliche Supermarktgemüse bzw. -obst enthält zwischen 5 und 40 Prozent weniger Nährstoffe als vor 50 Jahren.[195] Das liegt u. a. daran, dass die landwirtschaftlichen Produkte heute lange Strecken zurücklegen, bevor sie bei uns im Regal liegen. Und die Lagerung baut nun mal Nährstoffe ab.

Pflanzen verlieren in den drei Tagen nach der Ernte bis zu 30 Prozent an Nährstoffen.[196] Gemüse z. B. baut in einer Woche zwischen 15 und 55 Prozent seines Vitamin-C-Gehalts ab. Spinat büßt in den 24 Stunden nach der Ernte beinahe 90 Prozent seines Vitamin-C-Gehalts ein. Wenn Obst und Gemüse lange Transportwege zurücklegen muss, wenn es lange Zeit im Kühlschrank liegt, bevor es ins Regal oder auf den Teller wandert, wird daraus eine leere Hülle, die kaum noch etwas von dem enthält, was es eigentlich so wertvoll macht.

3. Essen Sie saisonal!
Alle Pflanzen durchlaufen denselben Lebenszyklus: Sprossentwicklung, Ansatz der Blätter, Blüte, Frucht und Speicherung von Zucker in den Wurzeln. Grünes Blattgemüse wächst im Frühling.

Brokkoli und Tomaten sind am besten im Sommer. Herbst und Winter schenken uns Kürbisse und Wurzelgemüse.

Lassen Sie die Finger von Obst und Gemüse aus dem Supermarkt, das mit Pestiziden und Antibiotika behandelt wurde, um es das ganze Jahr über essbar zu machen.

Epigenese – eine neue Hoffnung

Die Epigenetik bietet Erklärungen dafür, wie Umwelt und Nahrung auf unsere Gesundheit einwirken. Gerade Zahnfehlstellungen sind hier ein beeindruckendes Beispiel. Unser Körper verarbeitet eben alle Informationen, die er bekommen kann, und macht daraus in der gegebenen Situation das für ihn Beste.

An der Karies lässt sich ablesen, wie Körper und Umwelt zusammenwirken. Wenn Sie gesund sind und Ihrem Körper die richtigen epigenetischen Signale liefern, dürften Sie solche Löcher im Zahn eigentlich nicht bekommen. Unsere Zähne und die Immunzellen, die sie schützen, sind ein lebendes System, das von fettlöslichen Vitaminen abhängt, mit deren Hilfe Mineralstoffe effektiv verwertet und potenzielle Eindringlinge unschädlich gemacht werden können. Unser Mund ist Heimat eines gesunden bakteriellen Ökosystems, das in friedlicher Koexistenz mit unseren Zähnen lebt, ihnen das nötige Kalzium verschafft und sie vor eindringenden Schadstoffen schützt.

Zwischen unserem Körper und unserem Mikrobiom steht die Epigenetik sozusagen als Sprachrohr. Sie hat dazu beigetragen, dass beides sich ausbilden konnte, indem sie den Ausdruck unserer Gene modulierte.

Das ist wohl die komplexeste Telefonkette aller Zeiten. Und die Nahrung, die wir zu uns nehmen, ist für die vermittelten Botschaften mitverantwortlich.

TEIL II

WIE DIE HEUTIGE ERNÄHRUNG UNSERER GESUNDHEIT SCHADET

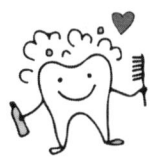

Kapitel 7

WARUM DAS, WAS SIE AUF DEM TELLER HABEN, KRANK MACHT

Kommen heute Patienten zu mir, die ihr Leben lang Probleme mit den Zähnen hatten, unterhalten wir uns erst einmal über ihre Ernährung. Natürlich wissen sie, dass dies ein neuralgischer Punkt ist – auch wenn den wenigsten klar ist, dass hinter ihrer mangelnden Mundgesundheit ihre Ernährungsgewohnheiten stecken. Viele von ihnen haben ständig irgendwelche Diäten gemacht, die nie das erwünschte Ergebnis brachten. Andere fühlen sich von der Informationsflut zum Thema Ernährung regelrecht erschlagen. So oder so, unterm Strich steht gewöhnlich dasselbe Ergebnis: Man lässt in puncto Essgewohnheiten alles beim Alten, bestenfalls gibt es ein paar kleine Korrekturen.

Meine Patienten tun mir dann immer ein wenig leid, denn tatsächlich liegt die Schuld nicht ausschließlich bei ihnen. Was in unserer modernen Gesellschaft auf den Tisch kommt, hat mit dem, was unsere Vorfahren jahrhundertelang zu sich genommen haben, kaum noch etwas gemein. Ungesunde Lebensmittel zu meiden ist heute schwieriger, als sich mit Karies, Zahnspangen oder dem Ziehen von Weisheitszähnen abzufinden.

Und es ist bemerkenswert, wie wenig Aufmerksamkeit die Forschung dem Zusammenhang zwischen denaturierter Ernährung und dem rapiden Anstieg von Zahnproblemen schenkt. Überall heißt es, wir sollten uns gesund und natürlich ernähren und Industrienahrung am besten ganz weglassen. Wie man schlechte Ernährungsgewohnheiten allerdings *durchbrechen* kann, darüber schweigen die Autoren sich aus. (Sollten Sie ebenfalls frustriert zu diesem Fazit gekommen sein, lesen Sie jetzt weiter. Das Programm für zahngesunde Ernährung kann Ihnen hier Hilfestellung geben.)

Die menschliche Spezies hat verlernt, wie man sich gesund ernährt. Natürlich stehen uns heute für wenig Geld alle möglichen Lebensmittel zur Verfügung, doch wozu wir eigentlich essen, das wissen wir nicht. Wir können die einfachen Schritte, die uns aus diesem Teufelskreis von Ernährung und Krankheit herausführen würden, nicht tun, weil wir keine Ahnung haben, wie diese Schritte konkret aussehen.

Natürlich ist auch hier der erste Schritt die klare Erkenntnis, dass es ein Problem gibt. Wollen wir unseren Körper nicht länger mit krank machenden Nahrungsmitteln traktieren, sondern mit jeder Mahlzeit unsere genetische Gesundheit fördern, müssen wir uns zunächst einmal fragen, worin unsere heutige Ernährung sich von der unserer Vorfahren unterscheidet.

Weshalb unser Essen heute keine Nahrung mehr ist

Sich mit anderen zum Essen um einen Tisch zu versammeln hat etwas ungemein Anziehendes. Das weiß der Mensch, seit er begonnen hat, die Erde zu durchstreifen. Über die Jahrtausende hinweg hat der Mensch seine Beziehung zur Nahrung gepflegt. Traditionelle Kulturen haben ihr Wissen darüber, was gesund und essbar ist, ebenso sorgfältig weitergegeben wie ihre religiösen Riten und wissenschaftlichen Erkenntnisse. Während des größten Teils seiner Geschichte galt dem Menschen Nahrung schlicht als heilig.

Und unserer Vorfahren hatten für diesen achtsamen Umgang mit allem Essbaren ihre Gründe. Zunächst war Nahrung bis zur industriellen Revolution eine äußerst kostbare Ressource. Stellen Sie sich nur mal vor, für wie kostbar Sie Fleisch und Gemüse erachten würden, könnten Sie diese Dinge nicht einfach im Supermarkt kaufen, sondern müssten sie zuerst mühsam erjagen oder anbauen.

Der zweite Grund ist, dass unsere Vorfahren es sich einfach nicht leisten konnten, über die Herkunft und die Zubereitung ihrer Nahrung nicht bestens informiert zu sein. Zwar stand ihnen nicht unsere moderne Wissenschaft zur Seite, doch sie wussten sehr gut, dass sowohl ihre eigene Gesundheit als auch die ihrer Kinder entscheidend davon abhing, was sie aßen. Da der Körper verarbeiten musste, was sie aufnahmen, ergab sich ganz natürlich ein starkes Band zur Nahrung und ihren natürlichen Quellen.

Die industrielle Revolution hat diese Beziehung verändert. Nun mussten Nahrungsmittel nicht mehr sorgsam gesucht, angebaut und gepflegt werden. Sie standen für billiges Geld jederzeit zur Verfügung. Selbst in den überfüllten Großstädten gab es plötzlich genug zu essen. Nur aus diesem Grund konnte die Weltbevölkerung auf mittlerweile mehr als sieben Milliarden Menschen anwachsen. Allerdings mussten wir dafür einen hohen Preis bezahlen: unsere Gesundheit.

So wunderbar es ist, dass wir um unser Essen nicht mehr kämpfen müssen, so hat die schnelle Verfügbarkeit doch unsere Beziehung zur Nahrung beschädigt. Heute ist Essen in der Hauptsache etwas, womit wir unseren Hunger stillen – als wären alle Lebensmittel nur dazu da, die Zeit bis zur nächsten Mahlzeit zu überbrücken. Und nicht, um unseren Körper in seiner natürlichen Funktion zu unterstützen, sodass wir gesund bleiben.

Diese kolossale Veränderung in unseren Ernährungsgewohnheiten fand direkt vor unseren Augen statt, aber sie war eben so bequem, dass wir uns darüber erst mal keinerlei Gedanken machten. Sie hat unser intuitives Empfinden dafür abgestumpft, was uns guttut. Stattdessen haben wir uns von den Nährstoffangaben auf den Hochglanzverpackungen unserer Lebensmittel abhängig gemacht.

Damit will ich nicht sagen, dass den Nahrungsmittelproduzenten unsere Gesundheit nicht am Herzen läge. Jedenfalls würde ich gerne glauben, dass sie ihnen nicht egal ist. Nur suchen wir in fast allen Belangen des Lebens Rat bei der Wissenschaft, forschen nach nützlichen Informationen oder holen eine zweite Meinung ein. Doch wenn es darum geht, was wir uns in den Mund stecken, vertrauen wir plötzlich jenen Leuten, die umso mehr *Profit* machen, je mehr sie uns verkaufen können. (Daher ist ihre Hauptmotivation auch Quantität, nicht Qualität.)

Unsere abnehmende Zahngesundheit ist ein Alarmzeichen, das uns diese gestörte Beziehung zu unserer Nahrung und unser blindes Vertrauen in ihre Produzenten zu Bewusstsein bringt. Das ist die schlechte Nachricht. Die gute ist, dass wir lernen können, besser zu essen – und so die Kontrolle über unsere Gesundheit im Mund und im Rest des Körpers wiederzuerlangen.

Was haben wir also in den letzten 200 Jahren vergessen? Wovon haben unsere Vorfahren, die noch ein natürliches und intuitives Wissen besaßen, welche Nahrung ihnen guttat, sich tatsächlich ernährt? Um unsere Gesundheitsuhr zurückzustellen und das Potenzial unserer genetischen Gesundheit zu erfüllen, müssen wir einen Weg zu ihrem Wissen auftun.

Die Dämonen der modernen Ernährung

Was die Menschen vor der Sesshaftwerdung (die vor etwa 10 000 Jahren stattfand) aßen, als sie noch als Jäger und Sammler lebten, ist kaum festzustellen. Doch man schätzt, dass unsere Nahrung heutzutage sich zu etwa 72 Prozent davon unterscheidet.[197, 198]

Jedenfalls gehören zu diesen »modernen« Lebensmitteln v. a.:

> Zucker
> Getreide
> industriell aufbereitete pflanzliche Öle und Fette
> industriell verarbeitete Milchprodukte
> Mais
> Soja

Um besser zu begreifen, warum diese Nahrungsmittel uns schaden, müssen wir uns zunächst einmal ansehen, wie sie ihren Weg auf unseren Teller finden. Erst dann können wir herausfinden, was unsere Vorfahren stattdessen aßen.

Zucker

Ich weiß, was Sie jetzt sagen werden: Sie wüssten schon, dass Sie keinen Zucker essen sollen.

Die meisten Zahnärzte können ein Lied singen von ihren vergeblichen Bemühungen, ihre Patienten vom Zuckerkonsum abzuhalten. Denn heutzutage gilt für jedes Land dieser Erde: Zucker ist ein heikles Thema. Viele, die von sich behaupten, gar nicht viel Zucker zu essen, konsumieren weit mehr, als ihnen bewusst ist. Und diejenigen, die offen zugeben, dass sie gerne Zucker essen, nehmen ihn tatsächlich in *alarmierend* hoher Dosis zu sich.

Dass es zwischen Karies, Zuckerverzehr und den Bakterien im Mund einen Zusammenhang gibt, ist seit Langem wissenschaftlich erwiesen. Trotzdem hat diese Erkenntnis nichts dazu beigetragen, den Zuckerkonsum zu reduzieren. Jeder weiß, dass Zucker schlecht für ihn ist, aber so gut wie keiner kann die Finger davon lassen. Im Alltag vergeht meist keine Stunde, ohne dass man sich irgendetwas Süßes zwischen die Zähne schiebt. Zucker gehört zu den meistkonsumierten Nahrungsmitteln der Erde. Wir sind geradezu süchtig danach.

Aber warum ist das so? Sind wir eines Tages aufgewacht und fanden uns plötzlich von Unmengen Zucker umgeben? Wie kam es, dass Zucker ein so unverzichtbarer Bestandteil unseres Alltagslebens wurde?

Süßer, süchtig machender und doch wertvoller Zucker

Vor Tausenden von Jahren entdeckte der Mensch, wie man zuckerhaltige Pflanzen anbauen und zu einem weißen, süßen Pulver verarbeiten kann.[199] Seitdem klammert sich die menschliche Seele mit aller Kraft an die weißen Kristalle.

Heutzutage werden weltweit mehr als 170 Millionen Tonnen Zucker produziert.[200] Im Durchschnitt verzehrt jeder Mensch rund 26 Teelöffel Zucker pro Tag,[201] die meisten meiner Patienten nehmen jedoch sehr viel mehr zu sich, sie wissen es nur nicht. Zucker ist billig, schmackhaft und macht süchtig. Die meisten Leute können gar nicht genug davon bekommen, daher enthalten 74 Prozent aller abgepackten Lebensmittel Zuckerzusätze.[202] Folglich gehört es zu unseren größten Herausforderungen, dass wir uns aus der eisernen Umklammerung des Zuckers befreien.

Was ist Zucker eigentlich?

Sie werden sich erinnern: Zucker besteht aus einfachen Kohlehydraten. In Kapitel 5 haben wir uns bereits damit beschäftigt, dass es in unserem Körper schädliche Schnellesser-Bakterien gibt, die sich hauptsächlich von diesen einfachen Kohlehydraten ernähren. Die guten Bakterien mit langsamerem Stoffwechsel ernähren sich hingegen von komplexen Kohlehydraten, wie wir sie bspw. in Ballaststoffen finden.

In der Natur kommen einfache Kohlehydrate gar nicht so häufig vor. Wenn, dann immer im Verbund mit den Pflanzenfasern in Obst und Gemüse. Beim Verzehr muss unser Körper zuerst dieses faserige Gehäuse aufbrechen. Dadurch gehen die einfachen Kohlehydrate langsamer in den Körper über, sie werden also langsam verstoffwechselt. In unserer modernen Ernährung aber steckt fast überall Zucker, doch fehlen ihr die Faserstoffe, die seine Verstoffwechslung verlangsamen würden.

Überschlagen wir doch mal, wie viel Zucker ein Mensch heutzutage täglich so zu sich nimmt:

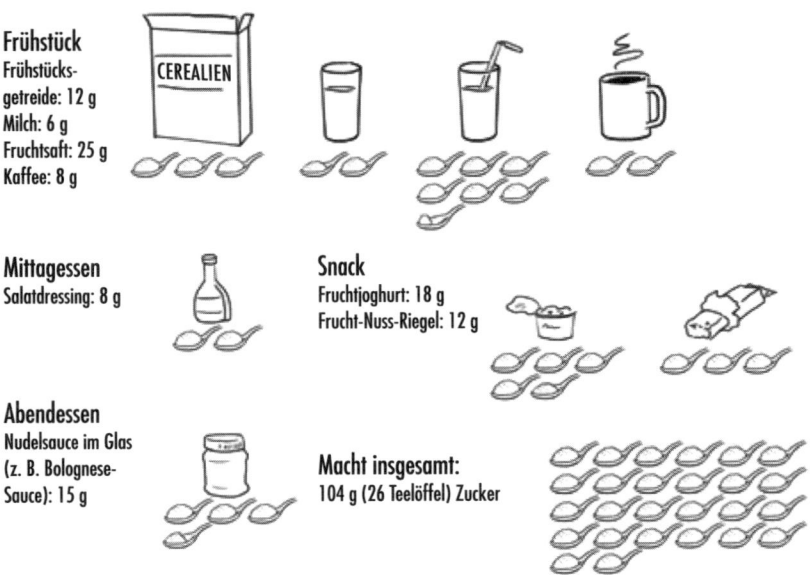

Abb. 20: Wie Zucker sich in Ihre täglichen Mahlzeiten einschleicht. Die Werte verstehen sich pro Portion.

Das sind sage und schreibe 104 Gramm (26 Teelöffel) Zucker – aus Nahrungsmitteln, die man wohl größtenteils als »gesund« bezeichnen würde. Auf diese Weise konsumieren meine Patienten vergleichsweise viel versteckten Zucker, ohne es zu ahnen.

Berücksichtigt man dann noch die Nahrungsmittel, die bekanntermaßen viel Zucker enthalten, sieht die Bilanz noch schlechter aus:

Zuckerhaltige Getränke und Desserts:

(pro Portion)
Limonade 44 g   Eiscreme 30 g
Schokoriegel 26 g   Bonbons 35 g

Mit nur einer Portion sind Sie da schnell mal bei 130 bis 150 Gramm Zucker, was 40 bis 45 Teelöffeln entspricht. Mit zwei Portionen kommen Sie dann locker auf über 50 Teelöffel.
Stellen Sie sich das mal vor: ein Haufen von 50 Teelöffeln Zucker. So viel nehmen manche Menschen an einem einzigen Tag durchschnittlich zu sich, ohne auch nur mit der Wimper zu zucken.

Getreide

Den Schätzungen einiger Forscher zufolge begann der Mensch vor rund 23 000 Jahren, sich von Getreide zu ernähren. Andere Wissenschaftler gehen hier bis zu 100 000 Jahre zurück.[203]

Wie auch immer, weitgehende Einigkeit herrscht darüber, dass mit dem Getreideanbau vor etwa 14 000 bis 10 000 Jahren begonnen wurde. Erst ab diesem Punkt wurde Getreide zu einem wesentlichen Bestandteil unserer Ernährung.

Natürlich hatten die verschiedenen Getreidesorten für die Bauern ihren Reiz. Sie waren essbar. Man konnte sie leicht lagern und damit notfalls auch die Tiere füttern. Und man konnte sie zu Mehl verarbeiten, das die Basis zahlreicher wichtiger Nahrungsmittel wie z. B. Brot bildet. Wir entwickelten also Steinmühlen, bei denen das Getreide zwischen zwei Mühlsteinen – wasser- oder windgetrieben – vermahlen wurde. So entstand ein nussig schmeckendes Mehl, in dem alle Vitamine, Ballaststoffe und Nährstoffe des ursprünglichen Getreidekorns enthalten waren.[204]

Zu Beginn der industriellen Revolution Anfang des 19. Jahrhunderts wuchsen in den Städten die Bevölkerungszahlen und damit auch der Bedarf an Getreide, das über weite Wege transportiert werden und daher haltbar sein musste. Und so baute der Mensch dampfbetriebene Mühlen, die das Getreide zu feinem, weißem Mehl verarbeiteten, aus dem die Keimschichten und die Ballaststoffe der äußeren Hülle entfernt wurden, weil diese die Haltbarkeit beeinträchtigten. Doch damit raubte man dem Mehl auch wichtige Bestandteile wie Proteine, Fette, Vitamine und andere Nährstoffe. Leider wurde dieses stark ausgemahlene Mehl dann zur Grundlage unserer modernen Ernährung, obwohl es sich dabei nur um den kohlehydratreichen Stärkeanteil des Getreides handelte, der ernährungsphysiologisch nicht besonders wertvoll war.

Getreide und Brot heute

Heute werden jeden Tag 147 Millionen Tonnen Weizen produziert.[205] Der Großteil davon wird zu stark ausgemahlenem Weißmehl verarbeitet. Dieses wird häufig gebleicht und mit Chlorgas behandelt, was die Glutenproteine früher zur Reifung bringt und das Mehl leichter verdaulich macht.

Das Ergebnis ist ein feines weißes Pulver. Erinnert Sie das an irgendetwas? Dieses weiße Raffineriemehl besteht ausschließlich aus einfachen Kohlehydraten, die der Körper – natürlich – zu Zucker verwandelt.

Das ist leider keine gute Nachricht, da der Großteil unserer modernen Backwaren wie Brot, Nudeln und andere Getreideprodukte aus diesem weißen Mehl hergestellt werden. Sogar die »Vollwert-Brote«, die man heute in den Bäckereien so anbietet, bestehen häufig aus weißem Mehl, das gefärbt und mit B-Vitaminen, Eisen und Ballaststoffen angereichert wurde. Und viele andere, angeblich »gesunde« Nahrungsmittel wie Frühstücksgetreide, Tortillas etc. bestehen aus dieser Art von ausgemahlenem Mehl, das im Körper blitzschnell in Glucose umgewandelt wird. Auch der beliebte weiße Reis gehört dazu. Wir nehmen Zucker also nicht nur pur zu uns, sondern genehmigen uns noch eine zweite Portion von Nahrungsmitteln, die man gewöhnlich nicht mit Zucker in Verbindung bringt.

Getreidekörner sind Samen. In der Natur werden sie von Tieren gefressen und mit dem Kot ausgeschieden, damit sie in fruchtbarer Erde Wurzeln treiben können. Daher enthalten sie Stoffe, die sicherstellen, dass das Getreidekorn im tierischen Organismus nicht aufgeschlossen wird. Einige dieser Stoffe wie die Phytinsäure können bei Menschen Verdauungsprobleme auslösen.

Natürlich verzehren auch traditionelle Kulturen Mehl, aber sie produzieren es nicht in Massen, sondern sorgen dafür, dass das Korn in einer Form aufgeschlossen wird, die es für den Menschen gut verdaulich macht und sämtliche Nährstoffe abgibt. Dazu werden weltweit drei Methoden verwendet: Einweichen, Fermentieren und Keimen. Die komplexen Kohlehydrate im Getreide bleiben hierbei erhalten.

Einweichen

Viele traditionelle Kulturen weichen Getreide vor dem Verzehr ein. Dies neutralisiert die Phytinsäure und andere Stoffe im Getreidekorn, welche die Verdauungsenzyme hemmen. Einweichen hingegen hilft den Enzymen, die Nährstoffe des Korns aufzuschließen.

Fermentieren

Bei der Fermentation sorgen Bakterien oder Hefen dafür, dass die schwer verdaulichen Bestandteile des Getreides essbar werden.

Sauerteigbrot wird gewöhnlich aus einer »Anstellgut« genannten Startkultur hergestellt, die Milchsäurebakterien und Hefe enthält. Der Sauerteig braucht einige Tage zum Reifen, so wird das Getreide gleichsam vorverdaut.

Keimen

Auch das Keimen ist eine traditionelle Methode, mit der man Nährstoffe im Getreide aufschließt. Man erlaubt dem Getreide, einen Keim zu entwickeln, was das Getreide leichter verdaulich macht. Gekeimtes Getreide hat ein Nährstoffprofil, das dem von Pflanzen ähnlicher ist als dem von üblichem Getreide.

Viele Kulturen lagern ihr Getreide warm und feucht, so wie es auch in der Erde liegt. Wenn es dann keimt, enthalten die Körner mehr Protein, Fett und Vitamin B und weniger Stärke, die der Keim als Nährstoff verbraucht. Da das Getreide nun weniger Kohlehydrate enthält als vorher, nährt es nicht nur die Schnellesser unter den Bakterien in unserem Körper. Und natürlich kann der Körper es so leichter verarbeiten.

Ist die moderne Aufbereitung des Getreides die wahre Ursache für die verbreitete Glutenunverträglichkeit?

Die Zöliakie ist eine Autoimmunerkrankung, bei der der Körper Zellen im Dünndarm angreift, wenn er Gluten aufnimmt. Gluten ist ein Stoffgemisch aus Proteinen, das sich in Weizen, Gerste, Roggen und anderen Getreidearten findet. Etwa eine Million Amerikaner leiden unter dieser Krankheit.[206] In Deutschland gibt es rund 300 000 Betroffene.[207] Zu den Symptomen zählen Verdauungsprobleme wie Durchfall, Blähungen, unregelmäßiger Stuhlgang sowie Gewichtsverlust. Leider kann die Zöliakie auch zu Karies, Mundgeschwüren, Hautallergien, Wachstumsstörungen, unregelmäßigen Monatsblutungen und anderen gesundheitlichen Problemen führen.

Interessant ist jedoch, dass die Menschen schon seit Jahrtausenden Gluten zu sich nehmen, die Zöliakie aber ein Krankheitsbild ist, das sich erst in den letzten 50 Jahren herausgebildet hat.[208] Dies verursacht den Wissenschaftlern Kopfzerbrechen, da sich weder bei den Kindern, die von klein auf glutenfrei ernährt wurden, noch bei denen, die sehr viel Gluten zu sich genommen hatten, Befunde finden lassen, die auf eine

Glutentoleranz oder -intoleranz hindeuten würden.[209, 210] Die Krankheit scheint also nach dem Zufallsprinzip zuzuschlagen.

Wenn man sich allerdings überlegt, dass der Großteil der Getreidesorten heute als ausgemahlenes Weißmehl verzehrt wird, liegt es nahe, dass unser Verdauungssystem Probleme hat, Gluten zu verarbeiten, wenn das Stoffgemisch aus seinem natürlichen Verbund herausgelöst und nicht leichter verdaulich gemacht wurde.

Mittlerweile haben die Forscher herausgefunden, dass Autoimmunerkrankungen auf eine durchlässige Darmwand zurückgehen können. Wenn wir ausgemahlenes Mehl essen, wird unser Verdauungssystem mit nicht aufgeschlossenem Gluten überflutet. Dies kann zu einer Autoimmunreaktion führen, die die Zellen im Darm der Betroffenen zerstört.

Dr. Alessio Fasano ist Gastroenterologe und Wissenschaftler. Er hat breit angelegte Forschungsarbeiten zur Zöliakie durchgeführt, die beweisen, dass die Durchlässigkeit der Darmwand eine entscheidende Rolle bei der Entwicklung der Glutenunverträglichkeit spielt. Wenn Menschen mit Zöliakie oder Glutenintoleranz Gluten gänzlich aus ihrer Ernährung verbannen und damit die Proteine weglassen, die durch die Darmwand austreten, verbessern sich ihre Symptome sehr schnell.[211]

Mais

In den Vereinigten Staaten wird mehr Mais angebaut als alle anderen Getreidearten. Auch in Deutschland nimmt er einen hohen Rang ein: Hier ist Mais die zweitwichtigste Kulturpflanze.[212] Mais ist vielseitig verwendbar und billig, und so wird er von den Nahrungsmittelkonzernen hoch geschätzt, die ihn ihren Produkten gerne als »Füllmaterial« zusetzt. Wenn Sie ein x-beliebiges Produkt aus dem Supermarktregal nehmen, ist die Wahrscheinlichkeit hoch, dass es Mais enthält – entweder in Form von Maismehl oder als Karamellaroma, als Mais-Fructose *(corn fructose)*, Maisgrieß, Maiskeimöl,

Maissirup *(corn syrup)*, Dextrin, Dextrose, Fructose, Milchsäure, Malz, Maltodextrin, Mono- und Diglyzeride, Mononatriumglutamat, Zuckeraustauschstoff Sorbit oder in anderer Form.

Die Namen dieser Maisprodukte sagen alles: Sie sind nicht natürlich, sondern Abkömmlinge von meist auch noch genetisch modifizierten Maiskörnern aus der Massenproduktion. Mit dem nährstoffreichen hochwertigen Mais hat das nichts mehr zu tun. Dieser wurde raffiniert und industriell in seine kleinsten Bestandteile zerlegt, ähnlich wie Raffineriezucker und weißes Mehl. Und unser Körper ist nicht darauf ausgelegt, so etwas zu verarbeiten.

Maissirup

Als würde Zucker nicht schon genug Schäden an unseren Zähnen anrichten, hat man im 20. Jahrhundert ein weiteres Suchtmittel entdeckt, das Zuckerprodukte noch gefährlicher macht. Und es steckt in nahezu allen verpackten Lebensmitteln, angefangen beim Zwieback über die Tomatensauce bis hin zum Fleischsalat. Auf Lebensmittelpackungen wird es als Glucose-Fructose-Sirup (auch: *highfructose corn syrup* oder HFCS) bezeichnet und es ist wie Zucker auf Anabolika.

Aus Maisstärke isoliert wird der Sirup chemisch behandelt, sodass sich die darin enthaltene Glucose in Fructose umwandelt, die eine wesentlich höhere Süßkraft hat als normaler Zucker. So können Lebensmittelhersteller ihre Produkte billig süßen.

Was gut ist für die Nahrungsmittelindustrie, ist schlecht für unseren Mund und unseren Körper, denn Fructose belastet unser gesamtes System. Das fängt mit Karies an und endet mit Organen, die vom Zucker überschwemmt werden. Ein hoher Blutzuckergehalt wirkt sich negativ auf Zahn- und Knochenbildung[213] aus, zudem treibt Fructose den Blutzuckerspiegel stärker in die Höhe, als normaler Zucker dies tut. Können noch all unsere Zellen Glucose verwerten, kann Fructose nur noch in der Leber verarbeitet werden, wo sie Entzündungen auslöst und zu Fett verstoffwechselt wird. Außerdem führt sie zu Gewichtszunahme und anderen gesundheitlichen Problemen.[214]

In der Natur begegnet uns Fructose in ihrer höchsten Konzentration in Früchten, die so reif sind, dass sie von selbst vom Baum fallen. Wenn wir sie zu dieser Zeit verzehren, kann unser Körper den überschüssigen Zucker als Fett speichern, das unsere Organe vor dem kalten Winter schützt. Keinesfalls aber ist unser Körper darauf ausgelegt, das ganze Jahr über viel Fructose zu sich zu nehmen.

Industriell aufbereitete Pflanzenöle und -fette

Die meisten Menschen wissen um die Gefahren von Zucker. Auch die gesundheitlichen Risiken von Maissirup sind mittlerweile bekannt. Doch dass selbst der Verzehr pflanzlicher Öle gefährlich sein kann, ist den meisten neu.

Dabei besteht der Fettanteil unserer Nahrungsmittel fast nur noch aus solchen chemisch behandelten Fetten. Die Lebensmittelindustrie liebt industriell aufbereitete, mehrfach ungesättigte Öle wie Maisöl, Leinöl und Sonnenblumenöl, weil sie billig herzustellen und leicht zu lagern bzw. zu transportieren sind.

Das Problem ist, dass die mehrfach ungesättigten Fette in diesen Ölen bei der industriellen Verarbeitung meist stark erhitzt werden. Die Hitze macht sie hochreaktiv, sodass die Moleküle im Körper instabil werden und Entzündungen auslösen können. Wenn mehrfach ungesättigte Fette bei hoher Temperatur verwendet werden, werden sie teil-hydriert, sie werden zu sogenannten Transfetten. Transfette, die in hocherhitzten Lebensmitteln wie z. B. Zwieback oder Keksen enthalten sind, schaden unseren Zellen, lösen Krebs aus und erhöhen unser Risiko für Herz-Kreislauf-Erkrankungen.[215]

Industriell aufbereitete Pflanzenfette auf dem Vormarsch

Warum sind diese chemisch stark veränderten Fette heute so populär? Nun, ihr Siegeszug begann mit der Margarine.

Margarine

1831 wünschte sich Kaiser Napoleon III. von Frankreich einen Butterersatz, mit dem er seine Armeen und die armen Menschen im Land kostengünstig satt bekam. Der Chemiker Hippolyte Mège-Mouriès lieferte, was der Kaiser begehrte. Er entwickelte eine Methode, pflanzliche Öle zu härten (deren Fettsäuremoleküle mit Wasserstoff zu sättigen). Damit hatte er ein billiges streichfähiges Fett entwickelt, das als Butterersatz dienen konnte. Dies war die Geburtsstunde der Margarine.[216]

Allerdings schmeckte Margarine nicht wie Butter und sah auch nicht wie Butter aus, daher wurde sie anfangs nicht gerade hoch geschätzt. Während der Weltwirtschaftskrise und während des Zweiten Weltkrieges aber war Butter knapp, und Margarine wurde beliebter. Industriell verarbeitete Pflanzenöle waren billig und einfach herzustellen, und nun mochte sie auch noch die Bevölkerung. Sie waren Vorläufer eines allgemeinen Trends: Wir lernten, natürliche Fette durch Fette aus dem Labor zu ersetzen.

Baumwollsamenöl (Crisco)

1911 entwickelte der US-amerikanische Lebensmittelkonzern Procter & Gamble ein Streichfett namens Crisco, das aus hydriertem Baumwollsamenöl bestand. Crisco ist eine Abkürzung für *crystallized cottonseed oil*.[217]

Heute enthält Crisco kein Baumwollsamenöl mehr, aber da dieses Öl so billig ist, wird es in amerikanischen Restaurants immer noch zum Frittieren benutzt. Und natürlich auch für die Herstellung von abgepackter Nahrung jeder Art: von der Nussnugatcreme über Frühstücksgetreide bis hin zu Gesundheitsriegeln.

Canola-Öl

In den späten 1970er-Jahren designten kanadische Züchter eine genetisch veränderte Rapspflanze, die reich an einfach ungesättigten Fettsäuren ist. Man hoffte, dadurch die mehrfach ungesättigten Pflanzenöle bei der Margarineherstellung ersetzen zu können. Da »Rapsöl« nicht gut klingt, nannte man es »Canola«, Abkürzung von *Canadian oil*. Zu jener Zeit wurde Raps hauptsächlich in Kanada angebaut.[218]

Canola-Öl wird heute weltweit in der Küche verwendet. Die Forschungsarbeiten zu diesem genetisch modifizierten Öl gehen in ihren Ergebnissen teils weit auseinander, Langzeitstudien gibt es noch nicht. Im Tierversuch konnte allerdings nachgewiesen werden, dass der Verzehr von Canola-Öl zu fibrösen Veränderungen im Herzmuskel führt.[219] Angesichts der Tatsache, dass wir über seine Wirkungsweise noch so wenig wissen und andere industriell aufbereitete pflanzliche Öle nicht gerade als gesund zu bezeichnen sind, empfehle ich meinen Patienten, die Finger von Canola-Öl zu lassen.

Sojaöl

Auch Sojaöl ist wie so viele andere raffinierte Öle ungesund. Dasselbe gilt für Sojamilch und andere Sojaprodukte. Bei diesen wird durch Hitze-Extraktion das Öl aus den Bohnen gewonnen, bevor sie weiterverarbeitet werden. Die industrielle Verarbeitung verändert das Naturprodukt massiv, und dieses Industrieprodukt landet letztlich im Supermarkt. Kritisch sind diese Produkte v. a. deshalb, weil unser Körper sie nicht erkennt und daher nicht richtig verarbeiten kann.

Heute hält man alles, was »Soja« enthält, automatisch für gesund. Doch die chemischen Prozesse, denen diese Produkte unterzogen werden, machen sie zu hochverarbeiteten Lebensmitteln wie all die anderen, die wir bis jetzt kennengelernt haben. Allerdings sind nicht alle Sojaprodukte gefährlich. In traditionellen Kulturen finden Sojabohnen seit Hunderten von Jahren Verwendung. In Asien werden die Sojabohnen fermentiert und zu Tofu oder Tempeh verarbeitet. Das Fermentieren von Sojabohnen aber schafft gut verdauliche Lebensmittel, deren Nährstoffgehalt bewahrt wird.

Milchprodukte

Seit der Mensch Tiere domestiziert hat, verwendet man in aller Welt die Milch von Kühen, Ziegen, Schafen, Kamelen und anderen Tieren.

Milch enthält Milchzucker (Lactose). Milchzucker ist ein Zweifachzucker, der aus Glucose und Galactose besteht. Da er anders aufgebaut ist als der übliche Zucker, braucht der Körper ein besonderes Enzym namens Lactase zu seiner Verdauung.

Babys können Lactase normalerweise produzieren, sodass sie die Muttermilch problemlos verdauen können. Viele Menschen allerdings verlieren diese Fähigkeit als Erwachsene. Etwa 65 Prozent der Menschheit können ab dem Alter von sieben oder acht Jahren Lactose nicht uneingeschränkt verstoffwechseln.[220]

Ohnehin ist der Mensch die einzige Art, die die Milch anderer Arten trinkt. Das begann vor ungefähr 11 000 Jahren im Nahen Osten, als der Mensch sesshaft wurde und die ersten landwirtschaftlichen Techniken entwickelte. Die Viehhüter lernten, Milch zu fermentieren, um Käse oder Joghurt daraus zu machen. Diese fermentierte Milch hat einen Lactosespiegel, mit dem der menschliche Körper in jedem Fall fertigwird.[221]

Ein paar Tausend Jahre später, so um 7500 v. Chr., kam es dann zu einem der beeindruckendsten Beispiele epigenetischer Anpassungsleistungen in jüngerer Zeit. Der Mensch zog nach Nordeuropa, wo es so wenig Sonne gab, dass er Vitamin D zu sich nehmen musste (das gewöhnlich unter Sonneneinstrahlung von der Haut produziert wird), das in Milchprodukten enthalten ist. Die allmählichen epigenetischen Veränderungen führten schließlich zu einer Genmutation, die sich bei den Einwohnern Nordeuropas weitgehend durchsetzte. Nun konnten auch Erwachsene noch das Enzym Lactase im Körper selbst produzieren. Mit dieser Fähigkeit kann ein Mensch sein Leben lang problemlos Milch genießen.

Die Kultur der Milchproduktion

Jahrtausendelang nahm der Mensch nur Milch zu sich, die von handgemolkenen Kühen vor Ort stammte. Doch auch hier hielt die Industrialisierung Einzug. Kleine Bauernhöfe lieferten nicht genug Milch, um Großstädte damit zu versorgen, und so entwickelte sich die Milchindustrie.[222]

1914 hatte Louis Pasteur entdeckt, dass man Keime in Flüssigkeiten abtöten konnte, indem man diese kurzzeitig erhitzte und dann sofort wieder abkühlte. Dieser Prozess, der als »pPasteurisieren« bezeichnet wird, wurde zum Standard in der Milchindustrie. So konnte Milch länger haltbar gemacht und über weitere Strecken transportiert werden. Nun konnte man überall und jederzeit Milch haben.[223]

Doch das hatte seinen Preis.

Pasteurisiert und homogenisiert – moderne Milch

Kuhmilch enthält winzige Fettkügelchen, die Vitamine und Mineralstoffe umschließen, welche für die Kälber gedacht sind. Außerdem finden sich im Kuheuter allerlei Bakterien, v. a. Milchsäurebakterien. Wenn die Milch aus dem Euter kommt, ist sie eine gesunde Mischung aus Fettsäuren, Vitaminen, Mineralstoffen und Bakterien. Der Verdauungstrakt – beim Kalb und beim Menschen – braucht diese Bakterien, um die Milch verdauen und ihre Nährstoffe aufschließen zu können.[224]

Das Pasteurisieren aber tötet die Bakterien ab. Und es erhitzt das Casein, das gut 80 Prozent des in der Milch enthaltenen Proteins ausmacht.[225] Auf diese Weise wird das Casein strukturell verändert und ist für uns schwerer zu verdauen.

Milch direkt von der Kuh ist nicht homogen in ihrer Beschaffenheit. Gewöhnlich steigt das Fett an die Oberfläche, was man »Aufrahmen« nennt. Natürliche Milch würde im Supermarktregal also deutlich weniger attraktiv wirken. Daher wird sie homogenisiert.

Dabei wird sie unter hohem Druck auf eine Metallplatte gespritzt, um die Fettkügelchen zu verkleinern, damit die Milch in Farbe und Beschaffenheit einheitlich wirkt. Das Problem dabei ist, dass so die Fettsäureketten zerquetscht werden. Für das chemische Verhalten von Fetten ist ihr »Schwanz« aus Fettsäuren verantwortlich. Wenn Sie diesen Fettsäurerest verändern, verändern Sie das Verhalten des ganzen Moleküls. Und Ihr Körper hat mehr Probleme, es zu verdauen.

Denken wir an Kapitel 5 zurück, in dem wir uns mit der kaum zu überschätzenden Rolle der Bakterien für Verdauung, Darmbarriere und Immunsystem auseinandergesetzt haben. Wenn wir uns dann vor Augen führen, wie sehr wir das Umfeld für unsere Kühe verändert haben sowie die Milch, die sie uns geben, und wie wir unser eigenes Mikrobiom manipuliert haben, so ist es kaum mehr verwunderlich, weshalb Milchprodukte heute so vielen Menschen Probleme bereiten.

Wie die moderne Landwirtschaft das Fleisch verändert, das Sie essen

Gras versus Getreide – wie ernähren wir unser Vieh?
Wir verzehren heute mehr Fleisch denn je, doch die Qualität dessen, was auf unserem Teller landet, ist ebenfalls schlechter denn je.

Früher haben wir Tiere gegessen, die in ihrem natürlichen Habitat aufwuchsen und sich aus der Natur ernährten. Bei Rindern war dies vorzugsweise Gras. Während des Zweiten Weltkrieges aber produzierten amerikanische Farmer mehr Getreide, als die Bevölkerung brauchte, daher gaben sie das Getreide ihrem Vieh. Bald stellte man fest, dass getreidegefütterte Tiere schneller fett wurden und eher ihr Schlachtgewicht erreichten. Vor gut 75 Jahren brauchte eine Kuh vier oder fünf Jahre, bis sie geschlachtet werden konnte. Heute füttert man sie mit Mais und Proteinen, muss ihnen aber auch Mittel gegen Blähungen verabreichen. Dazu kommen noch Wachstumshormone – aber so kann das arme Vieh schon nach 14 bis 16 Monaten zum Schlachter.[226]

Die Getreidefütterung und die moderne Massentierhaltung sind dafür verantwortlich, dass das Vieh anfällig für Krankheiten ist, daher gibt man den Tieren Antibiotika, die natürlich auch im Fleisch landen. Auf diese Weise hat man antibiotikaresistente Keime gezüchtet, die wir medizinisch längst nicht mehr in den Griff bekommen.[227]

Vitamine und Mineralstoffe im Rindfleisch
Wenn Sie gerne Steak essen, kennen Sie vermutlich den Ausdruck »marmoriertes« oder »durchwachsenes Fleisch«. Wir teilen das Fleisch je nach seiner »Marmoriertheit« in Güteklassen ein. Doch »durchwachsen« heißt letztlich, dass im Muskelfleisch auch Fett enthalten ist.

Dieses Fett ist bei getreidegefüttertem Rind strahlend weiß, das Fett von Weiderindern aber hat einen gelblich-grauen Ton. Das Gelb stammt von den Carotinoiden (einer Vitamin-A-Vorstufe), die das Tier bildet, wenn es sich von frischem Gras ernährt. Daher enthält das Fett von getreidegefütterten Tieren auch einen deutlich geringeren Anteil an fettlöslichen Vitaminen wie A und E. Es enthält auch weniger Mineralstoffe wie Zink, Eisen und Phosphor.[228] Das Verhältnis der Omega-Fettsäuren ist ebenfalls nicht optimal: Es enthält weniger Omega-3-Fettsäuren und mehr Omega-6-Fettsäuren, die im Körper entzündungsfördernd wirken.[229]

Essen wie unsere Vorfahren – zurück zu den Wurzeln

Weston Price legte durch seine Forschungsarbeiten dar, dass die Gesundheit traditionell lebender Stämme und Völker in erster Linie auf deren Ernährungsgewohnheiten beruht. Eine Ernährungsempfehlung könnte also lauten, so zu essen wie unsere Vorfahren. Unser Programm für zahngesunde Ernährung jedenfalls versucht, das, was wir uns heute auf den Teller laden, in einen gesunden Kontext zu stellen, damit wir unsere Wahl für dieses oder jenes Lebensmittel als informierte Konsumenten treffen und so die traditionellen – und gesünderen – Werte wiederaufleben lassen können.

Essen wie unsere Vorfahren – bei diesem Stichwort denken die Leute oft, wir müssten zu diesem Zweck wieder zum Höhlenmenschen werden. Doch unsere Nahrung ist kaum mit der aus paläolithischer Zeit zu vergleichen. Viele der Nahrungsmittel, die der erste Homo sapiens zur Verfügung hatte, gibt es gar nicht mehr oder sie haben sich stark verändert (so waren die Früchte unserer Jäger-und-Sammler-Vorfahren noch sehr viel ballaststoffhaltiger als heute).[230] Außerdem haben die Veränderungen, die bis zur industriellen Revolution stattfanden, nicht zu ernsthaften gesundheitlichen Problemen geführt. Es ist also nicht nur unmöglich, bis in die Steinzeit zurückzugehen, es ist schlichtweg unnötig.

Auch müssen Sie sich keineswegs exakt so ernähren wie unsere Vorfahren oder die indigenen Stämme in abgelegenen Teilen der Welt. Letztlich geht es darum, die Prinzipien hinter deren Ernährung verständlich zu machen und anzuwenden, denn diese Prinzipien haben sich entwickelt, bevor die Industrielle Revolution uns mit den eben beschriebenen hochverarbeiteten Lebensmitteln überschwemmte. Diese Lebensmittel sind auf Massenproduktion ausgerichtet, auf lange Lagerfähigkeit und viele weitere Anforderungen, die sich an den Bedürfnissen der Wirtschaft und nicht an unserer Gesundheit orientieren. Das Prinzip hinter der Ernährung unserer Vorfahren aber beruht auf Nahrungsmitteln, die in einem natürlichen Umfeld wachsen und uns guttun.

Vollwertige Nahrung versus industriell aufbereitete Nahrung

Traditionelle Gesellschaften mussten die ihnen zur Verfügung stehende Nahrung möglichst komplett verwerten, weil die Versorgung eben nicht so sicher war wie heute. Dementsprechend ist unser Körper darauf ausgerichtet, Nährstoffe aus allen Teilen von Pflanze oder Tier zu ziehen, und nicht nur aus einigen wenigen »Premiumstücken«. Je mehr von der Pflanze wir verzehren, je mehr von dem Tier wir aufnehmen, desto mehr Nährstoffe erhält unser Körper.

Überlegen Sie nur mal, wie Tiere in der Wildnis leben. Wenn sie eine essbare Pflanze finden oder ein kleineres und schwächeres Tier töten, fressen sie den gesamten Organismus. Zumindest sehr viel mehr davon als wir.

Die traditionelle Ernährungsweise versucht, dem Menschen all diese Nährstoffe in möglichst natürlicher Form zur Verfügung zu stellen. Dazu gehören auch natürliche, nicht veränderte Fette aus tierischen und pflanzlichen Quellen. Traditionelle Kulturen in aller Welt haben jahrtausendelang jeden Teil der von ihnen getöteten Tiere verwertet, um sich die darin enthaltenen Nährstoffe zu sichern.

Daher waren Fette wie die folgenden fester Bestandteil der Ernährung unserer Vorfahren:

> Ghee (geläuterte Butter)
> Butter aus Rohmilch und Rohsahne, beides von Weidekühen
> Talg von Weidetieren wie Kühen, Bisons, Elchen und anderen
> Speck von freilaufenden Schweinen
> Fett von freilaufenden Enten, Gänsen und Hühnern
> Fische und Meeresfrüchte im Ganzen, dazu Lebertran von Kabeljau, Dorsch und Schellfisch
> Naturbelassenes Kokosöl, Palmkernöl und kalt gepresstes Olivenöl, möglichst aus erster Pressung

Unsere Vorfahren verzehrten – wie Raubtiere – auch die Organe eines erjagten Beutetiers, z. B. dessen Leber. Wie bereits angemerkt, sind die inneren Organe die beste Quelle für fettlösliche Vitamine wie A, D und K2, die dazu beitragen, dass das Knochengerüst gesund bleibt.

Fleischstücke, die viel fettlösliche Vitamine mitbringen, was v. a. für Innereien wie Leber, Magen, Darm, Herz und Hirn gilt, sind daher ein fester Bestandteil traditioneller Ernährungsformen.

Für chinesische Dim-Sum-Klöße werden z. B. geronnenes Entenblut und mit Ingwer gewürzte Rinderkutteln verwendet. Die Römer kennen eine Pastasauce *con la pajata*. Und diese Pajata ist nichts anderes als der Darm vom Milchkalb. In Pakistan hingegen gibt es *kat-a-kat*, ein Haschee aus Nieren, Herz, Hirn, Leber und den Hoden eines Ziegen- oder Schafbocks.

Die Bedeutung der Zubereitung

Doch um uns mundum gesund zu ernähren, genügt es nicht, nur die richtigen Nahrungsmittel auszuwählen. Denn um dem Körper fettlösliche Vitamine in ausreichender Menge zur Verfügung zu stellen, müssen Sie auch darauf achten, wie Sie Ihre Mahlzeiten zubereiten.

Fermentierte Lebensmittel

Bei der Fermentation (Gärung) wird Zucker von Bakterien in Alkohol, Säure oder Kohlendioxid umgewandelt – in Stoffe also, die stabiler sind und länger haltbar. Dank Mikroorganismen wie Hefen und Bakterien kommt es in der Natur ständig zu Gärungsvorgängen. Und der Mensch weiß seit langer Zeit, wie er sich diese zunutze machen kann.

Mittels Fermentation lassen sich nämlich Lebensmittel haltbar machen, die aus dem ein oder anderen Grund nicht das ganze Jahr über verfügbar sind, z. B. frisches Gemüse. Daher spielen in der Ernährung traditioneller Kulturen fermentierte Lebensmittel eine wichtige Rolle.

In Europa z. B. isst man fermentierte Milchprodukte, Weinblätter, Kräuter und Wurzelgemüse, aber auch fermentierten Kohl (Sauerkraut). Die Inder nehmen vor dem Essen ein Lassi (Joghurtgetränk) zu sich. In Bulgarien trinkt man Kefir und chinesische Arbeiter ernährten sich von milchsauer vergorenem Gemüse, während sie die Chinesische Mauer bauten. Vor Hunderten von Jahren wurde in Korea das Kimchi Tradition, bei dem Kohl und andere Gemüsearten milchsauer vergoren werden. Noch heute wird in Asien viel sauer eingelegtes Gemüse verzehrt. Und in Afrika wird durch die Milchsäuregärung Getreide, z. B. Mais, haltbar gemacht.[231]

Manche fermentierten Nahrungsmittel sind auch heute noch beliebt, obwohl vielen Menschen dies nicht bewusst ist. Käse und Joghurt z. B. bestehen aus fermentierter Milch. Wein ist nichts anderes als fermentierter Traubensaft. Und Essiggurken sind – wenn sie natürlich hergestellt sind – fermentierte Gürkchen.

Fermentierte Nahrung ist gut für unsere Gesundheit, da der Fermentationsprozess wertvolle Nährstoffe liefert: Vitamine wie Thiamin (B1), Niacin (B3), Biotin (B7), Riboflavin (B2) und das wichtige K2. Das Fermentieren macht im Übrigen auch Getreide leichter verdaulich.

Nur moderne, industriell aufbereitete Nahrungsmittel sind frei von Nährstoffen, die wir brauchen, um Mund und Körper gesund zu halten.

Brühe

Brühe aus Tierknochen ist seit Tausenden von Jahren ein wichtiger Bestandteil der menschlichen Ernährung.

Das Tolle an der Brühe ist, dass sie voller Mineral- und Nährstoffe steckt und uns Gelatine liefert (aus dem denaturierten Kollagen der mitgekochten Knochen). Das ist gut für Knochen, Knorpel und die Haut. Daher ist Brühe unverzichtbar für jede Form der Ernährung, die unsere Mundhöhle, den Verdauungstrakt, die Gelenke und das Skelett gesund halten soll.

Früher spielte die Brühe in unserer Ernährung eine tragende Rolle, weil wir daraus Suppen, Eintöpfe, Saucen und ohnehin alles machten, was heiß, flüssig und würzig war. Leider wird sie heute meist durch industriell hergestellte Brühwürfel ersetzt oder durch Saucenfonds aus der Konserve.

Werden Sie zum Nährstoff-Detektiv

Zucker trägt die Hauptschuld an der Karies. Doch unsere moderne Ernährung enthält darüber hinaus viel zu viele denaturierte Bestandteile, die auf allen möglichen Wegen Schaden anrichten können. Ich hoffe sehr, dass Sie nach der Lektüre dieses Kapitels den Wert naturbelassener Lebensmittel gegenüber industriell veränderten, schädlichen Nachbauten erkennen können.

Mit diesem Wissen im Hinterkopf ist die Versuchung, Dinge zu essen, die Ihr Körper nicht verarbeiten kann, schon deutlich geringer. Allmählich wird auch Ihr natürlicher Instinkt wiederkehren, der Ihnen ganz automatisch Appetit auf das macht, was Ihrem Körper guttut. Dann wird Ihre Ernährung wieder im Einklang mit den Grundprinzipien Ihrer Vorfahren sein. Und Ihr Mund bzw. Ihr Körper werden es Ihnen danken.

Kapitel 8

VON DER FETTARMEN ERNÄHRUNG ZUM CHOLESTERIN

Ärztliche Empfehlung: Krankheit

Heute ist das nur noch schwer vorstellbar, doch vor nicht allzu langer Zeit machten Ärzte Werbung für bestimmte Zigarettenmarken. Bis 1949 schaltete Camel Werbung in Zeitschriften, in denen ein Mann im weißen Kittel meinte: »Ärzte rauchen mehr Camel als irgendeine andere Marke.«

Selbst damals wusste die Gemeinde der Mediziner – wenn nicht die Öffentlichkeit allgemein –, dass Rauchen nicht unbedingt *gesund* ist. Doch dass Ärzte mit ihrem Renommee für bestimmte Zigarettenmarken Werbung machten, zeigt, wie sehr medizinisches Wissen sich innerhalb von 30 Jahren verändern kann. Was Sie als Kind gelernt haben, erweist sich vielleicht als falsch, wenn Sie erwachsen sind.

Es ist eine meiner schwierigsten Aufgaben als Zahnarzt, die fest verwurzelten Glaubenssätze meiner Patienten, was »gesund« und was »ungesund« ist, zu entkräften. Wenn ich sage: »Sie müssen Ihre Ernährung ändern, wenn Sie eine gesunde Mundhöhle haben möchten«, nicken sie noch eifrig. Wenn ich ihnen darüber hinaus sage, ihre Kinder müssten sich anders ernähren, um ihren Mund zu schützen, verstehen sie das auch. Doch wenn ich ihnen dann erkläre, dass sie zu diesem Zweck mehr Fett verzehren müssen, starren sie mich nur ungläubig an, als wollten sie sagen: »*Aber dann nehme ich zu und riskiere einen Herzinfarkt!*« Denn Fett gilt als Feind Nr. 1 für die Gefäße. Und es ist heutzutage wirklich schwierig, den Leuten zu vermitteln, dass Fett gut für die Gesundheit, ja sogar für die schlanke Linie ist.

Wie alle Inhaltsstoffe unserer Ernährung erfüllt auch das Fett bestimmte Aufgaben im Körper. Unter anderem macht es unsere Zellmembranen schön geschmeidig und stark. Und doch hat vermutlich jeder meiner Leser schon gehört oder gelesen, dass man umso gesünder ist, je weniger Fett man verzehrt. Und dass man sich, um »richtig« abzunehmen, fettarm ernähren sollte. Denn genau das haben uns Ärzte, Ernährungsberater und die Medien in den letzten Jahrzehnten ständig erzählt.

Dass sich diese Auffassung durchgesetzt hat, zeigt uns schon ein kurzer Blick in die Regale der Supermärkte: Fettarme Nahrungsmittel stehen immer ganz vorne und weisen unweigerlich schon auf der Packung darauf hin, dass sie nur gaaaanz wenig Fett enthalten. Damit gehen die Marketingstrategen nämlich nur zu gerne hausieren.

Paradoxerweise aber haben sich die Probleme, zu deren Bekämpfung fettarme Lebensmittel auf den Markt gebracht wurden, in den letzten Jahren noch verschärft, ja, sie sind schlimmer denn je. Die Weltgesundheitsorganisation (WHO) schätzte 2014, dass 1,9 Milliarden Erwachsene weltweit unter Übergewicht leiden. Von diesen gelten sage und schreibe 600 Millionen als fettleibig.[232]

Zu diesem Phänomen gibt es zahllose wissenschaftliche Untersuchungen, die ganze Bücher füllen. Man wird nicht müde, mit dem Finger auf die angeblichen Übeltäter zu deuten. Dabei haben sich nur wenige Forscher darüber Gedanken gemacht, ob Fettleibigkeit und Gewichtsprobleme vielleicht etwas mit unserer Mundgesundheit zu tun haben könnten. Karies, Fettleibigkeit, Herzkrankheiten und andere chronische Erkrankungen gehen nämlich alle auf dieselben Ernährungsfaktoren zurück. Daher ist es nur naheliegend, dass eine mundgesunde Ernährung sich auch auf diese Probleme positiv auswirkt.

Die Geburtsstunde der fettarmen Ernährung

In den 1940er-Jahren ging der amerikanische Ernährungswissenschaftler Ancel Keys der Frage nach, weshalb so viele Amerikaner mittleren Alters Herzinfarkte bekamen.

In Minnesota führte Keys eine Langzeitstudie mit Geschäftsmännern zwischen 45 und 55 Jahren durch. Er maß ihren Blutdruck und ihren Cholesterinspiegel und zeichnete ihre Ernährungsgewohnheiten ebenso auf wie andere Eigenheiten ihres Lebensstils. Diese Männer ernährten sich von viel Fleisch und Milchprodukten mit einem hohen Anteil gesättigter Fette. Ausgehend von dieser Beobachtung entwickelte Keys seine berühmt gewordene Fett-Herzinfarkt-Hypothese.[233] Die besagte, dass Nahrungsmittel voller gesättigter Fette den Cholesterinspiegel ansteigen lassen und das Risiko von Herzinfarkten und Schlaganfällen erhöhen.

Um seine Theorie zu überprüfen, führte Keys die sogenannte Sieben-Länder-Studie durch, bei der er in sieben verschiedenen Ländern Herzkrankheiten und Ernährung von Männern mittleren Alters in Beziehung setzte. Die Studie schien seine Theorie zu bestätigen, doch heute weiß man, dass Keys die Daten selektierte, sodass sie die heiß ersehnte Bestätigung seiner Theorie lieferten.[234]

Mit der Zeit sickerte das Low-Fat-Ideal ein ins westliche Ernährungsbewusstsein. Es hat sich so fest in unserem *Gewissen* verankert, dass es unsere Art zu essen ein für alle Mal veränderte.

Wir versuchen, so wenig Kalorien zu uns zu nehmen wie nur möglich, anstatt so viele *Nährstoffe* wie möglich. Wir scheuen vor

Lebensmitteln mit hohem Fettgehalt zurück, selbst wenn sie viele andere Stoffe enthalten, die unser Körper dringend braucht. Wir verwechseln das »fit Aussehen« mit dem »fit Sein«.

Mythen rund um gesättigte Fette, Cholesterin und Herzerkrankungen

1977 übernahm die US-Senatskommission für Ernährung und menschliche Bedürfnisse Keys' Fett-Herzinfarkt-Hypothese. 1980 erschien die erste Version der *Dietary Guidelines,* der Ernährungsrichtlinien, in denen die amerikanische Regierung ihren Bürgern empfahl, mehr Obst, Gemüse, Getreide und Geflügel zu essen und vollfette tierische Erzeugnisse bzw. Milchprodukte durch fettärmere Varianten zu ersetzen.[235]

Dabei fiel unter den Tisch, dass es eine ganze Reihe von Wissenschaftlern gab, die diesen Empfehlungen widersprachen und meinten, solch kategorische Einschätzungen gebe die Datenlage einfach nicht her.[236] Und diese Kritik wird seitdem regelmäßig wiederholt, verhallt heute jedoch ebenso ungehört wie in den Achtzigern.

Und mittlerweile setzt das Massendenken »fettarm« mit »gesund« gleich. Fast alle Patienten, mit denen ich mich unterhalte, reagieren beim Thema »Fett in der Nahrung« genauso negativ wie beim Stichwort »Bakterien« – Fett wird in Bausch und Bogen verdammt. Daher möchte ich, ehe ich mich an die Erklärung mache, warum Fett gut für uns ist, zuerst mit den gängigen »Fett-Mythen« aufräumen. Denn die meisten unserer Annahmen über Fett sind bestenfalls ungenau, schlimmstenfalls aber falsch.

1. Fettarme Produkte schützen vor Herz-Kreislauf-Erkrankungen, Übergewicht und Diabetes: nicht bewiesen!
Seit die fettarme Ernährung ihren Siegeszug im Westen antrat, sind mittlerweile 60 Jahre vergangen. Wir haben also eine Menge Daten

zur Verfügung, die den Effekt dieser Ernährungsweise auf unsere Gesundheit belegen könnten.

Zwischen 1980 und 2000 nahmen die Todesfälle infolge von Herzerkrankungen ab.[237] Doch das könnte ebenso gut auf die Fortschritte in der notärztlichen Versorgung und in der Chirurgie zurückzuführen sein. Herzkrankheiten sind auch heute noch Todesursache Nr. 1 bei Männern wie bei Frauen. Und die Zahl der Übergewichtigen ist gestiegen – im Jahr 2030, so schätzt man, werden 44 Prozent der Amerikaner fettleibig sein,[238] Forscher rechnen dann weltweit mit 3,3 Milliarden Übergewichtigen[239], und in Deutschland wird die Zahl der Fettleibigen bis 2030 um 80 Prozent steigen.[240] Seit den Siebzigerjahren nimmt außerdem Typ-2-Diabetes epidemische Ausmaße an, was in diesem Zusammenhang bemerkenswert ist.[241]

2. Gesättigte Fette verursachen Herzkrankheiten: falsch!

Das Hauptargument für eine fettarme Ernährung ist die Fett-Herzinfarkt-Hypothese. Doch 2010 bewies eine groß angelegte Metastudie, dass es zwischen dem Verzehr gesättigter Fette und Herz-Kreislauf-Erkrankungen keinen statistisch relevanten Zusammenhang gibt.[242]

2014 wies eine Metastudie nach, dass die Margarinsäure, eine gesättigte Fettsäure, die in Milchprodukten sowie in tierischen Fetten wie Rindertalg oder Schweineschmalz vorkommt, das Risiko von Herzkrankheiten »signifikant reduziert«. Zwei andere gesättigte Fettsäuren, die man in Palmöl und tierischen Fetten findet, zeigten nur »eine schwache Korrelation« mit Herzkrankheiten.[243] Die existierenden Daten weisen darauf hin, dass die angeblich »herzgesunden« mehrfach ungesättigten Fette wie Sonnenblumenöl das Risiko von Herz-Kreislauf-Erkrankungen nicht zu senken vermögen. Meiner Ansicht nach belegt dies nur, wie wenig wir die Wirkung von Fetten im Körper bis dato verstanden haben.

3. Hoher Cholesterinspiegel führt zu Herzkrankheiten: falsch!
Jahrelang haben uns Gesundheitsexperten ans Herz gelegt, stark cholesterinhaltige Nahrung zu meiden, weil dies das Risiko, an einer Herz-Kreislauf-Störung zu erkranken, ansteigen lasse. Ein hoher Spiegel des LDL (Low Density Lipoprotein, das auch als »schlechtes Cholesterin« bekannt ist) sollte das Risiko sogar massiv erhöhen.

Jüngere wissenschaftliche Untersuchungen, die im *American Heart Journal* veröffentlicht wurden, zeigen, dass bei den meisten Patienten, die mit einem Herzanfall ins Krankenhaus kamen, der Cholesterinspiegel nicht so hoch war, dass man daraus ein erhöhtes Risiko hätte ableiten können.[244] Diese Studien lassen vermuten, dass der angenommene Zusammenhang zwischen Cholesterinspiegel und Herzkrankheiten, wie ihn die »Fettarm«-Bewegung behauptet, nie wirklich begründet war.

4. Gesättigte Fette erhöhen den LDL-Wert: falsch!
Die Fett-Herzinfarkt-Hypothese geht davon aus, dass gesättigte Fette in der Nahrung den LDL-Wert ansteigen lassen. Mittlerweile hat sich aber gezeigt, dass gesättigte Nahrungsfette den LDL-Wert nicht erhöhen, sondern senken, indem sie aus dem Low-Density-Lipoprotein ein High-Density-Lipoprotein machen (das wir als HDL bzw. »gutes« Cholesterin« kennen).[245, 246]

5. Cholesterinreiche Ernährung erhöht den Cholesterinspiegel im Blut: falsch!
Lange Zeit nahm man an, dass cholesterinreiche Ernährung das Gesamtcholesterin im Blut ansteigen lässt, also das »gute« wie das »schlechte« Cholesterin. Mittlerweile haben wissenschaftliche Untersuchungen gezeigt, dass jeder Mensch unterschiedlich auf Cholesterin in der Nahrung reagiert, der Konsum an sich aber den Cholesterinspiegel nicht unbedingt beeinflusst.[247] Anders ausge-

drückt: Cholesterin aus der Nahrung erhöht nicht automatisch die HDL- oder LDL-Werte im Blut.

Wie der Mythos vom schädlichen Fett sich in unseren Köpfen festsetzte

Klar ist man hinterher immer klüger. Trotzdem fragt man sich natürlich, warum die Menschheit den Mythos vom schädlichen Fett so bereitwillig akzeptierte, wo doch die Datenlage mehr als dünn war.

Die Fett-Herzinfarkt-Hypothese war nun mal nie mehr als eben eine Hypothese. Die vorgebrachten wissenschaftlichen Belege wurden kontrovers diskutiert, trotzdem machte man sie zum Herzstück staatlicher Ernährungsempfehlungen und propagierte sie in den Medien. Wie kam es dazu? Nun, es fing eigentlich ganz harmlos und mit den besten Motiven an: Man wollte der epidemischen Zunahme von Herzerkrankungen unbedingt Einhalt gebieten. Und das Schönheitsideal jener Zeit propagierte den straffen Bikinikörper.

Mitte der Achtzigerjahre war man sich dann einig: Die fettarme Ernährung war nicht nur für Hochrisikopatienten gut, sondern auch die beste Vorbeugung gegen Herz-Kreislauf-Erkrankungen und somit die beste Form der Ernährung für alle, von Babys vielleicht abgesehen.[248]

(Auch über diese Aussage sollten wir kurz nachdenken. Die Vorstellung, dass Babys etwas grundsätzlich *anderes* brauchen als Erwachsene, ist schlicht unsinnig. Wahr ist, dass Babys dieselben Nährstoffe brauchen wie Erwachsene, nur in unterschiedlichem Maße.)

In dieser Situation wurden dann plötzlich auch die Lebensmittelkonzerne aufmerksam und sahen in der Low-Fat-Bewegung ein neues Feld für Profite. Stück für Stück wurden natürliche Nahrungsmittel durch fettarme Varianten ersetzt, die keine gesättigten Fette mehr enthielten. Das brachte jedoch ein anderes Problem mit sich:

Diese Produkte schmeckten einfach nicht mehr so gut. Um den Geschmack wieder aufzupeppen, setzte man ihnen Zucker und mehrfach ungesättigte, industriell aufbereitete Pflanzenöle zu. In den Neunzigerjahren entdeckte man dann, dass solche Produkte zum sogenannten Snackwell-Effekt[249] führten, benannt nach einer bestimmten fettarmen Produktlinie der Firma Nabisco. Snackwell-Produkte waren zwar arm an Fett, aber reich an Kohlehydraten und Kalorien. Und von diesen Produkten verzehrte der Verbraucher mehr. Klar, er bekam schließlich nicht, was er sich ursprünglich wünschte.

Die Wahrheit über die mediterrane Ernährung

Eines der beliebtesten Ernährungsmodelle überhaupt ist die sogenannte mediterrane Ernährung. Auch dieser Begriff stammt von Ancel Keys. Diese Art der Ernährung war seiner Ansicht nach arm an gesättigten Fetten, weil sie sich ganz auf Fisch, Meeresfrüchte, Olivenöl, viel Gemüse und ausgezeichnete Kohlehydratprodukte stützt. (Jeder weiß, wie viel Sorgfalt die Italiener auf ihre Pasta verwenden.) Tatsächlich ist diese Ernährung gesund. Doch Keys' Interpretation der Ernährungsweise der Mittelmeervölker ließ einige zentrale Bestandteile einfach außen vor und entsprach daher nicht *vollkommen* den Tatsachen.

Wenn man sich nämlich mal ansieht, was die Italiener im wirklichen Leben essen, wird schnell klar, dass die mediterrane Ernährung alles andere als fettarm ist. Tatsächlich stehen im Mittelpunkt mediterraner Ernährung Nahrungsmittel, die reich sind an fettlöslichen Vitaminen. Und ja, diese sind auch tierischen Ursprungs.

Italien ist ein großes Land mit sehr unterschiedlichen geografischen und klimatischen Verhältnissen, was zur Ausbildung der verschiedensten Essens-Subkulturen geführt hat. *Die* italienische Küche gibt es schlicht nicht. Trotzdem kehren einige wichtige Prinzipien mit schöner Regelmäßigkeit in allen italienischen Regionalküchen wieder. Die köstlichsten Hervorbringungen der italienischen Küche basieren auf Zutaten mit hohem Anteil an gesättigten Fetten: Butter, Käse (von Kühen, Ziegen und Schafen), durchwachsenes Fleisch, Innereien und Meeresfrüchte.[250] Sehen wir uns doch diese wunderbaren Zutaten einfach mal an und lassen wir daraus das wahre Bild der mediterranen Küche entstehen.

Schinken und Wurstwaren

Italien ist berühmt für seine *salumi*. Da gibt es die Coppa, eine Spezialität von Schweinenacken oder -schulter, und die Soppressata, eine Rohwurstsorte aus Schweinebauch, -zunge, -magen und anderen Teilen vom Schwein. Dann sind da die Pancetta, Bauchspeck vom Schwein, und der zarte Lardo, rosmaringewürzter Rückenspeck vom Schwein. Und es gibt noch zahllose andere regionale Wurstsorten – alle samt und sonders nicht fettarm.

Innereien und fettes Fleisch

Die italienische Küche ist eine sogenannte *cucina povera*, eine Arme-Leute-Küche, die vom Tier buchstäblich alles verwendet. Daher werden für die klassisch italienischen Gerichte auch Kutteln, Kalbsleber, Leberpastete und so weiter verwendet.

Porchetta z. B. wird auf der Straße verkauft. Dabei handelt es sich um ein entbeintes Schwein, das im Ganzen am Spieß geröstet und dann geschnitten in Sandwiches verkauft wird. Auch isst man in Italien gerne Stoccafisso oder Baccalà, getrockneten Schellfisch, der ebenfalls nicht gerade fettarm ist.

Eier

Haben wir nicht lange Zeit geglaubt, Eigelb sei schädlich, weil es so viel Cholesterin enthält? Nun, die italienische Küche liebt Ei. Das bekannteste Gericht ist wohl die Frittata, für die Gemüse, Käse und

Schinken mit 8 bis 10 geschlagenen Eiern zu einem köstlichen Omelett verbacken werden. (Wie wir oben schon gelesen haben, erhöht cholesterinreiche Nahrung den Cholesterinspiegel nicht. Grund zur Freude für alle Frittata-Liebhaber!)

Vollfette Milch und Käsesorten

Die drei wichtigsten Käsesorten Italiens sind alle nicht fettarm, und wahrscheinlich kennen Sie sie sogar.

Parmigiano Reggiano wird aus roher Kuhmilch hergestellt. Der Hartkäse mit dem nussartigen Geschmack muss zwei bis drei Jahre lang reifen. Mozzarella wird gewöhnlich aus der Milch von Büffelkühen gemacht. Pecorino wiederum wird aus Schafsmilch hergestellt und gehört auch zu den vollfetten Käsesorten. Dan Buettner, der für die Zeitschrift *National Geographic* die Gegenden der Welt bereist hat, wo überdurchschnittlich viele langlebige Menschen wohnen, schreibt, dass Sardinien eine dieser Regionen ist. Auf dieser italienischen Insel aber trinken die Menschen immer noch rohe Ziegenmilch, die voller Fett und damit voller fettlöslicher Vitamine steckt.

Unser gängiges Bild von der mediterranen Ernährung ist also ziemlich schief. Ironischerweise hat die echte mediterrane »Diät« nämlich große Ähnlichkeit mit der Ernährungsweise traditioneller Kulturen, die auch Weston Price beschrieb – naturbelassene Nahrungsmittel voller Fett und fettlöslicher Vitamine. Die fettarme Industrieversion hingegen ist geradezu das *Gegenteil* einer gesunden und traditionellen Ernährung.

Warum und wozu brauchen wir Fett?

Gesättigte und ungesättigte Fette

Unsere Nahrung enthält sowohl gesättigte als auch ungesättigte Fette. Diese beiden Fettarten ergänzen einander in der Natur, und da wir ebenfalls ein Teil der Natur sind, ergänzen sie einander auch in unserem Körper. Daher gibt es auch keine definitive Antwort auf die Frage, wie viel wir von diesen Fetten jeweils verzehren sollten. Denn im Grunde brauchen wir ein ausgewogenes Verhältnis von gesättigten und ungesättigten Fetten, um ganz gesund zu sein.

Besonders wichtig sind die Fette für unsere Zellmembranen. Unsere Zellen sind ständig von Tausenden, wenn nicht Millionen fremder Moleküle umgeben. Sie brauchen also eine schützende Haut, die so durchlässig ist, dass nützliche Moleküle hindurchfinden, und undurchdringlich genug, dass unerwünschte draußen bleiben müssen. Die Zellmembran ist die Haut der Zelle.

Gesättigte Fette sind nicht besonders reaktionsfreudig. Sie gehören zu den stabilsten Komponenten unserer Nahrung. Daher können sie auch unseren Zellmembranen Stabilität und Struktur verleihen – sie halten die Membran dicht. Ungesättigte Fette hingegen machen die Membran flexibel – was ebenfalls wichtig ist, weil die Zelle ja bestimmte Stoffe aufnehmen und andere ausscheiden muss.

Aus diesem Grund sind gesättigte und ungesättigte Fette sowohl für unsere Immunzellen wichtig als auch für die Botenstoffe, die für deren Ausschüttung sorgen. Natürlich erfüllen Fette noch zahllose andere Funktionen im Körper, daher für den Moment nur so viel: Fette sind für unsere Gesundheit ausgesprochen wichtig.

Die Struktur verschiedener Fette und ihre Rolle im Körper

1. Triglyzeride (Fettmoleküle)

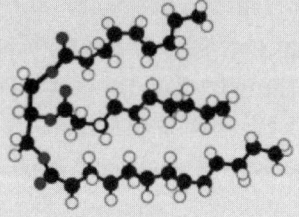

2. Gesättigte Fette

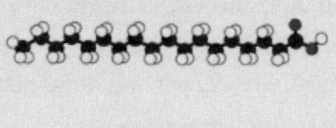

3. Einfach ungesättigte Fette

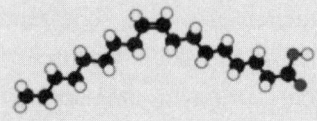

4. Mehrfach ungesättigte Fette

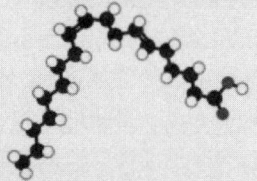

Abb. 21: Die Struktur der verschiedenen Fettarten.

Wenn wir uns eingehender damit auseinandersetzen wollen, welche Funktionen Fette in unserem Körper haben, müssen wir zunächst einmal ihre Struktur verstehen.

Fette und Öle fasst man unter dem Begriff **Lipide** zusammen. Ist ein Lipid bei Raumtemperatur fest, spricht man von »Fett«. Ist es bei Raumtemperatur flüssig, nennt man es »Öl«. Dass Lipide sowohl in flüssiger als auch in fester Form auftreten, macht sie zu wertvollen Rohstoffen für unsere Körperzellen.

Fettmoleküle (auch Triglyzeride genannt) haben drei Fettsäureketten. Das sind im Wesentlichen Ketten von Kohlenstoffatomen, an denen Wasserstoffatome sitzen. Diese Fettsäureketten hängen wiederum an einem Glyzerin-Molekül – das aus Kohlenstoff-, Wasserstoff- und Sauerstoffatomen besteht.

In der Natur sind alle Fette entweder gesättigt oder ungesättigt. Das hängt ganz von den Kohlenstoffatomen ab, die die Fettsäureketten bilden.

Bei den **gesättigten Fetten** sind die Kohlenstoffatome durch einfache Bindungen verknüpft. Daher kann kein anderes Molekül andocken, weil die Bindungen alle »in Gebrauch« sind. Das Molekül ist gesättigt, alle Bindungsmöglichkeiten sind »ausgereizt«. Gesättigte Fette sind daher weniger reaktionsfreudig und weisen eine stabile Struktur auf. Daher sind sie bei Raumtemperatur gewöhnlich fest und schmelzen erst bei höheren Temperaturen. Man findet gesättigte Fette vorzugsweise in Fleisch wie Rindfleisch oder Geflügel, Talg, Schweineschmalz und Speck. Außerdem in Milchprodukten wie Hartkäse (Emmentaler, Cheddar), Vollmilch, Sahne, Butter und Ghee sowie in Palmöl und Kokosnussfett.

Bei den **ungesättigten Fetten** weist die Kette aus Kohlenstoffatomen mindestens eine Doppelbindung auf. Wenn zwei Atome durch eine Doppelbindung verknüpft sind, ist die Möglichkeit gegeben, dass ein anderes Molekül sich anlagert. Die Bindungsmöglichkeiten sind nicht alle »ausgereizt«, das Fett ist also ungesättigt.

Die Doppelbindung macht ungesättigte Fette reaktionswilliger und flüssig, da der Schmelzpunkt niedriger liegt. Gewöhnlich sind ungesättigte Fette bei Raumtemperatur flüssig.

Ungesättigte Fette gibt es in zwei Formen: einfach ungesättigt und mehrfach ungesättigt.

Einfach ungesättigte Fette haben eine Doppelbindung in der Kohlenstoffkette. Das gilt z. B. für Olivenöl, Erdnussöl und das Fett der Avocado.

Mehrfach ungesättigte Fette haben mehrere Doppelbindungen in der Kohlenstoffkette. Daher sind sie noch reagibler als einfach ungesättigte Fette. Man findet sie in fettem Fisch, Distel-, Sesam- und Sonnenblumensamen, in Mais, Sojabohnen und vielen Nüssen bzw. ihren Ölen.

Es hat wenig Sinn, sich nur auf eines dieser Fette zu stürzen, denn von Natur aus gehören sie *zusammen* wie die Teile eines Puzzles.

Unsere Zellmembranen z. B. brauchen eine Mischung aus ungesättigten, einfach und mehrfach ungesättigten Fettsäuren, um stabil, flexibel und gesund zu bleiben. Daher sollten wir Fett möglichst im Naturzustand verzehren – damit wir auch alle Bestandteile des Puzzles abbekommen.

»Gute« und »schlechte« Fette

Jetzt rattert es vermutlich in Ihrem Gehirn und Sie sagen sich: »Augenblick mal. Ich weiß, dass nicht alle Fette schlecht sind. Es gibt da ein paar schlechte Fette, aber es gibt ja auch die guten, von denen man so viel hört.« Nun, auch die Vorstellung von »guten« bzw. »schlechten« Fetten ist Teil der Fett-Herzinfarkt-Hypothese und hat in Verbindung damit mehr Verwirrung gestiftet als Nutzen gebracht.

Die Mär von den »guten« und »schlechten« Fetten hat ihre Wurzeln in einer Feldstudie, die in den 1970er-Jahren von dänischen Forschern durchgeführt wurde. Diese untersuchten die Inuit, weil bekannt geworden war, dass das Eskimovolk zwar Unmengen Walfischspeck, Seehundöl (Robbentran) und fetten Fisch vertilgte, aber trotzdem nur selten an Herzkrankheiten litt.[251] Daraus schlossen die Forscher, dass die Ernährung der Inuit gut fürs Herz sein müsse. Walfischspeck und Seehundöl sind reich an Omega-3-Fettsäuren, und so kamen die Forscher zu dem Ergebnis, dass diese die Geheimwaffe der Inuit gegen Herzinfarkt sein müssen.

Walfischspeck und Seehundöl enthalten zwar hohe Mengen an Omega-3-Fettsäuren, doch nicht minder hohe Mengen gesättigter Fettsäuren. Doch seit Ancel Keys folgte die Wissenschaftlergemeinde nahezu geschlossen dem Credo, dass gesättigte Fette dem Herzen schadeten. Noch 2002 verkündeten Forschungsinitiativen zur Herzgesundheit, dass Omega-3-Fette fürs Herz uneingeschränkt zu empfehlen seien.[252] So kamen mehrfach ungesättigte Fette zu der (unverdienten) Einschätzung als »gute« Fette.

In Wahrheit existieren in der Natur keine isolierten Fette. Fette neigen dazu, sich mit anderen Fetten zu verbinden. Gesättigte, einfach und mehrfach ungesättigte Fette kommen also immer im Paket daher. Und Nahrungsergänzungsmittel mit isolierten Omega-3-Fettsäuren zeigten bis heute keinen wie auch immer gearteten nachweisbaren Effekt bei Herzkrankheiten.[253] Offensichtlich ist es Unsinn, nur *eine* Sorte Fett als »gut« zu bezeichnen. Fette sind nur dann gesund, wenn sie in einem naturbelassenen, ausgewogenen Verhältnis stehen. Allein in dieser Form liefern sie auch fettlösliche Vitamine mit.

> **Omega-3- und Omega-6-Fettsäuren**
>
> Heutzutage stoßen wir allenthalben auf zwei Formen mehrfach ungesättigter Fette: Omega-3-Fettsäuren und Omega-6-Fettsäuren. Man weiß mittlerweile, dass beide essenziell sind, d. h. unser Körper kann sie nicht selbst herstellen. Also müssen wir sie mit der Nahrung aufnehmen.
> Wie andere Fette sind beide wichtig für die Zellmembranen, das Gehirn und die Hormonfunktion. Beide allerdings spielen auch bei der Regulierung von Entzündungsvorgängen im Körper eine entscheidende Rolle.
> **Omega-3-Fettsäuren** hemmen Entzündungen. Pflanzliche Quellen sind Flachs, Hanf und Chiasamen, tierische sind Fisch, Fischöle, manche Milchprodukte und Eier.
> **Omega-6-Fettsäuren** hingegen fördern Entzündungen. Man findet sie in Nüssen und Samen wie Sesam, Kürbiskernen, Walnüssen, Pinienkernen, Para-, Pekan- und Erdnüssen sowie Mandeln. Auch in industriell aufbereiteten Ölen wie Sonnenblumen-, Mais- und Canola-Öl sind sie in hohen Dosen enthalten.
> In der Natur kommen Omega-3- und Omega-6-Fettsäuren im Verhältnis 1:1 vor. Da wir heute aber sehr viel mehr Omega-6-Fettsäuren konsumieren, bleiben die entzündungshemmenden Omega-3-Fette meist auf der Strecke. Man schätzt sogar, dass das Verhältnis der beiden in unserer modernen Ernährung bei 16:1 liegt.[254]

Lipoproteine und das »gute« bzw. »schlechte« Cholesterin

Wir haben uns bereits kurz mit »gutem« bzw. »schlechtem« Cholesterin beschäftigt. Diese Bezeichnung bezieht sich auf die Lipoproteine HDL bzw. LDL, die sich im Blutstrom finden. Was sind nun Lipoproteine? Im Grunde ein ausgeklügelter Mechanismus, der unserem Körper erlaubt, Fette zu transportieren.

Unser Körper besteht zu mehr als 60 Prozent aus Wasser, das sich ausgezeichnet eignet, um Stoffe von einem Ort zum anderen zu tragen. Das gilt jedoch nicht für Fette und fettlösliche Substanzen wie Vitamine und Cholesterin. (Öl und Wasser mischen sich ja auch nicht.) Damit Fette und fettlöslichen Substanzen z. B. in Zähne und Zellen gelangen können, brauchen sie einen hydrophilen (wasserfreundlichen) Überzug. Das ist die Rolle der Lipoproteine.

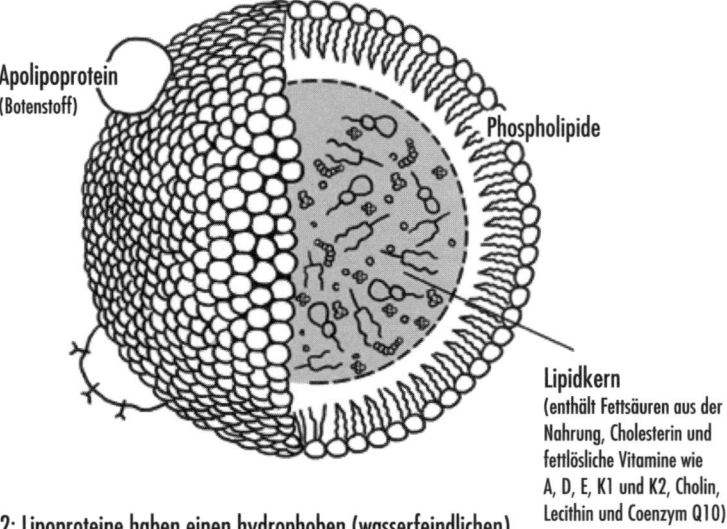

Abb. 22: Lipoproteine haben einen hydrophoben (wasserfeindlichen) Kern und eine hydrophile (wasserfreundliche) Oberfläche.

Lipoproteine sind Päckchen aus Fett, Cholesterin und fettlöslichen Nährstoffen, die so verpackt sind, dass sie unseren Blutstrom ungehindert passieren können. Wie beim DHL-Paket enthält die Außenhülle eine Art »Adresse«. Das Lipoprotein wird vom Blutstrom zu jener Zelle getragen, die zur Adresse passt. Die Zelle nimmt dann das Lipoprotein auf und packt den Inhalt aus.

Der Körper verwendet Lipoproteine, um Fette von der Zelle in die Leber zu schaffen und von dort zurückzuholen. Dazu dienen die High-Density- und Low-Density-Lipoproteine, also HDL und LDL. HDL wird von der Leber produziert und freigesetzt. Der Körper setzt HDL und LDL jeweils verschieden ein – und braucht beides.

Ärzte wissen mittlerweile, dass LDL-Partikel sich an den Wänden unserer Arterien anlagern und dort gefährliche Plaques bilden können. Daher gilt LDL als das »schlechte« Cholesterin. Da HDL sich nicht an der Arterienwand anlagert, ja sogar LDL-Partikel von der Wand lösen und in die Leber transportieren kann, gilt HDL als »gutes« Cholesterin. Doch diese Unterscheidung ist irreführend, denn unser Körper braucht beide Lipoproteine, die für den Fetttransport zusammenarbeiten müssen.

Cholesterin im Körper und Cholesterin in der Nahrung

Auf der Webseite der amerikanischen Gesundheitsbehörde heißt es, Cholesterin sei eine »wachsartige, fettähnliche Substanz, die in allen Zellen des Körpers zu finden ist«. Weiter schreibt man dort: »Unser Körper braucht Cholesterin, um Hormone, Vitamin D und andere Stoffe herzustellen, die uns bei der Verdauung helfen.«[255] Lipoproteine bestehen aus Cholesterin und anderen Fetten. 75 Prozent des Cholesterins in unserem Körper werden von der Leber hergestellt; die restlichen 25 Prozent nehmen wir mit der Nahrung auf.[256]

Wenn wir über den Cholesterinspiegel oder die HDL- bzw. LDL-Werte sprechen, ist damit das Cholesterin im Blut (Serum) gemeint.[257] Diese Werte beziehen sich also nicht auf das Cholesterin, das wir mit der Nahrung zu uns nehmen. Das ist ein wichtiger Unterschied, haben wir doch immer angenommen, das Cholesterin in der Nahrung lasse unseren Cholesterinspiegel so stark ansteigen. Aus diesem Grund denken wir, wir dürften z. B. nicht zu viele Eier essen. Doch unser Körper braucht das Cholesterin aus der Nahrung, um Fett zu verdauen und es zusammen mit fettlöslichen Vitaminen durch den Körper zu transportieren.

Wie denaturierte Nahrungsmittel unsere Zähne wichtiger Nährstoffe berauben

Wir wissen bereits, wie wichtig fettlösliche Vitamine für Zähne, Knochen und Organe sind und wie sie mithilfe der Lipoproteine durch den Körper transportiert werden. Wenn also unsere Lipoproteine aus dem Gleichgewicht sind, bekommen Zähne, Knochen und Organe nicht alle fettlöslichen Vitamine, die sie brauchen. Daher kann eine Ernährung, die nur wenig gesättigte Fette und Cholesterin enthält, sogar dazu beitragen, dass unsere Arterien verstopfen, was das Risiko für Herz-Kreislauf-Erkrankungen natürlich erhöht.

Industriell aufbereitete Öle verhindern also in mehrfacher Hinsicht, dass wir die nötigen fettlöslichen Vitamine bekommen. Zunächst, weil industriell aufbereitete, mehrfach ungesättigte Öle keine fettlöslichen Vitamine enthalten. Die darin enthaltenen Fette sind außerdem so instabil, dass sie die Lipoproteine beschädigen können, die für ihren Transport zuständig sind. Durch den Verzehr solcher Öle rauben wir dem Lieferservice für fettlösliche Vitamine nicht nur die geladenen Pakete, wir machen auch noch sein Lieferfahrzeug kaputt.

Unglücklicherweise sind die meisten Fette in abgepackten Nahrungsmitteln sowie die Fette, die wir zum Kochen und Backen verwenden, heutzutage industriell aufbereitete Öle aus mehrfach ungesättigten Fettsäuren. Dazu kommt noch, dass viele dieser Öle gehärtet oder bei hohen Temperaturen verarbeitet wurden, was den Gehalt an schädlichen Transfetten erhöht. Beides verändert die Zellmembran und schafft Chaos im Blut, im Gewebe und in den Organen. All das zusammen fördert Entzündungen und damit Herzkrankheiten.[258]

Gesättigte Fette aber, die in den meisten natürlichen Quellen wie z. B. Butter enthalten sind, gelten als hochgefährlich. Wir stören also das natürliche Gleichgewicht von gesättigten und ungesättigten Fetten, statt es zu fördern.

Fettarme, zuckerreiche Lebensmittel verursachen Zahnfleischentzündungen und Diabetes

Die Herzinfarkt-Fett-Hypothese hat darüber hinaus eine weitere, geradezu tragische Entwicklung zu verantworten: die Typ-2-Diabetes-Epidemie, die unter diesem Ernährungs-Credo im Westen ausgebrochen ist. Ich bin mit Blutzuckerproblemen ständig in Form von blutendem und entzündetem Zahnfleisch konfrontiert. Diabetiker haben ein stark erhöhtes Risiko, Zahnfleischprobleme zu entwickeln.[259] Wenn Diabetes nicht entsprechend behandelt wird, verschlimmert sich die Zahnfleischerkrankung so sehr, dass akute Infektionen entstehen und die Zähne am Ende sogar ausfallen.

Bis in die 1970er-Jahre waren nur etwa 2 Prozent der Amerikaner von Diabetes betroffen. Seit dieser Zeit sind die Zahlen dramatisch gestiegen. Mittlerweile leiden 29 Millionen Amerikaner – nicht ganz 10 Prozent – unter Typ-2-Diabetes.[260] In Deutschland sehen die Zahlen nicht viel besser aus: Seit dem Jahr 2000 ist die Zahl der an Diabetes Erkrankten um 49 Prozent gestiegen. 7,2 Prozent der Bevölkerung haben einen bekannten Diabetes, man rechnet jedoch mit bis zu 2,1 Prozent unerkanntem, was auch hierzulande 9,3 Prozent oder 8 Millionen ergibt.[261]

Mitte der Neunzigerjahre, als die fettarme Ernährung weite Teile der Bevölkerung erobert hatte, gab es eine Spitze im Anstieg. Ich erinnere mich noch gut, wie meine Mutter damals Butter durch Margarine ersetzte und unser hausgemachtes Salatdressing durch fettarme, zuckerhaltige Fertigsorten. Statt der üblichen Milch nahm sie nur noch fettfreies Milchpulver. Die so gewonnene Milch schmeckte wie Wasser, auch die Margarine hatte keinerlei Geschmack, aber sie meinte, das sei gesünder so, also nahm die Familie es hin. Vermutlich haben Millionen Familien weltweit diese schädlichen Veränderungen vollzogen, die letztlich zum Anstieg des Typ-2-Diabetes beitrugen.

Der Knackpunkt dabei ist ein Molekül namens Insulin. Wenn der Blutzucker über einen bestimmten Wert steigt, setzt die Bauchspeicheldrüse Insulin frei. Dieses sorgt dafür, dass der Körper die Glucose im Blut zur Energiegewinnung einsetzt oder als Fett speichert. Je mehr Glucose wir aufnehmen – der Körper spaltet Stärke und Zucker zu Glucosemolekülen –, desto mehr Insulin müssen wir ausschütten und desto mehr Fett speichert unser Körper.

Übergewicht und metabolisches Syndrom sind letztlich keine Frage der Kalorienaufnahme, sondern der Hormone in unserem Körper. (Die Mayo-Klinik erklärt das metabolische Syndrom als »ein Zusammenspiel verschiedener Faktoren: erhöhter Blutdruck, hoher Blutzuckerspiegel, überschüssiges Körperfett um die Taille und hohe Cholesterin- bzw. Triglyzeridspiegel. Diese erhöhen das Risiko für Herz-Kreislauf-Erkrankungen und Diabetes.) Wenn wir Zucker oder andere Kohlehydrate essen, lässt die Glucose, in die diese Nahrungsbestandteile zerlegt werden, den Blutzuckerspiegel ansteigen. Dies ist das Signal für unseren Körper, Insulin freizusetzen und Fett zu speichern.[262] Die Fructose – die, wie wir gesehen haben, zu den beliebtesten Süßmitteln der Nahrungsmittelindustrie gehört – wird in die Leber transportiert und dort zu Fett verstoffwechselt, was zur Ausbildung einer Fettleber führt. Dies wiederum fördert die Insulinresistenz, was die Entstehung von Typ-2-Diabetes begünstigt.[263] Unser Körper muss immer mehr Insulin ausschütten, um mit dem Ansturm an Kohlenhydraten und Zucker fertigzuwerden.

In der Natur kommen die Einfachzucker Glucose und Fructose stets im Verbund mit komplexen Kohlehydraten bzw. Ballaststoffen vor. Der Apfel hat faseriges Fleisch und eine Haut, die Zucchini ebenfalls. Auf diese Weise kann der Körper die einfachen Zuckerarten besser verarbeiten.

Doch die fettarme und zuckerreiche Ernährung, die uns die Low-Fat-Bewegung beschert hat und die Familien wie die meine übernommen haben, liefert uns Einfachzucker *ohne* das Gegengewicht von Ballaststoffen. Und so finden wir Einfachzucker wie Glucose oder Fructose heute in fast jedem Nahrungsmittel, von der Limonade übers Frühstücksgetreide und die Kekse bis hin zur Tomatensauce – lauter Produkte also, die wir ohne zu überlegen konsumieren, weil sie schließlich noch nicht mal »ungesund« wirken.

Doch je mehr wir davon verzehren, desto resistenter wird unser Körper gegen Insulin. Das geht teilweise so weit, dass der Körper überhaupt nicht mehr auf Insulin reagiert und den Zucker in der Nahrung nicht mehr verarbeiten kann. Der Blutzucker steigt gefährlich an. Das ist dann Typ-2-Diabetes.

Hoher Blutzucker wiederum zerstört die äußere Struktur des HDL, wodurch es von den Zellen nicht mehr erkannt werden kann.[264] Er kann auch das LDL angreifen[265] und so das Risiko für Herz-Kreislauf-Erkrankungen weiter erhöhen.[266] Das Resultat ist: Immer mehr Menschen bekommen eine nicht-alkoholische Fettleber, weil die Leber versuchen muss, all die Fructose aus der Nahrung zu verarbeiten.[267] Fructose wirkt sich auf unseren Organismus also genauso zerstörerisch aus wie Alkoholsucht.[268]

Im Klartext führt unser Bemühen, fettarm zu essen, um uns vor Herz-Kreislauf-Erkrankungen zu schützen, nur dazu, dass wir noch mehr Zucker verzehren. So wird unser Fettstoffwechsel empfindlich gestört, mit der Folge, dass wir unter Karies, Zahnfleischentzündung, Fettleber und Diabetes leiden. All dies belastet mittelbar auch das Herz. In dem Fall war also die Kur schlimmer als die Krankheit, die sie bekämpfen sollte!

Die meisten Ärzte tun heute schon ihr Möglichstes, um ihre Patienten über diese Mechanismen aufzuklären und falsche Vorstellungen auszuräumen. Denn wie Zahnfleischentzündungen und

Diabetes sind nicht-alkoholische Fettlebern (sowie die Verfettung anderer Organe) und Insulinresistenz heute teils schon bei Kindern und Jugendlichen feststellbar. Robert Lustig, Kinderarzt und Autor, zeigt in seinem Buch *Die bittere Wahrheit über Zucker*, dass es innerhalb von 10 Tagen zu einer signifikanten Reduktion von Markern für Typ-2-Diabetes und Fettleber kommt, wenn man konsequent darauf achtet, dass Kinder keine isolierte Fructose zu sich nehmen, sondern diese nur im natürlichen Verbund, z. B. als Obst, verzehren.[269] Tatsächlich empfehlen dieselben Ärzte, die uns jahrelang ermahnt haben, fettarm zu essen, heute wieder eine fettreichere Ernährung.

Die Natur weiß, was sie tut

Ich hoffe, dass mittlerweile deutlich geworden ist, welche Wirkung ich mir von diesem Buch erhoffe: dass Sie, lieber Leser, begreifen, dass unser Körper – selbst ein Naturprodukt – dafür geschaffen ist, Nahrungsmittel möglichst so aufzunehmen, wie sie *natürlich* vorkommen. Wenn wir ganze Gruppen von Nährstoffen weglassen, wenn wir unsere Nahrung nur noch industriell aufbereiten und allen möglichen Verarbeitungsprozessen unterwerfen, die ihre innerste Struktur verändern, zahlen wir dafür einen hohen Preis.

Die Low-Fat-Bewegung verfolgte gute Absichten, doch sie hat das Prinzip der Naturbelassenheit weitgehend ignoriert. Das Ergebnis sind ganze Generationen von Kindern, die mit Industriezucker, Industriemehl und Industriefetten aufwuchsen.

Wenn Kinder fettarm essen und gleichzeitig viele einfache Kohlehydrate wie Zucker zu sich nehmen, bekommen sie Karies. Sie erhalten nicht alle Nähr- und Mineralstoffe, die ihr Körper braucht, um starke, gesunde Zähne und Knochen aufbauen zu können. Und sie riskieren lebensgefährliche Krankheiten wie Fettleibigkeit, Herzprobleme und Typ-2-Diabetes.

Heutzutage nehmen wir fast keine Lebensmittel mehr zu uns, die fettlösliche Vitamine und andere Nährstoffe enthalten, die einen Mangel ausgleichen könnten. Wollen wir da eine Kurskorrektur vornehmen, müssen wir Fette entstigmatisieren und die Vorstellungen der Low-Fat-Bewegung ad acta legen. Die nächsten Kapitel liefern Ihnen dazu die nötigen Informationen.

TEIL III

ZAHNGESUNDE ERNÄHRUNG: WIE SIE ESSEN SOLLTEN, DAMIT MUND, KÖRPER UND GEIST GESUND BLEIBEN

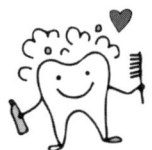

Kapitel 9
ESSEN, DAMIT DER ZAHNARZT NICHT BOHRT

Für mein Programm für zahngesunde Ernährung habe ich Nahrungsmittel zusammengestellt, die vier Grundsätzen genügen müssen. Ich nenne sie die »vier Prinzipien zahngesunder Ernährung«.

Die vier Prinzipien zahngesunder Ernährung

1. Sie hält Kiefer, Knochen und die Atemwege stark und gesund.
2. Sie versorgt den Mund mit allen notwendigen Nährstoffen (v. a. mit fettlöslichen Vitaminen, die u. a. für den Kalziumstoffwechsel gebraucht werden).
3. Sie hält das Mikrobiom in Mund und Darm fit.
4. Sie sendet positive epigenetische Botschaften aus.

Sehen wir uns nun an, wie das Programm für zahngesunde Ernährung diese Prinzipien in die Praxis umsetzt.

1. Halten Sie Kiefer, Knochen und Atemwege stark und gesund

Gesundes Kauen

Der Kiefer ist biomechanisch so gebaut, dass Muskulatur und Gelenke gefordert werden müssen, um sich gut entwickeln zu können. Muskeln, Gelenke und Gesichtsknochen bilden die umgebende Struktur unserer Atemwege. Wenn Sie Ihre Kiefer ordentlich fordern, halten Sie damit auch Ihre Atemwege gesund.

Gefordert werden Muskeln und Gelenke im Kiefer natürlich vorzugsweise durch das Kauen, andere Möglichkeiten gibt es kaum. (Sie können schließlich nicht ins Fitnessstudio gehen und die Muskeln von Kiefer und Mund trainieren!)

Wenn wir jedoch industriell aufbereitete Nahrung zu uns nehmen, die gewöhnlich stark vermahlen ist und keine besondere Kauleistung erfordert, verweigern wir unseren Muskeln das Training. Im Programm für zahngesunde Ernährung finden sich daher viele Lebensmittel, die unsere Zähne fordern, sodass sie während Ihres ganzen Erwachsenenlebens gesund bleiben. Dazu gehören z. B.:

> Rohes Obst und Gemüse
> Ungeschälte Nüsse oder Samen
> Fleisch mit Knochen
> Fleisch- oder Wurstwaren, die gepökelt, getrocknet oder geräuchert wurden

Eine gesunde Atmung

Immer wenn Sie atmen, dehnen Sie die Gesichtsstrukturen im Oberkiefer und darum herum. Atmen Sie nicht richtig (z. B. durch den Mund), entwickelt sich Ihr Oberkiefer nicht ausreichend und

Ihre Gesichtsmuskulatur arbeitet nicht richtig. Sie verweigern Ihrem Körper also den Nährstoff Nr. 1 – Sauerstoff. Daher ist die Nasenatmung so wichtig für Ihre Gesundheit.

Korrekte Nasenatmung setzt voraus, dass Sie die Zunge in Ruhestellung am Gaumen ablegen können. Die Zungenspitze liegt dabei unmittelbar an der Rückseite der oberen Vorderzähne. So haben die Muskeln in Hals und Kehle den richtigen Tonus und die Luft kann passieren. Dabei werden auch Kräfte frei, die den Gaumen verbreitern können (der die Zähne im Oberkiefer hält und die Luftwege der Nase stützt). Durch die Nasenatmung wird Ihre Atemluft mit Stickstoffmonoxid (NO) angereichert, das den Blutfluss in den Blutgefäßen verstärkt und dem Körper so hilft, mehr Sauerstoff aufzunehmen.

Atmen für eine gute Verdauung

Schlussendlich wirkt sich die Atmung auch auf unsere Verdauung aus.

Vermutlich wissen Sie, was der Kampf-Flucht-Impuls ist. Es handelt sich dabei um den Überlebensmodus unseres Körpers, der uns aus lebensbedrohlichen Situationen retten soll. Wenn Sie im Urwald einem Tiger begegnen, müssen Sie Ihr Heil entweder im Kampf oder in der Flucht suchen. Die Kraft für das eine wie das andere stellt Ihnen Ihr sympathisches Nervensystem (Sympathikus) bereit. Es jagt die Herzfrequenz nach oben, beschleunigt die Atmung und den Blutzufluss in die Extremitäten. Es zieht also Blut von den Organen und dem Verdauungssystem ab.

Gegenspieler des Sympathikus ist der Parasympathikus, der unsere Herzfrequenz verlangsamt und die Organe und den Verdauungstrakt mit Blut versorgt und in ihrer Tätigkeit anregt.

Die Atmung ist ein guter Weg, diese beiden Systeme zu kontrollieren. Flache, schnelle Atmung schaltet unser sympathisches Nervensystem an, während langsame, tiefe Atemzüge, bei denen man etwas länger aus- als einatmet, das parasympathische System aktivieren.

> **TIPP:** Atmen Sie, bevor Sie zu essen beginnen, immer 5 Mal tief und langsam durch die Nase. Atmen Sie für 3 Sekunden ein und 4 bis 5 Sekunden lang aus. Das regt das parasympathische Nervensystem an und hilft Ihnen, Nährstoffe effektiver aufzunehmen.

2. Geben Sie Ihrem Mund die Nährstoffe, die er braucht

Fettlösliche Vitamine
Fettlösliche Vitamine unterstützen nicht nur den Kalziumstoffwechsel, sondern auch viele andere wichtige Funktionen des Körpers. Doch nur ganz bestimmte Lebensmittel enthalten fettlösliche Vitamine.

Vitamin D
Vitamin D ist für unsere Gesundheit unverzichtbar. Zunächst hilft es unserem Körper, das Kalzium aus der Nahrung zu verwerten, damit wir starke Zähne und Knochen bekommen. Doch auch Stoffwechsel, Immunsystem und Gehirn brauchen dieses Vitamin.

Unser Körper kann Vitamin D herstellen, wenn er genug Sonnenlicht abbekommt. Wir müssen unsere Haut also täglich mindestens eine halbe Stunde der Sonne aussetzen, vorzugsweise zur Mittagszeit, denn da ist der Anteil an UVB-Strahlen am höchsten. Diese regen ein Prohormon (ein inaktives Hormon) in der Haut an, das in Vitamin D umgewandelt wird.

Wenn Sie den ganzen Tag in geschlossenen Räumen arbeiten oder Sie aufgrund gesundheitlicher Einschränkungen nicht an die Sonne gehen können, kann Ihr Körper Vitamin D nicht in ausreichendem Maß selbst herstellen. Auch wenn Sie nördlich des 51. Breitengrades (Leipzig) oder südlich des 37. leben, hat die Sonne im Winter nicht einmal zur Mittagszeit genug UVB-Strahlung, um die Vitamin-D-Produktion in Gang zu setzen. Da unser moderner Lebensstil meist verhindert, dass wir genügend Sonne abbekommen, sollte man Vitamin D nach Möglichkeit auch über die Nahrung aufnehmen.

Die besten Quellen sind zweifellos tierische Produkte wie fetter Fisch, Leber, Käse und Eigelb. Das Vitamin D aus tierischen Quellen kann unser Körper effektiver verarbeiten. Die pflanzliche Form (Vitamin D2) kann er nicht vollständig verwerten.

Vitamin A

Vitamin A braucht der Körper fürs Wachstum und zur Reparatur seiner Systeme. Es trägt zu einem gesunden Immunsystem bei und fördert das Sehvermögen. Vermutlich denken auch Sie, dass Karotten eine gute Vitamin-A-Quelle sind. Doch wie beim Vitamin D müssen auch bei Vitamin A die pflanzlichen Formen erst in ihre aktive Form umgewandelt werden. Carotinoide – die Farbstoffe, die den Pflanzen ihre rote, gelbe oder orange Farbe geben – werden häufig mit Vitamin A verwechselt. Doch der Körper muss sie erst zu Retinol umwandeln, die aktive Form von Vitamin A, bevor er sie verwerten kann.

Sie können aber den Körper dabei unterstützen, z. B. indem Sie carotinhaltige Obst- und Gemüsesorten in Fett garen. Im Allgemeinen aber sind pflanzliche Vitamin-A-Quellen weniger ergiebig als tierische.

Ich empfehle all meinen Patienten, nach dem Essen einen Esslöffel Lebertran einzunehmen. Der enthält nicht nur Vitamin A, sondern auch noch einige essenzielle Fettsäuren. Lebertran liefert all das zusammen als gut zu verstoffwechselndes Päckchen.

Achtung: Beachten Sie bei Fertigprodukten die Nährwertangaben auf der Packung und nehmen Sie nicht mehr als die täglich empfohlene maximale Menge Betacarotin oder Vitamin A zu sich. Wenn

Sie sich nicht ganz sicher sind, sprechen Sie mit Ihrem Arzt oder Ernährungsberater.

Vitamin K2

Vitamin K2 ist ganz wesentlich für gesunde Knochen und Zähne. Es hilft außerdem, überschüssiges Kalzium von unseren Gefäßwänden fernzuhalten.

Wenn Tiere Vitamin K1 fressen, das sich in Gras und grünen Blättern findet, wird dieses im Organismus in K2 umgewandelt. Ein weiterer Grund, der Fleisch von Weidetieren gesünder macht als Fleisch von getreidegefütterten Tieren aus der Massenproduktion.

Eier von Hühnern, die auf grasbestandenen Höfen picken dürfen, und Butter von Weidekühen sind gute Quellen für Menachinon-4 (Mk-4), eine Form von Vitamin K2. Das gilt auch für Innereien, Schellfisch und Emu-Öl, wobei auch hier auf die Haltung der Tiere (Weide und Grasfütterung) geachtet werden muss.

Menachinon-7 (Mk-7) ist eine andere Form von Vitamin K2 und entsteht durch Fermentation. Daher sind fermentierte Nahrungsmittel, wie z. B. Natto (fermentierte Sojabohnen), Sauerkraut und Käse wie Gouda oder Brie, eine gute Quelle für Mk-7.

Achtung: Wenn Sie den Blutverdünner Warfarin einnehmen, sprechen Sie bitte mit Ihrem Arzt, bevor Sie Vitamin K zu sich nehmen. Vitamin K kann die Wirkung von Warfarin beeinflussen.

3. Halten Sie Ihr Mikrobiom fit

Ihr allgemeines Wohlbefinden hängt zum großen Teil davon ab, ob Ihr Mikrobiom in Mund und Darm gesund ist. Das heißt v. a., dass das Verhältnis zwischen »guten« Bakterien mit langsamem Stoffwechsel und »schlechten« Bakterien mit schnellem Stoffumsatz stimmt.

Wenn Sie sich zum Essen hinsetzen, sollten Sie sich bewusst machen, dass Sie nun den Billionen Mikroorganismen in Ihrem Körper Nahrung geben. Ob diese sich gut entwickeln, hängt entscheidend davon ab, was Sie essen. Das Verhältnis »gute« Bakterien – »schlechte« Bakterien liegt ganz in Ihrer Hand (oder zumindest auf Ihrem Löffel). Alles richtig machen Sie, wenn Sie Nahrungsmittel zu sich nehmen, die sowohl Probiotika als auch Präbiotika enthalten.

Probiotika

Traditionelle Gesellschaften verstanden es besser als wir, ihr Mikrobiom mit den Mikroorganismen in ihrer Nahrung zu fördern.

Schließlich mussten sie ihre Lebensmittel ja zu Zeiten haltbar machen, als es noch keine Kühlschränke gab. Eine der besten Konservierungsmethoden war die Fermentation, bei der Nahrungsmittel mit lebenden Mikroorganismen versetzt werden, welche das Mikrobiom in Mund und Darm stärken.

Daher sollte jede Mahlzeit, die Sie einnehmen, auch immer Beilagen oder Bestandteile enthalten, welche die »Artenvielfalt« im Mikrobiom stärken, damit die schädlichen Bakterien nicht überhandnehmen. Auch wenn es sich merkwürdig anhört, sollten Sie sich vor jeder Mahlzeit fragen: »Habe ich auch genügend Mikroorganismen auf dem Teller?«

Präbiotika (Ballaststoffe)

Mit den nicht verdaulichen Stoffen, die wir als Präbiotika oder Ballaststoffe bezeichnen, füttern wir die guten Bakterien in unserem Darm. Muttermilch bspw. ist voller Präbiotika, die dazu beitragen, dass sich die Darmflora des Kindes überhaupt erst entwickelt.

Präbiotika oder Ballaststoffe sind komplexe Kohlehydrate, die unser Verdauungssystem nicht aufschließt, sondern unseren Mund- und Darmbakterien als Nahrung liefert. In der Natur finden sich solche Ballaststoffe vorzugsweise in pflanzlicher Nahrung.

Man teilt Ballaststoffe gewöhnlich in lösliche und unlösliche ein. Die löslichen lösen sich in Wasser auf, die unlöslichen nicht. Daher ging man lange davon aus, die Rolle der unlöslichen Präbiotika beschränke sich darauf, dem Stuhlgang genug »Masse« zu verleihen. Mittlerweile sieht es eher so aus, als seien sie dazu da, um die vielen verschiedenen Bakterienstämme im Darm zu ernähren, die wir noch nicht einmal alle kennen.

Das menschliche Mikrobiom ist stark ausdifferenziert, d. h. es finden sich viele verschiedene Stämme darin. Wir fangen gerade erst an, seine Bedeutung zu erkennen und die Rolle zu erforschen, die Präbiotika für das Mikrobiom spielen. Eines allerdings ist jetzt schon klar: Für ein gesundes Mikrobiom brauchen wir viele Faserstoffe, und die meisten Menschen verzehren davon zu wenig.

4. Nehmen Sie Nahrungsmittel zu sich, die gesunde epigenetische Botschaften aussenden

Jedes unserer Gene kann sich auf vielfältige Weise ausdrücken. Wie das geschieht, bestimmen epigenetische Botschaften. Je gesünder diese ausfallen, desto gesünder werden Ihre Zellen, Organe und am Ende auch die Gene.

Die Nahrung, die Sie täglich verzehren, enthält nämlich nicht nur Nährstoffe, sondern die kollektiven epigenetischen Botschaften, die Ihre Darmflora prägen, Ihr Immunsystem, Ihren Stoffwechsel und Ihren Hormonhaushalt. Während des Verdauungsvorgangs bewegen sich Nährstoffe und Bakterien durch Ihren Körper. Sie treten miteinander in Wechselwirkung und senden epigenetische Signale aus, die sich letztlich auf Ihre Gene auswirken.

Vereinfacht dargestellt kann ein bestimmter Nährstoff (oder sein Fehlen) zur Methylierung Ihrer DNS führen und bestimmte Gene an- oder abschalten. Dieser Prozess wirkt sich unmittelbar auf Ihre körperlichen Funktionen aus. So kann die Methylierung (bzw. eine nicht stattgefundene Methylierung) zu einer Gewichtszunahme führen, die Insulinresistenz von Zellen steigern oder bestimmte neurologische Abläufe beeinflussen.

Gerade fettlösliche Vitamine sind für die Genregulation wichtig. Ihr Vorhandensein ist eines der stärksten epigenetischen Signale, die wir unserem Körper schicken können. Doch Nährstoffe sind nicht die einzigen epigenetischen Botschaften, die unser Körper erhält.

Die Nahrungsmittel, die wir essen, haben ihr eigenes Mikrobiom, dessen bakterielle Ausgewogenheit ebenfalls mit deren Genen zusammenhängt. In diesen epigenetischen Fingerabdruck fließen verschiedene Faktoren ein, im Falle eines Tieres z. B. seine Haltung, im Falle einer Pflanze deren Wachstumsprozess. Alles, was wir essen, spricht über diesen epigenetischen Fingerabdruck unser Mikrobiom an, das auf diese Botschaften reagiert und sie an die eigenen Gene weiterleitet. Dies ist ein höchst intimes Zwiegespräch, dessen Funktionen noch nicht geklärt sind.

Die Wissenschaft beginnt gerade erst, die Beziehungen zwischen Mikrobiom und Genen zu erforschen. Eine Untersuchung konnte z. B. zeigen, dass kurzkettige Fettsäuren durch epigenetische Prozesse unsere DNS verändern können.[270] Solche Fettsäuren werden von Bakterien im Magen hergestellt, wenn wir fermentierbare Ballaststoffe zu uns nehmen. Es besteht also eine direkte Beziehung zwischen Ernährung, Mikroorganismen und Genen.

Ihre Gesundheit ist nicht zuletzt die Art und Weise, wie Ihr Körper auf all diese Botschaften reagiert. Senden Sie genügend »Störmeldungen« und Sie bekommen ein Loch im Zahn oder entwickeln eine Autoimmunerkrankung. Chronische Erkrankungen sind das Produkt von Nahrungsmitteln, die unseren epigenetischen Fingerabdruck schädigen. Machen Sie sich bewusst, dass jede einzelne Mahlzeit eine Gelegenheit ist, Ihr Mikrobiom und Ihre Gene mit den richtigen epigenetischen Botschaften zu stärken.

Die Herkunft unserer Nahrung

Wenn ein Tier nie an die Sonne kommt, wenn es nie Gras fressen kann oder ständig mit Antibiotika vollgepumpt wird, verändern sich die Zusammensetzung seines Körpers und damit auch die epigenetischen Botschaften, die in seinen Zellen gespeichert sind. Vermutlich nicht zum Besseren.

Kühe, die mit Getreide statt mit frischem, grünem Gras gefüttert werden, haben ein anderes Fettsäureprofil: Ihr Fleisch enthält mehr entzündungsfördernde Omega-6-Fettsäuren als entzündungshemmende Omega-3-Fettsäuren. Ohne Gras und Sonnenlicht enthält ihre Milch keine fettlöslichen Vitamine wie D, A und K2, da ihnen die Voraussetzungen für die Aktivierung der entsprechenden Vorstufen fehlen.

Daher ist es so wichtig zu wissen, woher Ihre Nahrung kommt. Sie können die epigenetischen Botschaften in Ihrer Ernährung kontrollieren, indem Sie nur frische, regionale Produkte von biologisch-organisch wirtschaftenden Höfen in Ihrer Umgebung kaufen.

V. a. für tierische Produkte gilt:
> Kaufen Sie nur Fleisch und Milch von Weidetieren bzw. Geflügel aus Biohaltung.
> Kaufen Sie Fisch und Meeresfrüchte nur aus Wildfang. (Nur Fisch aus Wildfang hat ein Fettsäureprofil, das Ihrem Körper guttut. Außerdem werden Zuchtfische massiv mit Antibiotika behandelt.)
> Kaufen Sie niemals pflanzliche Produkte, die mit Pestiziden und Fungiziden behandelt wurden, da dies das Mikrobiom der Erde verändert und sich dadurch auch in den Genen der Pflanzen niederschlägt.

Vollkommene Nahrung aus der Natur?

Ich glaube tatsächlich daran, dass unser Körper darauf ausgelegt ist, alle Ressourcen und Nährstoffe zu nutzen, welche die Natur uns schenkt. Unser Körper teilt uns ständig mit und erinnert uns daran, was gut für uns ist. Er lehrt uns gesundes Verhalten. Wir müssen einfach nur zuhören.

Unser Mund ist dafür ein wunderbares Beispiel. Wenn es ein Nahrungsmittel gibt, das uns in eine mundum gesunde Ernährung einweist, dann ist dies die Muttermilch, denn sie enthält alles, was ein Baby braucht, um einen gesunden Mund und einen gesunden Körper zu entwickeln. Daraus lässt sich ableiten, was wir lebenslang zu uns nehmen sollten, wenn wir gesund bleiben wollen. Darüber hinaus trägt der Stillvorgang dazu bei, dass wir starke Kiefer und Atemwege ausbilden.

Daher habe ich mich beim Konzept der zahngesunden Ernährung auch von der Muttermilch und dem Stillen leiten lassen. Denn beides gehorcht den vier Prinzipien einer zahngesunden Ernährung, wie ich sie oben aufgeführt habe.

1. Muttermilch und Stillen halten Kiefer, Knochen und Atemwege gesund.
Das Stillen ist sozusagen die erste Form der Gesichtsgymnastik für das Baby. Es wird ausgelöst durch den Saugreflex, der fünf Gesichtsnerven anspricht. Das Kind lernt dabei, die Zungenmuskulatur einzusetzen, was eine gute Entwicklung der Atemwege sicherstellt. Die Zungenhaltung wiederum wirkt auf das autonome Nervensystem, v. a. auf den Vagusnerv, der seinerseits die Verdauung des Kindes positiv beeinflusst.[271]

Damit Milch aus der Brust kommt, muss das Baby die Brustwarze mit der Zunge gegen den Gaumen drücken. So entwickelt sich der Oberkiefer gut, was Zahnfehlstellungen vorbeugt.[272] Und das Kind lernt von Anfang an, durch die Nase zu atmen. Das ist besonders wichtig, weil nur bei der Nasenatmung die Atemluft mit Stickstoffmonoxid (NO) angereichert wird. Dieses trägt dazu bei, dass unser Körper mehr Sauerstoff aufnehmen kann.

2. Muttermilch und Stillen versorgen den Mund mit allen notwendigen Nährstoffen (v. a. Kalzium und fettlösliche Vitamine).
Muttermilch liefert dem heranwachsenden Körper eines Kindes alle nötigen Nährstoffe. Dabei kalkuliert der Körper der Mutter sozusagen durch, wie viel er von einem Nährstoff zur Verfügung hat. Alles, was er entbehren kann, bekommt das Baby. Stehen nicht genügend Nährstoffe zur Verfügung, leidet auch das Kind unter Nährstoffmangel. Wenn eine Stillende nicht genug Vitamin D hat, kann sie auch keines an ihr Kind abgeben.[273] Das gilt natürlich auch für Vitamin A und K2. Gerade in traditionellen Gesellschaften sorgte man schon frühzeitig dafür, dass eine Schwangere genügend Nahrungsmittel mit diesen fettlöslichen Vitaminen erhielt. So hielt man Mutter und Kind gesund.

3. Muttermilch und Stillen halten unser Mikrobiom fit.
Muttermilch hilft, das Mikrobiom des Babys auszubilden. Man dachte lange, Muttermilch sei steril. Erst in jüngster Zeit hat man erkannt, dass mit der Muttermilch Bakterien aus dem Darm der Mutter auf das Kind übertragen werden, damit dieses ein gesundes Mikrobiom in Mund und Darm ausbilden kann. Muttermilch steckt voller Präbiotika und lebender Mikroorganismen, die quasi das Starter-Paket für das Verdauungs- und Immunsystem des Neugeborenen darstellen.[274]

4. Muttermilch und Stillen senden gesunde epigenetische Botschaften aus.
Die Zusammensetzung der Muttermilch verändert sich während des Stillens, aber nicht im Hinblick auf ihren Gehalt an Fetten, Kohlenhydraten und Proteinen. Stattdessen verändern sich die bioaktiven Elemente, z. B. die Immunfaktoren und die Fettsäuren, die epigenetische Botschaften übermitteln. Dies lässt vermuten, dass der Körper der Mutter dem Kind umgebungsabhängige (epigenetische) Wachstumssignale sendet.[275]

Unterstützende Nährstoffe

Vermutlich haben Sie sich schon gefragt, weshalb so viele Vitamine und Mineralstoffe (wie Vitamin B bzw. C) hier überhaupt keine Erwähnung finden. Nun, mit den Ausführungen zu allen Vitaminen und Nährstoffen, die unser Körper braucht, ließen sich wohl mehrere Bände füllen. Doch unser Programm für zahngesunde Ernährung konzentriert sich eben auf eine zentrale Gruppe von Nährstoffen. Damit unser Körper ausreichend fettlösliche Vitamine zur Verfügung hat, müssen wir ganz besonders auf die Herkunft und die Zubereitung unserer Nahrung achten. Wenn wir das tun, gibt die Natur uns die anderen Nährstoffe sozusagen im Verbund mit.

Neben den Vitaminen D, A und K2 gibt es eine Handvoll Nährstoffe, deren Verwertung durch diese Vitamine verbessert wird.

Kalzium

Eine der wichtigsten Aufgaben unseres Körpers ist es, die harten Skelettstrukturen funktionstüchtig zu halten. Odontoblasten brauchen Kalzium, um die Zähne aufzubauen, Osteoblasten benötigen es zum Knochenaufbau.

Das Verflixte am Kalzium ist nun, dass es allerhand Ärger verursachen kann, wenn es sich an den falschen Stellen anlagert. Die Liste möglicher Negativfolgen reicht vom Zahnstein bis zur Herzkrankheit. Um jedoch den Kalziumstoffwechsel angemessen zu regulieren und das vorhandene Kalzium optimal zu nutzen, braucht Ihr Körper fettlösliche Vitamine. Der Zustand Ihrer Zähne kann als Indikator dafür gelten, ob Ihr Körper damit ausreichend versorgt ist. In diesem Sinne ist die Zahngesundheit der Lackmustest für das allgemeine Befinden.

Einer der verbreitetsten Irrtümer unserer Zeit betrifft die Osteoporose: Die meisten Menschen denken, wenn ihre Knochen an Festigkeit verlieren (wie bei der Osteoporose), bräuchten sie *mehr* Kalzium. Wie wir aber bereits gesehen haben, ist es wahrscheinlicher, dass sie zwar ausreichend Kalzium im Körper haben, aber nicht genug fettlösliche Vitamine, die zu seiner *Verarbeitung* nötig sind.

In vielen Fällen erweist sich Kalzium als Nahrungsergänzungsmittel (v. a. als Kalziumkarbonat, wie es in den meisten Kalziumtabletten enthalten ist) als wenig hilfreich, wenn es um eine Erhöhung der Knochendichte geht. In manchen Fällen scheint es sogar eher zu schaden. Daher sollten wir Kalzium nach Möglichkeit in seiner biologisch gebundenen Form zu uns nehmen, also in Milchprodukten, grünem Blattgemüse (von möglichst dunkler Farbe wie Brokkoli und Grünkohl), Mandeln, Fischen im Ganzen und Suppen, in denen wir Markknochen mitkochen.

Fett und Cholesterin

Fette sind nicht wasserlöslich, daher hat unser Organismus eine kluge Methode entwickelt, um sie mit dem Blutstrom durch den Körper zu transportieren. Dieser Mechanismus erfordert bestimmte Fette. Um fettlösliche Vitamine und Nährstoffe dorthin zu bringen, wo sie gebraucht werden und unsere Zellen sie auch verwerten können, müssen wir ganz bestimmte Fette *essen*.

Gewöhnlich ist es der Dünndarm, in dem die Fette in kleinere Bestandteile aufgespalten werden. Ihre Leber produziert Gallensaft, der zusammen mit den Enzymen aus der Bauchspeicheldrüse in den Darm ausgeschüttet wird. Diese Mixtur zerlegt das Fett in kleine Tröpfchen, die der Dünndarm dann absorbiert. Der Knackpunkt ist nun, dass ein wesentlicher Bestandteil der Gallenflüssigkeit das Cholesterin ist. Cholesterin ist also wichtig für die Fettverdauung. Unser Körper stellt sein eigenes Cholesterin her, braucht aber auch Zufuhr aus der Nahrung.

Sobald die Fette vom Dünndarm aufgenommen werden, werden sie zu den bekannten Lipoproteinen verstoffwechselt, die für die Fettlieferung verantwortlich sind. Und natürlich nehmen sie auch fettlösliche Vitamine und Nährstoffe huckepack, die im ganzen Körper gebraucht werden. Verständlicherweise ist dies ein ausgesprochen komplexer Vorgang, und wir können uns an keiner Stelle der Kette Ausfälle leisten. Unser Körper braucht also die volle Bandbreite des Fettspektrums (was bedeutet, dass 50 Prozent unserer Fettaufnahme aus gesättigten Fetten gedeckt werden sollte). Nur so kann er fettlösliche Vitamine und andere fettlösliche Nährstoffe richtig verarbeiten.

Ihr Körper braucht also die ganze Bandbreite der Fette:
> **gesättigte Fette:** Fleisch, Talg, Schmalz, Butter, Käse
> **einfach ungesättigte Fette:** Olivenöl, Erdnüsse, Mandeln, Avocado
> **mehrfach ungesättigte Fette:** Fische, Walnüsse, Leinsamen
> **Cholesterin:** Leber, Fisch, Eier, Butter

Magnesium

Sie erinnern sich vielleicht noch an den Chemieunterricht: daran, wie Magnesium verbrannt wurde und ein gleißendes weißes Licht abgab. Nichts anderes macht – kurz gesagt – Magnesium im Körper. Es ist Katalysator für mehr als 300 verschiedene chemische Reaktionen. Dazu gehört v. a. der Umgang des Körpers mit Adenosintriphosphat oder ATP, der »universellen Energiewährung unserer Zellen«[276]. Das Molekül erfüllt in etwa die Funktion einer Batterie.

Magnesium ist für unsere Zellen u. a. deshalb wichtig, weil es das Enzym aktiviert, das Kopien der DNS herstellt, sowie ein anderes Enzym, das die Boten-RNS produziert, die die Instruktionen aus den Genen in die Zellen bringt. Unsere Zellen greifen auf diese Anweisungen zurück, um alle Proteine unseres Körpers herzustellen. Wir bezeichnen diesen Vorgang auch als »Genexpression«. Da hierbei auch die Vitamine A und D eine entscheidende Rolle spielen, brauchen sie Magnesium, um diese Aufgabe erfüllen zu können. Das Magnesium wirkt v. a. auf die Rezeptoren und Proteinmoleküle, mit denen Vitamin A und D interagieren.

Dieses enge Zusammenspiel zwischen Magnesium, Vitamin D und Kalzium zeigt sehr schön, wie wichtig ein gesunder Magnesiumspiegel ist. Unser Körper wandelt Vitamin D in die aktive Form Calcitriol um, das die Genexpression unterstützt und die Absorption von Kalzium steigert. Dies funktioniert aber nur, wenn genügend Magnesium vorhanden ist. Menschen, die einen zu niedrigen Magnesiumspiegel aufweisen, haben auch wenig Calcitriol und Kalzium. Doch der Kalziumspiegel normalisiert sich auch nicht, wenn man diesen Patienten Vitamin D als Nahrungsergänzungsmittel gibt.[277] Denn der Körper braucht genug Magnesium, damit das Vitamin D überhaupt wirken kann. Außerdem unterstützt Magnesium die »Zellpumpen«, die dafür sorgen, dass Kalzium sich nicht im Bindegewebe ablagert und stattdessen Knochen und Zähnen zur Verfügung steht.

Natürliche Magnesiumquellen sind Spinat, Kürbiskerne, Avocado, schwarze Bohnen, Joghurt, dunkle Schokolade und Bananen.

Zink

Zink trägt dazu bei, dass die strukturelle Integrität der Proteine im Körper erhalten bleibt. Zusammen mit dem Magnesium reguliert es die Genexpression.[278] Außerdem greift Zink in den Vitamin-A-Stoffwechsel ein.[279] Vitamin A sorgt dafür, dass unser Darm das Zink aufnehmen kann, während Zink den Transport von Vitamin A und anderen fettlöslichen Vitaminen durch die Darmwand unterstützt.

Zink ist ein wichtiger Strukturbaustein vieler Stoffe, die mit dem Vitamin-A-Stoffwechsel zu tun haben, z. B. bei dem wichtigsten Transportprotein, das Vitamin A durch den Blutstrom schleust, aber auch bei den Proteinen, die die Auswirkung von Vitamin A auf die Genexpression vermitteln.

Zinkreiche Nahrungsmittel sind Rindfleisch, Lamm, Huhn, Kürbiskerne, Spinat, Pilze, Cashewkerne und Kichererbsen.

Gelatine (Kollagen)

Kollagen ist ein Strukturprotein, das in unserer Haut, in den Gelenken und auch im Zahnfleisch vorkommt. Kollagen ist einer der Hauptbestandteile unseres Bindegewebes. Unser Körper stellt Kollagen aus den Aminosäuren Glycin und Prolin her. (Glyzin scheint im menschlichen Körper auch für das Wachstum zuständig zu sein, zumindest regt es die Ausschüttung von Somatropin, dem menschlichen Wachstumshormon, an.[280])

Manchmal kann der Körper sein Bindegewebe nicht selbst reparieren. Bei Menschen mit chronischer Zahnfleischentzündung z. B. führt der Entzündungsprozess zur Auflösung des Gewebes. Der menschliche Körper kann zwar Glycin und Prolin selbst herstellen, da diese beiden Aminosäuren jedoch ein so breites Funktionsspektrum besitzen, sollten wir sie tunlichst auch mit der Nahrung aufnehmen.

Kollagen kommt vorzugsweise im Knorpelgewebe von Tieren vor. Daher sind Suppen und Brühen mit Knochen, Knorpeln und allem Drum und Dran für den Körper so wertvoll. Kollagen gerinnt beim Kochen zu Gelatine. Diese Brühen enthalten auch jede Menge Kalzium, Magnesium und andere Spurenelemente, die beim Kochen freigesetzt werden. In traditionellen Kulturen bilden solche Vollwertbrühen aus ebendiesem Grund seit jeher einen Hauptbestandteil der Ernährung.

Was ich damit sagen will, ist letztlich Folgendes: Jede gesunde Ernährung enthält tierische Produkte, die aus kollagenreichen Komponenten wie Haut, Knochenmark, Knorpelgewebe und so weiter hergestellt sind – meist in Form von nahrhaften Brühen.

Das Programm für zahngesunde Ernährung

Jahrtausendelang hat die Menschheit keine »Ernährungsempfehlungen« gebraucht. Man probierte auch nicht jede Woche eine andere Diät aus. Essen war wirklich einfach. Man aß einfach das, was man in der näheren Umgebung fand.

Heute haben wir eigentlich ein Luxusproblem: Wir sind von einem riesigen Nahrungsmittelangebot umgeben, was bedeutet, dass wir unterscheiden müssen zwischen Dingen, die unserem Körper guttun, und anderen, die ihm schaden.

Der Mund ist hierfür der ideale Indikator. Was gut für die Gesundheit unserer Zähne ist, nützt dem ganzen Körper. Aus diesem Grund haben wir die vier Prinzipien zahngesunder Ernährung formuliert, die zu Anfang des Kapitels vorgestellt wurden.

Um die dort formulierten Ziele auch zu erreichen, müssen wir jene Bestandteile unserer modernen Ernährung identifizieren, die uns krank machen, und sie von unserem Teller verbannen. Umgekehrt müssen wir wissen, welche Nahrungsmittel uns die lebenswichtigen fettlöslichen Vitamine verschaffen können, die wir brauchen. Und schließlich müssen wir herausfinden, welche Lebensmittel unser Mikrobiom stärken, das man mit Recht als eigenes Organ betrachten kann. Das folgende Programm wird Sie Schritt für Schritt an diese Ziele heranführen.

Schritt 1: Weglassen

Der erste Schritt besteht darin, all das zu identifizieren und vom Tisch zu verbannen, das uns schadet. Zunächst einmal sollten Sie alle abgepackten und industriell verarbeiteten Lebensmittel weglassen. Dann richten Sie Ihr Augenmerk auf das, was Sie außer Haus essen. Denn auch im Restaurant sollten Sie nach Möglichkeit Dinge essen, die aus vollwertigen Zutaten bestehen und achtsam zubereitet wurden.

Auf einen Blick
> industriell aufbereitete Pflanzenöle: STREICHEN!
> stark ausgemahlenes Weißmehl: STREICHEN!
> Zucker: maximal 6 Teelöffel pro Woche für Frauen, 9 Teelöffel für Männer (1 Teelöffel = 4,2 Gramm) – Zucker im Obst wird nicht mitgerechnet.

Leitlinien
1. Verzichten Sie auf industriell aufbereitete Pflanzenöle
Das kann sich als schwierig herausstellen, weil diese Art von Öl in fast allen Fertigprodukten enthalten ist. Alles, was Sie abgepackt bekommen, ist gewöhnlich mit diesen Fetten zubereitet, d. h. alles, was Sie im Supermarkt kaufen können. Außerdem sollten Sie darauf achten, ob diese Fette in den Restaurants Ihrer Wahl verwendet werden.

Das Gute ist: Wenn Sie diese Fette weglassen, büßt Ihre Nahrung nichts an Geschmack ein. Wenn es eine geschmackliche Beeinträchtigung gibt, dann eher die, dass diese Fette die Geschmacksknospen abstumpfen. Wenn Sie stattdessen mehr natürliche Fette verzehren, ist dies ein Fest für Ihre Geschmacksnerven.

Lassen Sie folgende Öle ganz weg:
Canola-Öl, Sojaöl, Maisöl, Sonnenblumenöl, Distelöl und Erdnussöl – außer es handelt sich um kalt gepresste Öle, die hellgelb in der Farbe sind.

Ersetzen Sie sie durch:
Kokosfett, tierische Fette wie Speck, Rindertalg, Schweineschmalz, Butter und Ghee, Avocadoöl und Olivenöl. (Letztere sollten nicht hitzebehandelt sein.)

2. Verzichten Sie auf ausgemahlenes weißes Mehl

Das kann eine echte Herausforderung darstellen, wenn Sie an schöne, knusprige Semmeln, Nudeln oder weißen Reis gewöhnt waren. Ja, mir ist schon klar, dass damit beinahe jeder gemeint ist. Aber es ist die Sache wirklich wert. Weißes Mehl wegzulassen kann Ihre Gesundheit ganz erstaunlich verbessern.

Ersetzen Sie die Weißmehl-Backwaren durch solche aus Vollkorn, aber bleiben Sie auch hier maßvoll: nicht mehr als zwei bis drei Mahlzeiten pro Woche aus Vollkorngetreide-Erzeugnissen. Ich würde Ihnen sogar empfehlen, etwa zwei Wochen lang sämtliche Getreidearten vom Speiseplan zu streichen. Dann kann Ihr Körper mal testen, wie sich das so anfühlt. Und Sie haben eine Grundlage, auf der Sie die Auswirkungen von Getreidenahrung überprüfen können.

Ich schätze Vollkorn-Erzeugnisse durchaus hin und wieder, doch insgesamt genügen mir zwei bis drei Gerichte pro Woche. Zu den erlaubten vollwertigen Getreiden zählen: Vollreis, Gerste, Hafer, Hirse, Dinkel und Quinoa. Nicht der züchterisch stark veränderte Weizen, der unsere Verdauung regelmäßig vor Probleme stellt.

Lassen Sie Folgendes weg:
Mehl, Reis, Nudeln, Brot, Kräcker und Fertigmüsli mit allen möglichen Zusätzen

Essen Sie stattdessen:
Karotten, Bohnen, Linsen und Kichererbsen

3. Verzichten Sie auf Zucker

Bei vielen Menschen erzeugt Zucker eine körperliche Abhängigkeit. Das Weglassen von Zucker ist vermutlich der schwierigste Schritt in der zahngesunden Ernährung. Selbst wenn Sie den Zucker durch zuträgliche Nahrungsmittel ersetzen, durchläuft Ihr

Körper einen Entzugsprozess. Meine Patienten litten in dieser Zeit unter Kopfschmerzen, Abgeschlagenheit, Müdigkeit, Gliederschmerzen, Zittrigkeit, Schlafstörungen und grippeähnlichen Symptomen. Diese sind gewöhnlich nach fünf Tagen verschwunden, nur in Ausnahmefällen dauert es länger, bis der Körper sich vom Zucker abgenabelt hat.

Ich empfehle Ihnen daher, für zwei Wochen ganz auf Zucker zu verzichten, auch auf Obst. Meine Patienten jedenfalls hatten es leichter, wenn sie für eine gewisse Zeit ganz auf Süßes verzichteten. Dann können Ihre Geschmacksknospen sich umstellen, der Heißhunger lässt nach und Ihr Körper erkennt die Dinge wieder, die tatsächlich gut für ihn sind.

Darf ich jetzt nie mehr Zucker essen?

Ich will damit nicht sagen, dass Sie Ihr Leben lang keinen Zucker mehr zu sich nehmen dürfen. Aber wenn Sie Ihrem Körper Gelegenheit geben, über den Zucker *hinwegzukommen,* wird es Sie nicht mehr so sehr nach Zucker verlangen. Sie werden nicht jedes Mal zur Zuckerdose greifen, wenn Sie eine Tasse Kaffee oder Tee trinken. Und auch nicht jedes Mal etwas Süßes dazu wollen.

Sie werden auch nicht mehr nachts aufwachen, weil Sie unbedingt etwas Süßes brauchen. Ihr Körper weiß dann, dass er Zucker nicht wirklich nötig hat. Sie werden abnehmen und natürlich weniger Probleme mit Karies haben.

Lassen Sie Folgendes weg:
alle abgepackten Nahrungsmittel, die mehr als 5 bis 6 Gramm Zucker pro 100 Gramm enthalten

Vermeiden Sie:
> Softdrinks und Limonaden, auch wenn es sich um sogenannte Sportgetränke handelt. Trinken Sie stattdessen Wasser.

> Fruchtsäfte: Diese enthalten die volle Ladung Zucker, aber kein bisschen von den segensreichen Ballaststoffen.
> Frühstückscerealien als Fertigprodukt: Auch wenn es sich um angeblich »gesunde« Müsli und Granolas handelt, stecken sie meist voller Weißmehl und Zucker. Alle Frühstücksflocken, die es im Supermarkt zu kaufen gibt, sollten Sie besser im Regal lassen.
> Fertige Salatdressings und Dressings im Restaurant
> Saucen
> Nahrungsmittel in Dosen und Gläsern

Andere Zuckerquellen, auf die Sie ein Auge haben sollten

Milchprodukte
Milchprodukte enthalten Lactose, ein Zucker, der im Verdauungsprozess in Galactose und Glucose gespalten wird. Vollfette Milchprodukte enthalten von Natur aus schon 4,7 Gramm Lactose. Dazu kommt noch der Zucker, mit dem man Joghurt, Schokomilch und so weiter schmackhaft macht. In den meisten angeblich gesunden Fruchtjoghurts steckt mehr Zucker als in einer halben Tafel Schokolade.[281]

Wenn Sie Lactose vertragen, können Sie naturbelassene Milchprodukte bedenkenlos essen. Und Sie müssen die Lactose auch nicht auf Ihre tägliche Zuckeraufnahme anrechnen, da der Körper sie ja nicht in Fructose umwandelt.

Obst
Im Allgemeinen empfehle ich 2 bis 3 Stück Obst am Tag. Wenn Sie dem Programm zur zahngesunden Ernährung folgen, werden Sie in Woche 2 und 3 gar keinen Zucker zu sich nehmen, um Ihren Körper daran zu gewöhnen. Vergessen Sie nicht, dass Sie Fruchtsäfte nach Möglichkeit meiden sollten, weil sie eine konzentrierte Dosis von Einfachzuckern enthalten.

Alkohol
Alkohol sollten Sie nur in Maßen genießen. Ich rate vom Alkoholgenuss nicht vollständig ab, da fermentierte (vergorene) Getränke wie Wein oder Bier nur wenig Fructose enthalten. Bei Alkohol schnappt die Zuckerfalle eher bei Cocktails und Dessertweinen zu. Diese sollten Sie nach Möglichkeit meiden.

Künstliche und »natürliche« Süßungsmittel
Künstliche und natürliche Süßungsmittel (z. B. Stevia) sollten wir weglassen, weil wir so unseren Gaumen nicht an den natürlichen Geschmack von Lebensmitteln mit hoher Nährstoffdichte gewöhnen können, mit denen wir auch die nötigen fettlöslichen Vitamine aufnehmen. Doch wenn wir langfristig unseren Zuckerverbrauch reduzieren wollen, müssen wir unseren Gaumen umerziehen. Daher empfehle ich Ihnen, schlicht alles, was einen süßen Geschmack erzeugt, wegzulassen.

Schritt 2: Aufbauen

Der wichtigste Punkt an unserem Programm für zahngesunde Ernährung ist, sich nicht auf die richtige *Menge* Nahrung zu konzentrieren, sondern auf die richtige *Art* – auf Nahrungsmittel also, die Ihr Körper wirklich braucht. Nahrungsmittel mit fettlöslichen Vitaminen halten unseren Mineralstoffhaushalt im Gleichgewicht, stärken unsere Verdauung und unser Immunsystem und tragen zum allgemeinen Wohlbefinden des Körpers bei.

Daher sollte jede Mahlzeit Nahrungsmittel enthalten, die uns die fettlöslichen Vitamine A, D und K2 liefern. Und möglichst viele unterstützende Vitalstoffe wie Magnesium, Zink und Fett.

Nahrungsmittel, die reich an Vitamin A, D und K2 sind:
> Tierische Lebensmittel »im Ganzen«, d. h. mit Knochen und Haut: Huhn, Rindfleisch, Lamm und Ente

> Innereien
> Ganze Fische (nicht nur das Filet), v. a. Schellfisch
> Milch, Butter, Joghurt und Käse (nicht fettreduziert)
> Eier
> Natto (fermentierte Sojabohnen)
> Früchte und Salate in allen Farben (gerne auch mit in Fett gegarten Gemüse- oder Obststücken)

Nahrungsmittel, die unterstützende Nährstoffe enthalten:
> Magnesium: Kürbiskerne, grünes Blattgemüse, dunkle Schokolade (mit möglichst geringem Zuckerzusatz)
> Zink: Kidneybohnen, Leinsamen, Shrimps
> Kalzium: Milchprodukte, grünes Blattgemüse, Suppen und Brühen (aus Markknochen)
> Fett: Kokosfett, Olivenöl, Schweineschmalz, Rindertalg
> Gelatine: Haut, Gelenke und Knochen von Tieren

Schritt 3: Der Ausgleich

Ballaststoffe – in rauen Mengen

Wenn Sie konsequent auf einfache Kohlehydrate wie Zucker verzichten, brauchen Ihre Mikroorganismen einen Ausgleich. Sie müssen Ihr Mikrobiom wieder ins Gleichgewicht bringen. Sie brauchen also *Probiotika*, um das Mikrobiom mit »guten« Bakterien zu versorgen, und *Präbiotika*, damit diese auch was zu essen haben.

Der einfachste Weg dazu ist es, mehr Gemüse zu verzehren. Jede Mahlzeit sollte auf der Grundlage von Gemüse zubereitet werden. Auf diese Weise erhalten Sie genug lösliche und unlösliche Ballaststoffe, damit Ihr Mikrobiom seine Funktion erfüllen kann.

Probiotika

Mit Probiotika können Sie Ihrem Mikrobiom jene gesunden Bakterienstämme zuführen, die es braucht. Heutzutage nimmt man Probiotika gerne als Nahrungsergänzungsmittel zu sich, ich aber versuche meinen Patienten beizubringen, dass die beste Quelle für Probiotika unser Essen ist.

Die lebenden Mikroorganismen in fermentierter Nahrung wie Joghurt oder Kefir stellen eine gute Ergänzung für unsere Mikrobenlandschaft dar. Wenn Sie Ihre Mahlzeiten klug planen, können Sie Ihre »guten« Bakterien mühelos stärken und die »schlechten« in Schach halten.

Probiotika finden sich in fermentierten Nahrungsmitteln, daher sollten Sie zwei- bis dreimal pro Tag solche zu sich nehmen. Dafür reicht schon ein Löffel rohes Sauerkraut zu jeder Mahlzeit. Weitere gute Quellen für Probiotika sind sauer eingelegtes Gemüse, Kombucha, Kimchi, Joghurt (ohne Zuckerzusatz), Käse, Butter, Kefir, Miso, Cidre und Essig.

Präbiotika (fermentierbare Ballaststoffe)
Üblicherweise teilt man Ballaststoffe zwar in lösliche und unlösliche ein, aber es wäre besser, sie nach fermentierbar und nicht fermentierbar zu unterscheiden. Präbiotika sind die löslichen Ballaststoffe, die bestimmten Bakterien als Nahrung dienen, damit sie über die Fermentation im Darm kurzkettige Fettsäuren und Milchsäure produzieren können. Diese Ballaststoffe nennt man Präbiotika. Zwei von ihnen haben wir identifiziert: Inulin und Oligofructose. Daher sollten wir so oft wie möglich Nahrungsmittel zu uns nehmen, die *viel* davon enthalten. Dazu gehören z. B. Artischocken, Spargel, Zwiebeln, Lauch, Bananen, Schnittlauch, Chicorée, Löwenzahnblätter und Knoblauch.

Es gibt viele Arten von Ballaststoffen, doch in den meisten Fällen wissen wir nicht, wie der Körper damit umgeht. Es gibt aber Grund zur Annahme, dass sie sich auf unser Mikrobiom positiv auswirken, daher sollten wir sie im natürlichen Verbund, d. h. in Form von Gemüse, Hülsenfrüchten, Nüssen und Samen, zur Grundlage unserer

Mahlzeiten machen. Natürlich ist es wichtig, Präbiotika zu verzehren, doch letztlich sollten wir darauf achten, dass unsere Ernährung so facettenreich wie möglich bleibt. Denn wie überall ist Biodiversität der Schlüssel zur Artenvielfalt, auch beim Mikrobiom.

Erwachen – zum richtigen Essen

Wie sagt das Sprichwort doch so schön: Schenk einem Mann einen Fisch, und du ernährst ihn für einen Tag. Lehre ihn zu fischen, und du ernährst ihn sein ganzes Leben lang. Das Ziel unseres Programmes für zahngesunde Ernährung ist nicht, Ihnen zu sagen, was Sie möglichst vom Speiseplan streichen sollten. Mein Ziel ist vielmehr, Ihnen *eine andere Sicht* zu vermitteln auf das, was Sie zu sich nehmen. Denn dieser Blick wird Ihnen in Zukunft helfen, sich Ihr Leben lang gesund zu ernähren.

Mittlerweile sollte Ihr Blick hinreichend geschärft sein, um selbst herauszufinden, was gut für Sie ist. Ja, es gibt schädliche Nahrungsmittel, die wir nach Möglichkeit meiden sollten. Doch wichtiger ist, dass wir unseren Körper und seine wahren Bedürfnisse achten lernen. Und die traditionelle, natürliche Art zu essen und unsere Nahrung zuzubereiten.

Daher werden wir uns im nächsten Kapitel mit den Nahrungsmitteln beschäftigen, die mit einer zahngesunden Ernährung harmonieren.

Kapitel 10

DAS KONZEPT DER ZAHNGESUNDEN ERNÄHRUNG UND DIE LEBENSMITTELPYRAMIDE

Bei der Entwicklung meines Modells zahngesunder Ernährung habe ich mich an traditionelle Ernährungsweisen gehalten, bei denen nährstoffreiche Lebensmittel im Mittelpunkt stehen. Wie bereits gesagt, basiert das Programm auf den vier Prinzipien zahngesunder Nahrungsmittel.

1. Sie halten Kiefer, Knochen und die Atemwege stark und gesund.
2. Sie geben unserem Mund alle Nährstoffe, die er braucht (v. a., was fettlösliche Vitamine und den Kalziumstoffwechsel angeht).
3. Sie halten das Mikrobiom in Mund und Darm fit.
4. Sie senden positive epigenetische Botschaften aus.

Anhand dieser Prinzipien habe ich eine Lebensmittelpyramide erstellt, die sich für zahngesunde Ernährung eignet. Die Pyramide zeigt, in welchem Verhältnis die Produkte aus den verschiedenen Nahrungsmittelgruppen zueinander stehen sollten. Dabei geht es mir nicht um die Größe der Portionen. Um gesund zu essen, brauchen Sie weder Waage noch Messbecher. Sie essen einfach, bis Sie satt sind.

Doch zunächst wollen wir eine der bekannten Lebensmittelpyramiden genauer unter die Lupe nehmen. Die erste ihrer Art wurde 1992 vom Landwirtschaftsministerium der USA herausgegeben und bestimmte von da an die Ernährungsempfehlungen an die Bevölkerung. Daran hat sich bis heute nicht viel geändert, auch wenn die Lebensmittelpyramiden im Einzelnen neueren Erkenntnissen angepasst wurden.[282] Wahrscheinlich sind auch Ihre Vorstellungen von gesunder Ernährung von einer dieser Pyramidendarstellungen beeinflusst, selbst wenn Sie sich dessen gar nicht bewusst sind. Sehen wir uns also eine der klassischen Lebensmittelpyramiden an, bevor ich Ihnen meine eigene vorstelle.

Die Pyramide des US-Landwirtschaftsministeriums machte Angaben, wie viele Portionen aus jeder der Lebensmittelgruppen wir täglich verzehren sollten. Wie sich leicht erkennen lässt, konzipierte die US-Regierung die Pyramide insgesamt so, dass sie mit den Prinzipien der fettarmen Ernährung übereinstimmte, die in den 70er-, 80er- und 90er-Jahren des 20. Jahrhunderts ihren Höhepunkt hatte.

Fett wurde damals als Hauptfeind einer gesunden Ernährung betrachtet. Die fettärmsten Nahrungsmittel bildeten die unteren Ebenen der Pyramide, welche die empfohlenen Hauptbestandteile unserer Nahrung darstellen. Die fettreicheren wie Milchprodukte, Fleisch und Fette hingegen platzierte man weiter oben, was hieß, dass man davon möglichst wenig zu sich nehmen sollte.

Obwohl die Pyramiden immer wieder an neuere Erkenntnisse angepasst wurden, fanden die Erkenntnisse zur Verstoffwechslung von Einfachzuckern, Weißmehl, industriell aufbereiteten Pflanzenölen und hochverarbeiteten Industrielebensmitteln keine Berücksichtigung. Ganz im Gegenteil: Man empfahl weiterhin deren Verzehr, denn Brot, Cerealien, Reis und Nudeln – alles geschält und aus stark ausgemahlenem Getreide – bildeten die Basis der Pyramide.

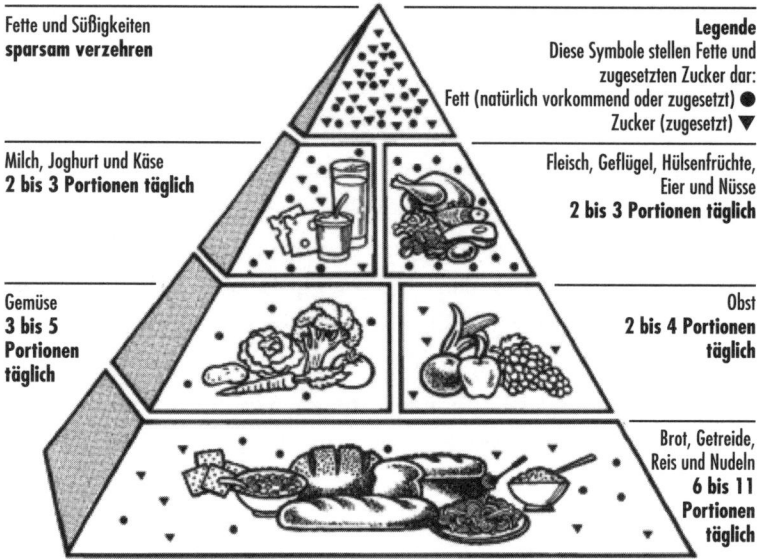

Abb. 23: Die erste Lebensmittelpyramide des US-Landwirtschaftsministeriums, die Richtlinien für eine gesunde Ernährung zusammenfasste.

Die Prinzipien gesunder Ernährung, die unsere Vorfahren über Jahrtausende entwickelt haben, blieben dabei unberücksichtigt. Die Bedeutung des Mikrobioms war damals noch nicht klar, aber auch der Ursprung der Lebensmittel fand keinerlei Beachtung. Ebenso wie die Tatsache, dass wir fettlösliche Vitamine brauchen, um zahlreiche andere Nährstoffe überhaupt *verwerten* zu können. Und natürlich fand auch keinen Eingang, was für gesunde Zähne wichtig ist.

Die Pyramide der zahngesunden Ernährung

Als ich meinen Ernährungsplan entwickelte, ging ich von den Nahrungsmitteln aus, die für die Gesundheit von Mund und Zähnen am wichtigsten sind. Das hieß: Nahrungsmittel, die fettlösliche Vitamine enthalten, und Fette, die uns helfen, diese Vitalstoffe zu verwerten, dazu noch die unterstützenden Nährstoffe. Außerdem habe ich besonderen Wert auf den Gehalt an Probiotika und Präbiotika gelegt, die wir brauchen, um unsere Darmflora im Gleichgewicht zu halten. Ein weiterer Schwerpunkt waren möglichst naturbelassene Nahrungsmittel, die natürliche epigenetische Botschaften übermittelten.

Dies war meine Vorstellung von einer mundum gesunden Ernährung. Daher griff ich auf natürliche Lebensmittel zurück, die traditionelle Gesellschaften über lange Zeit hinweg verzehrt haben, um gesund zu bleiben. Vor der industriellen Revolution legte man nicht nur Wert darauf, dass ein Nahrungsmittel *erhältlich* war, es sollte sich auch positiv auf die *Gesundheit* auswirken. Ich hoffe, diese Pyramide eröffnet auch Ihnen wieder einen anderen Zugang zum Essen.

Sie finden in der Pyramide keine Angaben zu den Mengen, die Sie von jedem dieser Nahrungsmittel zu sich nehmen sollten. Wichtig ist, *was* Sie essen, nicht *wie viel* davon. Heutzutage gibt es so viele Lebensmittel, die unser Körper nicht erkennt. Die Pyramide soll Ihnen dabei helfen, diese Art von Essen zu meiden und Ihre Ernährung auf Dinge umzustellen, die Ihnen wirklich guttun. Deshalb müssen Sie zunächst einmal Ihre Einstellung zu Fetten überdenken. Unser Körper braucht sie als Energielieferanten. Sie sind unabdingbar für vielerlei Zellfunktionen sowie für die Aufnahme fettlöslicher Vitamine.

Gehen Sie bei der Wahl Ihrer Nahrungsmittel so vor, wie es die Ebenen der Pyramide vorgeben. Nach und nach werden Ihr Mund und Ihr Körper wieder funktionieren wie vorgesehen und ihre volle Leistung bringen. Wenn Sie aus irgendeinem Grund manche dieser Nahrungsmittel nicht essen können, ist das kein Problem. Sie müssen nur einen vernünftigen Ersatz dafür finden.

Allein, es ist nicht damit getan, die *richtigen* Nahrungsmittel zu essen, wichtig sind auch Herkunft und Zubereitung. Die Nährstoffe, die Sie brauchen, sollen ja auf dem Weg auf Ihren Teller nicht verloren gehen. Mein Modell beruht auf drei Grundregeln, dank deren der Nährstoffgehalt im Essen erhalten bleibt.

1. Vollwertkost ist das Beste.
Unser Körper ist darauf eingerichtet, Nahrungsmittel so zu verarbeiten, wie sie in der Natur vorkommen. Für industriell verarbeitete, aufbereitete oder auf andere Weise veränderte Produkte ist er nicht geschaffen.

2. Die richtige Zubereitung zählt.
Verschiedene Zubereitungsarten stellen dem Körper auch unterschiedliche Nährstoffe zur Verfügung. Deshalb basieren die Nahrungsmittelgruppen der Pyramide nicht nur auf der *Kategorie* der Lebensmittel (z. B. Gemüse, Fleisch oder Milchprodukte), sondern auch auf der *Zubereitungsart*. Manche Lebensmittel gehören also zu mehreren Gruppen. Kohl z. B. gehört sowohl zur Gruppe der Gemüse als auch zur Gruppe der fermentierten Lebensmittel. Käse zählt zu den Milchprodukten, aber auch zu den fermentierten Lebensmitteln.

3. Auch die Herkunft ist von Bedeutung.
Wie wir bereits gesehen haben, beeinflussen die Lebensbedingungen von Pflanzen und Tieren, z. B. ihre Nahrung, deren eigenes Mikrobiom und ihre Epigenetik. Und dies wiederum wirkt sich auf unsere Gesundheit aus, wenn wir pflanzliche oder tierische Produkte konsumieren. Wir sollten Nahrungsmittel bevorzugen, die so angebaut oder aufgezogen wurden, dass ihr Mikrobiom und ihre epigenetischen Merkmale gesund sind.

Das bedeutet, dass wir uns an tierische Produkte halten, die von Tieren stammen, die schon mal Gras unter den Füßen hatten. Wir sollten uns für Gemüse und Obst aus lokaler und organisch-biologischer Produktion entscheiden. Kaufen Sie Ihre Lebensmittel wenn möglich im Naturkostladen oder auf dem Wochenmarkt. So lernen Sie auch die Menschen kennen, die diese Lebensmittel für Sie herstellen und anbieten. Dadurch bekommen Sie einen ganz anderen Bezug zu dem, was auf Ihrem Teller landet.

Bleiben wir realistisch

Unser Ziel ist zwar, dass Sie sich hauptsächlich von Dingen ernähren, die in der Pyramide für zahngesunde Ernährung aufgeführt sind. Aber es ist auch kein Problem, einmal eine Ausnahme zu machen. Das Konzept lässt Ihnen dafür den nötigen Spielraum. Hauptsache, Sie bleiben in Balance. Wenn Sie sich zu 80 Prozent an die Nahrungsmittel aus der Pyramide halten oder – anders ausgedrückt – vier von fünf Mahlzeiten so gestalten, tun Sie Ihrem Mund, Ihren Zähnen und Ihrer allgemeinen Gesundheit einen großen Gefallen. Industriell verarbeitete Nahrungsmittel sollten Sie höchstens bei einer von fünf Mahlzeiten verzehren. Die restlichen vier versorgen Ihren Körper dann mit den Stoffen, die er braucht, um mit dem bisschen moderner Industrienahrung fertigzuwerden.

Die Pyramide für zahngesunde Ernährung hat vier Ebenen. Im Allgemeinen sollten Sie v. a. Produkte aus der ersten (untersten) Ebene essen. Ein bisschen weniger von der zweiten und noch ein bisschen weniger von der dritten Ebene. Besonders sparsam umgehen sollten Sie mit den Lebensmitteln aus der obersten Ebene.

Ebene 1, die Basis, setzt sich zusammen aus pflanzlichen Nahrungsmitteln wie Gemüse (inklusive derjenigen mit fermentierfähigen Präbiotika), Hülsenfrüchten und Kräutern. Sie sollten den *Hauptbestandteil* jeder Mahlzeit ausmachen.

Ebene 2 umfasst Nahrungsmittel, die die wesentlichen Nährstoffe enthalten, die Ihr Körper braucht. Sie sind in die Gruppen Fleisch, Eier, Fisch und Milchprodukte (sofern keine Unverträglichkeit be-

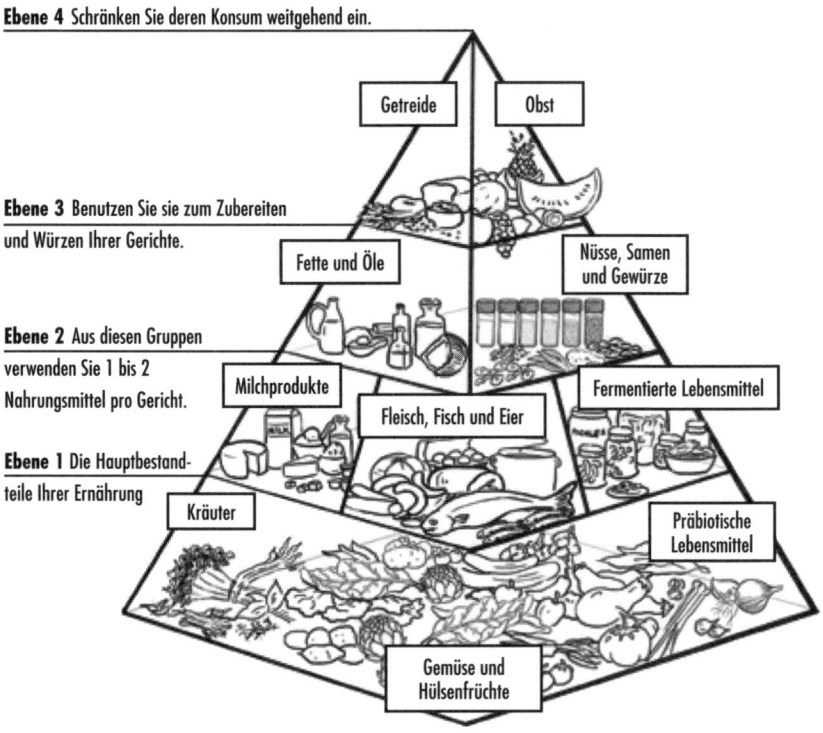

Abb. 24: Die Pyramide für zahngesunde Ernährung.

steht) sowie fermentierte Lebensmittel unterteilt. Jede Mahlzeit sollte Lebensmittel aus einer oder zwei dieser Gruppen enthalten.

Zu **Ebene 3** gehören Nahrungsmittel, mit denen Sie Ihre Gerichte kochen oder aromatisieren können: Fette und Öle sowie Nüsse, Samen und Gewürze. Sie machen Ihre Speisen zum Genuss. Verwenden Sie sie ganz nach Belieben.

Auf **Ebene 4** finden Sie Nahrungsmittel, die Sie nur in kleinen Mengen zu sich nehmen sollten, weil sie im Verdauungsprozess schnell in Einfachzucker zerlegt werden können: Getreide und Obst.

Ebene 1 – die Basis: Pflanzen, Gemüse, Hülsenfrüchte, Kräuter und Präbiotika

Eine gesunde Ernährung basiert hauptsächlich auf pflanzlichen Bestandteilen, wobei Getreide aufgrund seiner züchterischen Besonderheiten zu einer eigenen Gruppe gehört. Pflanzen sind als Nahrungsquelle in der Natur reichlich vorhanden. Unser Körper ist dafür geschaffen, sich diese Tatsache zunutze zu machen. Deshalb bilden Gemüse, Hülsenfrüchte, Kräuter und Präbiotika die Basis der Pyramide für zahngesunde Ernährung. Zwei bis drei Lebensmittel aus dieser Gruppe sollten zu jeder Ihrer Mahlzeiten gehören. Bevorzugen Sie wann immer möglich frisches und saisonales Gemüse aus lokaler Produktion und biologischem Anbau.

Es ist wichtig, dass Sie diese Lebensmittel *variieren*. Denn zum einen versorgen die verschiedenen Pflanzen Sie mit unterschiedlichen Nährstoffen, aber das gilt auch für die verschiedenen *Pflanzenteile* (Blätter, Stängel, Samen etc.).

Fruchtgemüse: Diese fleischigen Teile der Pflanze sind reich an Nährstoffen. Wir sprechen hier von »Früchten« im biologischen Sinne. Sie sind nicht zu verwechseln mit den Früchten, die wir als Obst bezeichnen, wie Äpfel, Orangen oder Trauben, die eine Menge natürlichen Zucker enthalten.
Samen: Sie sind eine unerschöpfliche Quelle an Faserstoffen. Samen sind umhüllt mit löslichen Ballaststoffen, die unsere Verdauung verlangsamen und dafür sorgen, dass wir Nährstoffe besser aufnehmen.
Blütengemüse: Sie liefern uns eine einmalige Mischung aus Ballast- und Nährstoffen.
Stängelgemüse: Sie versorgen uns mit einem Gemisch von löslichen und unlöslichen Ballaststoffen, das unserem Stuhlgang Masse verleiht.

Essbare Gemüse- oder Pflanzenteile

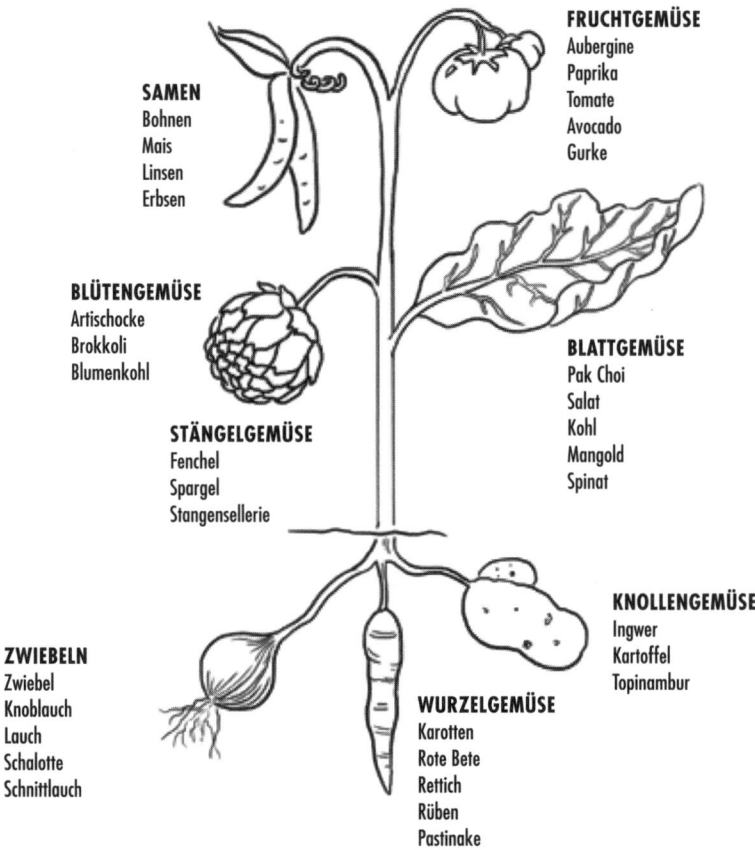

Abb. 25: Verschiedene Gemüsearten

Blattgemüse: Es ist reich an pflanzlichen Nährstoffen, die sich positiv auf die Gesundheit des ganzen Körpers auswirken.

Knollengemüse: Es dient traditionellerweise als Hauptnahrungsmittel, da es viel Stärke enthält und gut sättigt.

Zwiebeln: Sie sind eine wahre Fundgrube an löslichen präbiotischen Ballaststoffen, die von den guten Bakterien in unserem Verdauungssystem zum Gedeihen benötigt werden.

Je mehr Sorten und Farben auf Ihrem Teller vertreten sind, desto besser. Achten Sie darauf, sowohl rohes als auch gekochtes Gemüse zu essen.

Hülsenfrüchte

Hülsenfrüchte bestehen gewöhnlich aus einer faserreichen Hülse, die sich entlang einer Naht öffnet. Sie enthalten eine Menge fermentierbare Ballaststoffe, Proteine und andere Nährstoffe. Allerdings bergen sie auch Nährstoffe in sich, die manche Menschen nur schwer verdauen können. Dennoch wurden in vielen Kulturen Hülsenfrüchte jahrhunderte-, ja, jahrtausendelang roh verzehrt.

Zu den Hülsenfrüchten gehören:
> Luzerne (Alfalfa)
> Bohnen
> Kichererbsen
> Linsen
> Erdnüsse
> Erbsen

Wie Sie Hülsenfrüchte am besten verwenden
Damit Hülsenfrüchte leichter verdaulich werden, ist es ratsam, sie vor dem Kochen oder Essen einzuweichen.
Kidneybohnen: Vor dem Kochen 12 bis 24 Stunden in einem großen Topf mit Wasser und Natron (Apotheke) einweichen.
Andere Bohnen (z. B. schwarze Bohnen): Jeweils 200g Bohnen in Wasser mit einem Esslöffel Apfelessig oder Zitronensaft einweichen.

Kräuter

Kräuter verwenden wir als Nahrungsmittel, als Gewürz oder als Heilpflanze. Der Unterschied zu normalem Gemüse besteht für gewöhnlich darin, dass wir sie nur in kleinen Mengen konsumieren, weil sie stark duften oder sehr aromatisch sind. Ihr intensiver Geschmack und ihr Aroma zeigen, wie reich sie an Phytochemikalien sind. Diese Verbindungen hat uns die Natur geschenkt und sie sind sehr gesund. Aus diesem Grund werden Kräuter seit Menschengedenken beim Kochen und in der Medizin verwendet. Sie schmecken nicht nur köstlich, sie wirken sich auch positiv auf unser Wohlbefinden aus.

Zu den Kräutern gehören:
- Basilikum
- Thymian
- Petersilie
- Pfefferminze
- Salbei
- Dill
- Lavendel
- Oregano
- Fenchel

Wie Sie Kräuter am besten verwenden
Veredeln Sie jedes Gericht, ob roh oder gekocht, mit frischen Kräutern. Sie können Kräuter natürlich auch getrocknet verwenden.

Präbiotika

Diese Pflanzen enthalten lösliche Ballaststoffe, die von den Darmbakterien fermentiert werden können. Zu jeder Ihrer Mahlzeiten sollte ein präbiotisches Gemüse gehören, damit Ihre Darmflora im Gleichgewicht bleibt.

Zu den Präbiotika gehören:
- Knoblauch
- Zwiebel
- Löwenzahnblätter
- Spargel
- Lauch
- Bananen

Wie Sie Pflanzen auf schmackhafte Art in Ihre Ernährung integrieren

Manche Leute finden es vielleicht langweilig, viel Gemüse zu essen. Lassen Sie sich davon nicht entmutigen. Dank der richtigen Zutaten und der entsprechenden Zubereitungsarten können Sie aus jedem Gemüse ein köstliches und nahrhaftes Gericht zaubern.

Tipp vom Profi: Bereiten Sie Gemüse *immer* mit Fett zu. Ohne Ausnahme. Richten Sie es mit Olivenöl oder Butter an oder braten Sie es in Fetten wie Kokosfett, Schweine- oder Entenschmalz. So schmeckt es nicht nur leckerer, Ihr Körper nimmt auch die Nährstoffe viel besser auf.

Wie Sie Gemüse am besten zubereiten

Damit Ihre Gemüsegerichte mit der Zeit nicht eintönig werden, können Sie sie auf verschiedene Arten zubereiten:

Im Backofen
Verschiedene Gemüse in Stücke schneiden und Fett wie Kokosfett, Butter, Ghee oder Schweineschmalz dazugeben. Mit Salz, Kräutern und Gewürzen aromatisieren und im Ofen bei 190 bis 200 Grad etwa 20 Minuten braten, bis das Gemüse leicht angebräunt ist.

Dämpfen
Das Gemüse in Stücke schneiden und in einem Dampfgarer ungefähr 20 Minuten über Wasserdampf garen. Mit Salz, Pfeffer und Butter abschmecken.

Braten
Verschiedenfarbige Gemüse in Stücke schneiden. In einem Wok oder einer Pfanne zwei bis drei Esslöffel Kokosfett, Ghee oder

Schweineschmalz erhitzen. Gemüse auf hoher Flamme etwa 10 Minuten braten, bis es leicht gebräunt ist.

Sautieren
Diese Garmethode ist dem Braten ähnlich. Verwenden Sie ein Fett, das hohe Temperaturen verträgt, z. B. Kokosfett, Ghee oder Schweineschmalz. Braten Sie dann das Gemüse in einer kleinen Menge Fett an und schwenken Sie dabei die Pfanne. Die kleine Menge Fett verhindert, dass das Gemüse richtiggehend »frittiert« wird, es bräunt nur leicht. So bleibt die knackige Beschaffenheit der Zutaten erhalten.

Grillen
Wenn Sie das Gemüse mit Kokosfett auf dem Grill braten, bekommt es eine dunklere Farbe und einen rauchigeren Geschmack.

Rohkost
Für Salat Gemüse in Stücke schneiden, mit Salz und Pfeffer würzen und mit Olivenöl und Essig beträufeln.

Suppe oder Eintopf
In einem Topf Wasser zum Kochen bringen und das Gemüse darin bei niedriger Hitze 30 bis 40 Minuten köcheln lassen.

Manche Gemüsesorten lassen sich zu Nudeln, ja selbst zu Reiskörnern verarbeiten. Schneiden Sie »Gemüse-Pommes«! Mit ein bisschen Kreativität ist es ein Leichtes, einfache Kohlehydrate wie Nudeln aus Weißmehl, weißen Reis und Brot ganz durch Gemüse zu ersetzen.

Gemüsenudeln
Weißmehlnudeln lassen sich gut durch Nudeln aus Gemüse ersetzen. Sie sind nicht nur reicher an Nährstoffen, sondern schmecken

auch erstaunlich lecker. Benutzen Sie einen normalen Sparschäler, um das Gemüse in dünne Streifen zu hobeln, die Bandnudeln ähneln. Für raffiniertere Varianten können Sie sich auch einen Spiralschneider zulegen.

Sie können fast jede Gemüsesorte verwenden, um Pasta daraus zu machen. Am einfachsten geht es mit den folgenden:

> Zucchini
> Süßkartoffeln
> Karotten

Sie können die Gemüsepasta heiß oder kalt servieren.

Heiß: Nudeln würzen. Im Ofen oder in der Pfanne mit etwas Fett braten, sautieren oder dämpfen. Pasta zu anderen heißen Speisen servieren.

Kalt: Kalte Nudeln als Basis verwenden. Mit anderen Gemüsestücken und Oliven- oder Avocadoöl als bunten, knackigen Salat servieren.

Pesto

Mit Pesto können Sie jedes Gericht auf köstliche Art mit Kräutern veredeln. Pesto eignet sich als leckere Pastasauce, passt aber auch hervorragend zu Lachs, Fleisch und Salat.

Zutaten

2 bis 3 Bund frische grüne Kräuter (gewöhnlich Basilikum, aber Sie können auch andere Kräuter verwenden)
70 g Pinienkerne oder andere Nüsse
50 g geriebener Parmesan
1 TL Salz
1 bis 2 Knoblauchzehen
60 bis 120 ml Olivenöl

Zubereitung

1. Zunächst die Hälfte aller Zutaten (Kräuter, Pinienkerne, Käse, Salz und Knoblauch) in einem Mixer zerkleinern. Dann die zweite Hälfte dazugeben und die Zutaten pürieren, bis eine gleichmäßige Masse entsteht. Bei Bedarf die Mischung von den Wänden des Mixers herunterschaben und erneut durchmixen.
2. Olivenöl nach und nach hinzugeben, sodass das Pesto langsam flüssiger wird. Wenn es die Konsistenz von Brotaufstrich haben soll, weniger Öl verwenden, als Sie es für eine Sauce tun würden.
3. Mit Salz abschmecken.
4. Entweder sofort verwenden oder aufbewahren. Pesto bleibt normalerweise mehrere Tage frisch. Zum Aufbewahren einen möglichst kleinen Behälter verwenden und das Pesto im Gefäß fest zusammenpressen, sodass keine Luftblasen entstehen. Ein wenig Olivenöl darübergießen, Behälter dicht verschließen und im Kühlschrank aufbewahren. Dort bleibt es circa eine Woche frisch. Pesto kann auch für drei Monate eingefroren werden.

Reis aus Blumenkohlröschen

Zutaten
Blumenkohl

Zubehör
Küchenmaschine oder Reibe

Zubereitung
1. Backofen auf 200 Grad vorheizen.
2. Blumenkohl von den Blättern befreien und vierteln. Von jedem Viertel den Großteil des Strunks entfernen, den Rest in zwei bis drei Stücke schneiden. Im Mixer verarbeiten, bis der Blumenkohl aussieht wie Reiskörner oder Couscous. Sie können den Blumenkohl auch mit einer groben Reibe raspeln. Vermutlich wird der »Reis« so etwas grobkörniger.
3. Blumenkohlreis 12 Minuten im Ofen garen oder in Fett braten. Mit Kräutern und Gewürzen verfeinern. So erhalten Sie eine gesunde und leckere Grundzutat für jede Mahlzeit.

Gemüsepommes

Gemüsepommes eignen sich hervorragend als Snack oder Beilage.

Zutaten
Kartoffeln, Süßkartoffeln, Kohl oder Schälgurke
Butter, zerlassenes Kokosfett oder Olivenöl

Zubereitung
1. Backofen auf 220 Grad vorheizen.
2. Gemüse in Stäbchen schneiden und auf einem mit Backpapier ausgelegten Backblech ausbreiten.

3. Mit Butter, zerlassenem Kokosfett oder Olivenöl beträufeln und salzen. 10 bis 15 Minuten backen, bis die Pommes knusprig sind.
4. Warm servieren oder für einen Snack aufbewahren.

Ebene 2 — Fleisch, Eier und Fisch, fermentierte Lebensmittel, Milchprodukte

Wenn möglich, sollten wir nur tierische Produkte essen, die aus biologischer Tierhaltung stammen. Ebenso Fische, die frei herumschwimmen und Sonnenlicht tanken konnten. Wir sollten darauf achten, beim Fleischkonsum möglichst viele Teile des Tieres zu verwenden, also ebenfalls die Innereien und selbstverständlich die Eier. (Auch hier ist Vielfalt alles.)

Gruppe 1 – Fleisch, Eier und Fisch

Mageres Fleisch
Brustfleisch, eine Art von Muskelfleisch, und andere magere Fleischstücke sind die am wenigsten nährstoffreichen Teile des Tieres, da sie keine fettlöslichen Vitamine enthalten. Mageres Fleisch stellt eine gute Ergänzung zu manchen Gerichten dar, Sie sollten jedoch hauptsächlich fettreiche Fleischstücke verzehren.

Haut und Knochen
Wenn Sie Schenkel, Keulen und Bruststücke zubereiten, empfiehlt es sich, die Haut nicht zu entfernen. Essen Sie so viel von den Stücken wie möglich, auch die Haut. Saugen Sie die Knorpel aus. Verwenden Sie die größeren Knochen für die Zubereitung von Suppen und Brühen.

Fisch und Meeresfrüchte
Versuchen Sie, nur Fische und Meeresfrüchte zu essen, die tatsächlich aus dem Meer stammen. Zuchtfische, die nicht in ihrer natürlichen Umgebung aufwachsen, weisen genau wie Vieh aus Getreideaufzucht eine andere Nährstoffzusammensetzung auf. Essen Sie alle Teile des Fisches, auch Kopf, Haut und Innereien. Am einfachsten geht das, wenn Sie kleine Fische wählen und sie im Ganzen verzehren.

Innereien
Auch als Schlachtabfälle bekannt, sind Innereien bei Weitem die nährstoffreichsten Teile des Tieres. In den Organen ist der größte Teil an fettlöslichen Vitaminen gespeichert.

Anmerkung: Zwei Portionen Innereien pro Woche decken Ihren gesamten Bedarf an den Nährstoffen, die darin enthalten sind. Andererseits sollten Sie nicht mehr als vier- bis fünfmal pro Woche Innereien essen, um einen Überschuss an Vitamin A zu vermeiden.

Tipp vom Profi: Leber ist ein verlässlicher Lieferant für einen Großteil der Nährstoffe, die Ihr Körper braucht. Sie ist reich an Vitamin C sowie an den fettlöslichen Vitaminen A, D und K2. Außerdem enthält sie B6, B12, Folsäure, Cholin, Biotin (Vitamin H), Magnesium und Zink. Setzen Sie eine Scheibe Leber pro Woche auf Ihren Speiseplan. Sie leistet einen substanziellen Beitrag zur Deckung des Nährstoff- und Vitaminbedarfs Ihres Körpers.

Wie Sie Innereien am besten zubereiten
Zu den Innereien gehören u. a. die Leber, die Nieren, der Magen, die Gedärme, das Herz und das Hirn. Sie können auf viele Arten zubereitet werden. Es gibt zahlreiche Rezepte für köstliche Gerichte mit Innereien. Ich habe die Erfahrung gemacht, dass Leber am vielsei-

tigsten verwendbar ist. Außerdem schmeckt sie Leuten, die nicht an den Verzehr von Organen gewöhnt sind, meistens am besten.

In der Pfanne braten
Braten Sie die Innereien wie ein Steak in Schweineschmalz, Ghee oder Kokosfett. Braten Sie sie auf kleiner Flamme, damit sie nicht zu trocken und spröde werden.

Pökeln
Gerade Schweinebauch lässt sich hervorragend einsalzen und zu Wurstwaren verarbeiten oder auch räuchern. Knusprig gebraten ist er eine ausgesprochen würzige Zutat für allerlei Gerichte.

Geschnetzeltes
Schneiden Sie eine kleine Menge Innereien in Würfel und braten Sie sie in der Gemüsepfanne mit.

Hackfleisch
Hackfleisch aus Innereien lässt sich bestens für eine Bolognesesauce oder einen Auflauf verwenden. Mischen Sie kleine Mengen von Innereien mit anderen Fleischstücken, würzen Sie die Mischung und bereiten Sie damit eine Sauce für ein köstliches Gericht zu.

Pâté

Pâtés machen es möglich, sich die Nährstoffe der Leber genussvoll einzuverleiben. Sie lassen sich auf verschiedene Arten zubereiten, und ihr Geschmack lässt sich beliebig variieren. Nehmen Sie verschiedene Sorten Leber, wie Hühner-, Enten- oder Lammleber und verfeinern Sie sie mit Kräutern und Gewürzen. Finden Sie heraus, was Ihnen am besten schmeckt. Pâté bringt allerhand Abwechslung in Ihren Speiseplan.

Zutaten

500 g Hühner-, Enten- oder Lammleber
1 Zwiebel, in dünne Scheiben geschnitten
1 Knoblauchzehe
1 Bund gehackte grüne Kräuter nach Belieben
3 EL Sherry
180 g weiche Butter
¼ TL Meersalz oder Himalajasalz
¼ TL gemahlener schwarzer Pfeffer
⅛ TL gemahlene Muskatnuss

Zubereitung

1. Leber und gehackte Zwiebel in eine tiefe Pfanne geben, 500 bis 700 ml Wasser zugeben und zum Kochen bringen. Hitze reduzieren und ungefähr 20 Minuten auf geringer Flamme köcheln lassen, bis die Leber zart ist.
2. Zwiebel herausnehmen und Wasser abgießen. Sollten einige Stücke der Leber zäh geworden sein, nehmen Sie sie heraus.
3. Gekochte Leber in einen Mixer oder eine Küchenmaschine geben und pürieren. Gehackten Knoblauch, Kräuter, Sherry, Butter, Salz, Pfeffer und Muskatnuss oder andere Gewürze hinzufügen. Alles zusammen pürieren, dabei immer wieder die Konsistenz überprüfen.
4. Hände mit Olivenöl oder Butter einfetten und die Leberpaste zu einem kastenförmigen Laib formen. Eine Stunde im Kühlschrank aufbewahren. Kalt servieren.

Suppen und Brühen

Die Tradition, bei Erkältungen Hühnersuppe zu essen, ist nicht zufällig entstanden. In Fleisch, das langsam am Knochen gegart wurde, stecken Heilkräfte, die sich althergebrachte Kulturen über Jahrtausende zunutze gemacht haben. Um die nährstoffreiche Gelatine und andere kollagenhaltige Materialien und Mineralien zu gewinnen, muss man das Fleischstück mit den Knochen langsam im Wasser simmern lassen, damit eine gute Brühe entsteht.

Wenn Sie Ihre eigene frische Brühe zubereiten, können Sie sicher sein, dass sie von guter Qualität ist. Doch auch wenn Sie Brühe kaufen, lässt sich ihre Qualität leicht überprüfen. Gute Brühe enthält viel Gelatine und geliert beim Abkühlen.

Das Kochen einer guten Brühe nimmt viel Zeit in Anspruch. Sie lässt sich aber wunderbar im Kühlschrank oder Gefrierschrank aufbewahren. Deshalb reicht es, wenn Sie Ihre Brühe alle zwei bis vier Wochen frisch zubereiten.

Hühnerbrühe

Zubehör
Schongarer oder Suppentopf
Große Schüssel
Sieb

Zutaten
1 ganzes Huhn oder 2 Hühnerkarkassen und 2 Hühnerfüße
2 Stangen Sellerie, in große Stücke geschnitten
2 Karotten, in große Stücke geschnitten
1 Zwiebel, grob gehackt
2 bis 3 Knoblauchzehen, grob gehackt
2 EL Apfelessig
2 Lorbeerblätter oder 1 Bund Rosmarin oder andere Kräuter nach Wahl
Salz und Pfeffer zum Abschmecken

Zubereitung
1. Huhn oder Karkassen in einen Schongarer oder Suppentopf legen und mit Sellerie, Karotten, Zwiebel und Knoblauch bedecken. Apfelessig, Lorbeerblätter und eventuell Hühnerfüße hinzufügen.
2. Wasser zugeben, bis alle Zutaten bedeckt sind.
3. Suppentopf auf den Herd stellen und den Inhalt bei starker Hitze aufkochen. Dann Temperatur reduzieren und die Brühe 12 bis 24 Stunden simmern lassen.
4. Brühe durch ein Sieb in einen Topf oder eine große Schüssel abgießen. Fleisch- und Gemüsestücke herausnehmen.
5. Sie können das Huhn und das Gemüse natürlich zur Brühe essen. Ohne die Brühe schmecken sie allerdings fade und sind aufgrund der langen Kochzeit sehr weich.
6. Einen Teil der Brühe sollten Sie sofort konsumieren. Den Rest im Topf im Spülbecken in eiskaltes Wasser stellen. Nach dem Abkühlen in kleinere Behälter füllen. Im Kühlschrank lässt sich die Brühe 4 bis 5 Tage, im Gefrierschrank 4 bis 6 Monate aufbewahren.

Rinderbrühe

Zubehör
Schongarer oder Suppentopf
Einmachgläser
Bräter und Sieb

Zutaten
2,7 kg Rinderknochen (Markknochen, Haxenknochen, Keulen und Rippen- oder Halsknochen mit Fleisch), genug, um etwa drei Viertel des Topfs zu füllen

Olivenöl
60 ml Essig oder Apfelessig
3 Zwiebeln, gehackt
3 Karotten, in Stücke geschnitten
3 Stangen Sellerie, in Stücke geschnitten
Meersalz zum Abschmecken
2 Lorbeerblätter
1 Bund Thymian
1 Bund Petersilie

Zubereitung
1. Backofen auf 175 Grad vorheizen.
2. Knochen in einen Bräter legen und mit Olivenöl bestreichen. Das Öl mit sauberen Händen einmassieren. Die Knochen im Ofen 30 bis 60 Minuten rösten, bis sie braun werden.
3. Während die Knochen im Ofen sind, Zwiebel, Karotten und Selleriestücke in den Suppentopf geben.
4. Gebräunte Knochen zum Gemüse geben. Dann den Bräter mit heißem Wasser ablöschen und die Flüssigkeit zu Gemüse und Knochen in den Suppentopf gießen. Umrühren, bis alles gut vermischt ist. Zusätzlich Wasser zugeben, bis die Knochen ganz bedeckt sind.
5. Auf mittlerer bis starker Flamme zum Kochen bringen, dabei den sich bildenden Schaum von der Oberfläche abschöpfen.
6. Hitze reduzieren, den Topf verschließen und die Brühe zwischen 12 und maximal 72 Stunden simmern lassen. Je länger Sie die Brühe kochen lassen, desto mehr kollagenhaltiges Material löst sich von den Knochen.
7. Geben Sie für die letzte halbe Stunde Kochzeit Salz, Lorbeerblätter, Thymian und Petersilie dazu.
8. Gießen Sie die Brühe durch ein feinmaschiges Sieb ab. Wollen Sie einen Teil davon für ein anderes Gericht verwenden, geben

Sie die Brühe ohne Abgießen direkt hinein. Was Sie von der Brühe aufbewahren wollen, lassen Sie in einem Eiswasserbad im Spülbecken abkühlen.
9. Die Brühe kann in Einmachgläsern 4 bis 5 Tage im Kühlschrank aufbewahrt oder für 4 bis 6 Monate eingefroren werden.

Gruppe 2 – fermentierte Lebensmittel

Milchsäuregärung ist eine Methode, um frische, rohe Lebensmittel haltbar zu machen. Dabei werden die Lebensmittel mit Milchsäurebakterien gleichsam »geimpft«. Diese verdauen das Einlegegut vor und liefern Nährstoffe, die das Wachstum ausgewogener Bakterienstämme im Mikrobiom fördern. Fermentierte Lebensmittel sind auch eine gute Quelle für Vitamin K2, das die guten Bakterien produzieren.

Am besten gewöhnen Sie sich an, regelmäßig fermentierte Lebensmittel wie Sauerkraut, Kombucha, Kefir, Sauerrahmbutter oder Käse zu sich zu nehmen. Auf diese Weise sorgen Sie dafür, dass Ihr Mikrobiom im Gleichgewicht bleibt.

Fermentierte Lebensmittel sind einfach herzustellen. Sie selbst zu machen ist außerdem kostengünstiger, als sie zu kaufen. Falls Sie dennoch fermentierte Lebensmittel käuflich erwerben möchten, sollten Sie darauf achten, dass sie gekühlt aufbewahrt und nicht pasteurisiert wurden. Auch sollten Sie keine Zuckerzusätze enthalten.

Zu den am einfachsten herzustellenden fermentierten Lebensmitteln gehören Kefir, Kombucha und Sauerkraut. Hier die drei Grundrezepte, die Sie nach eigenem Geschmack verfeinern können:

Kefir aus Milch oder Kokosmilch

Kefir ist ein dickflüssiges, leicht säuerliches Milchprodukt. Er entsteht durch die Fermentation der Milch mit einem körnigen Ferment, der Kefirkultur. Kefir ist eine ausgezeichnete Ergänzung zu schmackhaften Gerichten und eine gute Basis für jedes gesunde Frühstück. Genehmigen Sie sich ruhig auch mal ein Glas zwischendurch.

Zubehör
Glasgefäß
Geschirrtuch, Küchenrolle oder Kaffeefilter aus Papier
Gummiband, um den Deckel gut auf dem Gefäß zu befestigen
Rührgerät aus Kunststoff oder Holz
Kunststoffsieb, um die Kefirknollen aus dem fertigen Kefir herauszuseihen

Zutaten
2 EL Kefirknollen oder 5 g Kefirstarterkultur
(im Reformhaus sowie in der Apotheke erhältlich oder online bestellbar)
1 Liter Kuh-, Ziegen- oder Kokosmilch (idealerweise sollte die Milch weder pasteurisiert noch homogenisiert sein)

Zubereitung
1. Kefirknollen in die Milch geben. In ein Glasgefäß füllen.
2. Das Gefäß mit einem Tuch bedecken und dieses mit einem Gummiband befestigen.
3. Die Kultur an einem warmen Ort ruhen lassen, bis die Mischung leicht angedickt ist und ein angenehm säuerliches Aroma hat (normalerweise nach etwa 24 Stunden). Zu diesem Zeitpunkt haben die Bakterien die Lactose in der Milch umgesetzt. Während des Gärungsprozesses steigen die Kefir-

körner an die Oberfläche. Die Mischung mit einem Kunststoff- oder Holzlöffel umrühren, damit sie homogen bleibt.
4. Wenn der Gärungsprozess abgeschlossen ist, das fertige Getränk durch ein Kunststoffsieb in ein Glasgefäß seihen. Die Kefirknollen können nun für eine weitere Portion Milch verwendet werden.
5. Den fertigen Kefir im Kühlschrank aufbewahren.

Kombucha

Eines meiner liebsten fermentierten Getränke ist ein Glas kühler Kombuchatee. Ein fantastischer Mix aus Mikroorganismen! Ich empfehle ihn meinen Patienten gerne, weil er als würziges, prickelndes kaltes Getränk ein toller Ersatz für Limonade ist. Und das Beste daran ist, dass sich auch Kombucha leicht selbst herstellen lässt.

Zubehör
Suppentopf
Sauberes Glasgefäß mit luftdicht verschließbarem Deckel (Fassungsvermögen von knapp 1 l) oder kleinere Glasflaschen

Zutaten
4 bis 5 Beutel Schwarztee
4 bis 5 EL Rohrohrzucker
2 EL Apfelessig, der nicht pasteurisiert sein darf
Handelsüblicher Kombucha-Teepilz (der verschiedene Bakterien und Hefen umfasst). Er hat normalerweise die Form einer dünnen, gelatinösen Scheibe. Kombuchapilz können Sie online bestellen, im Reformhaus oder Naturkostladen kaufen oder Sie erhalten ihn von einem Freund, der bereits Kombucha macht.

Zubereitung

Anmerkung: Benutzen Sie nur saubere Glasgefäße und saubere Utensilien, die nicht aus Metall sind. Da Sie mit einer Lebendkultur von Bakterien und Hefen arbeiten, ist es wichtig, jede Kontamination zu vermeiden.

Schritt 1: Tee zubereiten

1. Einen ganzen Suppentopf voller Schwarztee zubereiten und 15 bis 20 Minuten ziehen lassen. Sie können den Tee auch in einem Kochtopf mit Wasser 5 Minuten köcheln lassen.
2. Zucker zugeben und umrühren, bis er sich aufgelöst hat. Dann kaltes Wasser hinzufügen, um den Tee abzukühlen. (Fügen Sie ungefähr dieselbe Menge Wasser hinzu, die beim Kochen verdampft ist).

Anmerkung: Ist der Tee heiß, tötet er die Lebendkultur im Kombuchapilz ab. Der Tee darf daher höchstens handwarm sein, wenn Sie den Pilz hineingeben.

Schritt 2: Kombucha zubereiten

1. Den *handwarmen* Tee in eine Schüssel gießen. Apfelessig und den Kombuchapilz zugeben.
2. Schüssel mit einem Geschirrtuch zudecken und das Tuch mit einem Gummiband befestigen. So schützen Sie die Kultur vor Verunreinigung und Insekten.
3. Stellen Sie die Schüssel an einen warmen, dunklen Ort, damit das Getränk in Ruhe gären kann.

Schritt 3: Gärung kontrollieren

1. Die Fermentation dauert 5 bis 14 Tage, je nach Temperatur. In einem warmen Klima sind 14 Tage großzügig bemessen, in kalter Umgebung dauert es manchmal 3 bis 4 Wochen. Wenn Sie den Ansatz nach 2 bis 3 Tagen kontrollieren, werden Sie

feststellen, dass sich an der Oberfläche eine feine Haut gebildet hat. Das ist das erste dünne Häutchen des neuen Kombuchapilzes, den die Bakterien in dem Getränk produzieren.
2. Probieren Sie das Getränk nach 4 oder 5 Tagen. Es sollte einen würzigen und säuerlichen Geschmack haben. Je länger Sie den Pilz darinlassen, desto mehr Zucker setzen die Bakterien um. Wenn das Getränk noch süß ist, bedeutet das, dass es noch nicht ganz fertig ist.

Schritt 4: Abfüllen
1. Wenn der Kombucha fertig ist, hat sich an der Oberfläche der Flüssigkeit ein zweiter Kombuchapilz gebildet. Nehmen Sie die Mutterkultur und ihren Ableger vorsichtig heraus und legen Sie sie auf einen sauberen Teller. Achten Sie darauf, dass Ihre Hände dabei ganz sauber sind, um der Kultur nicht zu schaden.
2. Kombucha in ein Glasgefäß oder in mehrere Fläschchen abseihen, etwa 240 ml als Starter für die nächste Portion Fermentgetränk in der Schüssel lassen.
3. Die gefüllten Glasgefäße luftdicht verschließen und im Kühlschrank aufbewahren.
4. Benutzen Sie für die nächste Zubereitung einen der Pilze oder beide für die doppelte Menge Tee. Sie können den zweiten Pilz auch an einen Freund weitergeben. Der Pilz kann bei Raumtemperatur in einer kleinen Menge Tee aufbewahrt werden. Er darf nicht austrocknen. Er ist jetzt dicker geworden und nicht mehr durchsichtig, sondern cremefarbig.

Sauerkraut

Sauerkraut ist ein klassisches fermentiertes Gemüse, das eine tolle Beilage zu vielen Gerichten abgibt. Es ist auch ein gutes Mittel gegen Heißhunger auf Süßigkeiten. Wenn Sie die Lust auf Zucker überkommt, essen Sie einen Löffel Sauerkraut. Sie werden sehen, wie schnell der Appetit auf die Leckereien vergeht. Natürlich können Sie Ihr Sauerkraut auch beliebig mit Wacholderbeeren oder Lorbeerblättern würzen, wenn Sie erst einmal den Trick heraushaben. Geben Sie die Gewürze vor dem Gären zu.

Zubehör
1 Einmachglas oder Steinguttopf von 1,5 l Fassungsvermögen
(für mehr Sauerkraut gibt es auch spezielle Sauerkrauttöpfe aus Steingut mit Stein zum Beschweren)
1 Krautstampfer aus Holz
1 Kochlöffel aus Holz
1 sauberes Tuch
1 Teller, der kleiner ist als der Durchmesser des Glases
1 Stein zum Beschweren
Alles – auch der Stein – sollte vollkommen sauber sein, bevor Sie mit dem Ansetzen des Krautes beginnen, um das Gelingen des Sauerkrautes nicht zu gefährden.

Zutaten
1 Kopf Weiß- oder Rotkohl
1 EL Meersalz
Für zusätzliche Salzlake
1 EL Meersalz
960 ml ungechlortes Wasser

Zubereitung
1. Kohl waschen und welke äußere Blätter entfernen.
2. Den Strunk entfernen und den Kohl in dünne, gleichmäßige Streifen schneiden.
3. Kohlstreifen in eine große Schüssel geben und mit Meersalz bestreuen.
4. Etwa 15 Minuten ruhen lassen. Dann mit einem Stampfer etwa 5 bis 10 Minuten stampfen, sodass der Saft austritt. Der Boden der Schüssel ist nun von einer Schicht salzigem Kohlsaft bedeckt.
5. Ein paar Handvoll Kohl in den Topf geben und sorgfältig mit einem Holzlöffel oder dem Stampfer zusammendrücken, damit so wenig Luftblasen wie möglich zurückbleiben. Vorgang wiederholen, bis das Gefäß ganz gefüllt ist. Der Kohl muss am Ende vollständig mit Flüssigkeit bedeckt sein, sonst kann das Sauerkraut verderben.

Wie man zweiprozentige Salzlake herstellt:
1. In 960 ml ungechlortem Wasser 1 EL Meersalz auflösen. Feineres Salz löst sich schneller auf. Wenn Sie nicht alle Salzlake für das Rezept aufbrauchen, lässt sie sich im Kühlschrank unbegrenzt aufbewahren.
2. Die noch herausragenden Kohlblätter mit Kohlsaft oder Salzlake bedecken. Das Gefäß höchstens bis 2,5 cm unter dem Rand befüllen.
3. Den kleinen Teller in das Gefäß legen, mit einem sauberen Tuch abdecken und mit dem Stein beschweren. Sauerkraut bei Zimmertemperatur an einen Ort stellen, an dem es nicht direktem Sonnenlicht ausgesetzt ist, und mindestens 1 Woche ruhen lassen.

Tipp vom Profi: Stellen Sie einen kleinen Teller oder eine Schale unter das Einmachglas. Oft läuft das Glas über oder beim Gären tritt Flüssigkeit aus. Um das zu vermeiden, heben Sie nach ein paar Tagen den Teller ab und lassen das Gas entweichen, das sich gebildet hat.

Gruppe 3 – Milchprodukte

Wie wir gesehen haben, stellten Milchprodukte in vielen Kulturen der Erde lange Zeit ein Grundnahrungsmittel dar. Menschen haben sich über Jahrtausende von Milch, Käse und Butter von Kühen, Ziegen, Schafen, Kamelen und anderen Tieren ernährt.

Nur haben die Milchprodukte, die wir heute im Supermarkt kaufen, nicht mehr viel gemein mit der Milch, die unsere Ahnen tranken und zum Kochen benutzten.

Lactoseintoleranz

Menschen mit Lactoseintoleranz mangelt es am Enzym Lactase. Wir brauchen es, um den natürlichen Milchzucker Lactose zu verdauen. Bei den Betroffenen treten etwa zwei Stunden nach dem Verzehr von Lactose Symptome auf wie Bauchschmerzen oder -krämpfe, Blähungen, Durchfall oder Übelkeit.[283]

Falls Sie zu diesen Menschen gehören, müssen Sie auf Milchprodukte, die Lactose enthalten, verzichten.

Caseinintoleranz

Zusammen mit Molke ist Casein eines der wichtigsten Proteine, die natürlich in der Milch vorkommen. Verschiedene Arten von Milchprodukten enthalten unterschiedliche Mengen an Casein. Manche Menschen haben Probleme mit der Verdauung von Casein.

Zu den Symptomen von Caseinintoleranz gehören:
> Durchfall, Verstopfung, Blähungen

> Kopfschmerzen und Migräne
> Dermatitis, Hautallergien und Ekzeme
> verstopfte Nebenhöhlen und Asthma

Caseinintoleranz kann auf die Homogenisierung und Pasteurisierung von Milchprodukten zurückgehen. Bei beiden Prozessen gehen die Enzyme verloren, die unsere Darmbakterien brauchen, um das Casein zu verdauen. Menschen mit einer Caseinintoleranz sollten daher biologische, naturbelassene Milchprodukte konsumieren, die dafür sorgen, dass ihr Mikrobiom im Gleichgewicht ist. Manchmal verschwinden die Symptome dann von selbst. Da in Deutschland die Pasteurisierung von Milch gesetzlich vorgeschrieben ist, sollten Sie Ihre Fühler nach Rohmilch ausstrecken, die Sie z. B. im Reformhaus erhalten.

Stellen Sie fest, dass Sie nach dem Verzehr von Milchprodukten eines der oben erwähnten Symptome zeigen, sollten Sie probehalber für eine gewisse Zeit gänzlich auf caseinhaltige Speisen verzichten. Ersetzen Sie sie durch andere Lebensmittelgruppen aus dieser Ebene, d. h. Fleisch, Fisch und fermentierte Nahrungsmittel, damit Sie genug Vitamin A, D und K2 aufnehmen. Bleiben die Symptome dann weg, leiden Sie wahrscheinlich unter Caseinintoleranz.

Wollen Sie Milchprodukte wieder in Ihren Speiseplan aufnehmen, ist es wichtig, die verschiedenen Arten von Milchprodukten und deren unterschiedlichen Gehalt an Lactose und Casein zu kennen.

Milch
Milch enthält sowohl Lactose als auch Casein-Proteine. 250 ml Milch enthalten knapp 15 g Lactose.

Joghurt und Kefir
Sowohl Joghurt als auch Kefir werden hergestellt, indem Milch wieder mit Bakterienkolonien angereichert wird. Die Bakterien bauen

einen Teil der Lactose ab, wodurch das Produkt leichter verträglich wird. 200 ml Joghurt enthalten nur 9,6 g Lactose, aber dafür mehr Casein. Kefir besteht zu 4 Prozent aus Lactose, kann aber auch weniger enthalten, je nach Gärungsprozess.

Käse
Käse weist normalerweise einen sehr niedrigen Prozentsatz an Lactose auf (0,4 Prozent). Da aber Käsebruch durch die Gerinnung von Casein-Proteinen entsteht, können Menschen mit Caseinintoleranz Probleme mit gewissen Käsesorten haben.

Milchfette
Wenn Sie Lactose und Casein schlecht vertragen, ist es am besten, statt Milch Milchfette zu konsumieren. Sie enthalten am wenigsten Lactose und Casein.

Ghee
Für die Herstellung von Ghee wird Butter auf kleiner Flamme gekocht, um sie zu klären. Dabei trennt sich das reine Butterfett von den Milchproteinen und dem Milchzucker. Deshalb weist geklärte Butter den niedrigsten Prozentsatz an Casein auf.

Butter
In Butter sind ein bisschen mehr Lactose und Casein enthalten als in Ghee.

Saure Sahne
Da Sauerrahm fermentiert ist, enthält er weniger Lactose als Sahne.

Sahne
Sahne weist von allen Milchfetten den größten Anteil an Lactose und Casein auf.

Wenn Sie sich eine Zeit lang milchfrei ernährt haben und nun wieder Milchprodukte in ihren Speiseplan aufnehmen möchten, sollten Sie immer mit Ghee beginnen. Anschließend können Sie Butter, Sahne, Käse, Joghurt und Milch in dieser Reihenfolge wieder einführen.

Hausgemachtes Ghee

Ghee ist geklärte Butter, d. h. Butter, der das Wasser und die Milchtrockenmasse entzogen wurden. Nur das reine Butterfett bleibt zurück.

Zubehör
Kasserolle
feinmaschiges Küchensieb
Seihtuch
Löffel
Messbecher mit mindestens 0,5 l Fassungsvermögen
Einmachglas

Zutaten
500 g Butter von Kühen aus Weidehaltung, in Würfel geschnitten

Zubereitung
1. Butter bei mittlerer Hitze in einer Kasserolle schmelzen lassen.
2. Butter zum Köcheln bringen.
3. Etwa 10 bis 15 Minuten köcheln lassen. Dabei genau beobachten: Zuerst entsteht Schaum an der Oberfläche, dann bilden sich Blasen. Schließlich hört das Blubbern fast wieder auf und es bildet sich erneut Schaum an der Oberfläche. Zu diesem Zeitpunkt sollte die Butter eine goldgelbe Farbe angenommen haben, und auf dem Boden des Topfs hat sich ein Satz aus

festen rötlichen Bestandteilen gebildet. Das bedeutet, dass das Ghee fertig ist.
4. Kühlen Sie die Flüssigkeit ab und gießen Sie sie dann langsam durch das feinmaschige Sieb, das Sie vorher mit mehreren Lagen des Seihtuches ausgekleidet haben. Die winzigen Stückchen Milchprotein, die übrig bleiben, wirft man normalerweise weg. Eine Freundin erzählte mir allerdings kürzlich, dass ihre Großmutter sie mit Mandelmehl und ein wenig Honig zu leckeren Karamellbonbons vermengte.
5. Ghee kann bis zu einem Monat bei Raumtemperatur aufbewahrt werden. Noch besser ist es, Ghee im Kühlschrank zu lagern.

Ebene 3 — Fette und Öle, Nüsse, Samen und Gewürze

Gruppe 1 – Fette und Öle

Jedes Gericht, wie immer es auch zubereitet wird, sollte Fett enthalten. Allerdings keine industriell aufbereiteten Fette, sondern ausschließlich natürliche. Richten Sie sich anfangs nach der Faustregel, dass Sie beim Kochen immer 1 bis 2 Esslöffel Fett Ihrer Wahl verwenden.

Tierische Fette sind als gesättigte Fette bekannt, enthalten aber gewöhnlich einen bemerkenswerten Anteil einfach ungesättigter Fette. Die einzige Ausnahme bildet der Talg, der einen deutlich höheren Prozentsatz gesättigter Fette aufweist. Tierische Fette eignen sich hervorragend für alle Zubereitungsarten.

Tierische Fette (fest bei Raumtemperatur)

Hühnerfett	Schweineschmalz
Enten- und Gänseschmalz	Talg (Rinderfett)

Öle (flüssig bei Raumtemperatur)
Olivenöl: Verwenden Sie kalt gepresstes Olivenöl aus erster Pressung und erhitzen Sie es nach Möglichkeit nicht.
Sesamöl: Da es reich an Omega-6-Fettsäuren ist, sollten Sie höchstens 1 bis 2 TL pro Tag davon verzehren.
Leinöl: Gekühlt aufbewahren, nie erhitzen und höchstens 1 bis 2 Teelöffel pro Tag davon konsumieren.
Palmöl: Verwenden Sie rotes, nicht industriell aufbereitetes Palmöl.
Avocadoöl: Eignet sich dank seiner Hitzebeständigkeit gut zum Kochen, passt aber auch zu Salat.
Kokosfett: Weist einen hohen Anteil an gesättigten Fettsäuren auf und eignet sich hervorragend zum Kochen. Es wird schon bei ca. 23 Grad Celsius flüssig, weshalb man es auch zu den Ölen rechnen kann. Nehmen Sie davon ungefähr 3 bis 4 Esslöffel pro Tag zu sich.

Milchfette
Butter: vervollkommnet den Geschmack.
Ghee: wunderbar zum Kochen.

Sauce ohne Mehl

Fett in seinen Speiseplan zu integrieren hat den Vorteil, dass beim Kochen keine Abfälle entstehen. Das Fett, das beim Kochen anfällt, kann zu Sauce verarbeitet werden. So wird die Aufnahme natürlicher Fette zum Genuss.

Zubehör
Mixer

Zutaten
720 ml Bratfett

60 bis 120 ml vollfette Sahne oder ungesüßte Kokosmilch
2 EL Pfeilwurzel- oder Tapiokamehl
Meersalz oder Steinsalz zum Abschmecken
Gemahlener schwarzer Pfeffer
1 Prise getrockneter Salbei oder andere Kräuter nach Wahl

Zubereitung
1. Heißes Bratfett in eine Kasserolle gießen. Sahne, Pfeilwurzelmehl, Salz, Pfeffer und Salbei hinzugeben.
2. Mischung in einen Mixer gießen und cremig pürieren.
3. Zurück in die Kasserolle gießen und auf kleiner Flamme unter Rühren eindicken lassen. Die Flüssigkeit darf nicht sieden, da sich das Fett sonst in einer öligen Schicht absetzt. Abschmecken.
4. Wenn die Sauce zu dünn ist, nach und nach noch ein bisschen Pfeilwurzelmehl zur warmen Flüssigkeit geben. Benutzen Sie ein feinmaschiges Sieb und rühren Sie ständig, damit keine Klumpen entstehen. Wenn die Sauce zu dick wird, mit ein wenig mehr Fett oder Sahne aufgießen. Sofort servieren.

Gruppe 2 – Nüsse, Kerne, Samen und Gewürze

Würzen Sie Ihre Gerichte mit Nüssen, Kernen, Samen oder Gewürzen. Nüsse und Samen eignen sich auch ausgezeichnet als Snack.

Nüsse
Mandeln   Walnüsse
Pekannüsse   Paranüsse
Cashewnüsse

Kerne und Samen

Kerne und Samen sind eine großartige Quelle für Zink, Magnesium, Fette und viele andere sekundäre Pflanzenstoffe.

Pinienkerne	Kürbiskerne
Sonnenblumenkerne	Sesamsamen
Chiasamen	Leinsamen

Gewürze

Gewürze enthalten viele pflanzliche Vitalstoffe. Nutzen Sie die Gelegenheit, jedes Gericht mit Gewürzen zu veredeln – schon beim Kochen oder beim Anrichten auf dem Teller.

Meersalz oder rosa Steinsalz (verzichten Sie auf industriell raffiniertes Speisesalz)

Pfeffer	Kardamom
Kurkuma	Cayennepfeffer
Zimt	Nelken
Ingwer	Muskatnuss

Ebene 4 – Obst und Getreide

Obst

Unser Körper ist darauf ausgelegt, Fructose von höchstens 2 bis 3 kleinen Stücken Obst pro Tag zu verarbeiten. (Das Problem ist, dass die meisten Leute zusätzlich Zucker aus zahlreichen anderen Quellen aufnehmen.) Verzichten Sie auf sämtliche Fruchtsäfte: Sie enthalten Zucker in erheblichen Mengen. Schränken Sie auch den Fruchtanteil in Ihren Smoothies ein.

Obst mit wenig Fruchtzucker, das Sie häufiger essen können:

Kiwi	Heidel- und Himbeeren
Grapefruit	Zitronen und Limetten
Honigmelone	Birne
Kokosnuss	Avocado

Obst mit mehr Fruchtzucker, mit dem Sie sparsam umgehen sollten:

Trauben	Kirschen
Ananas	Wassermelone
Rosinen	Pflaumen
Datteln	alle Trockenfrüchte

Getreide

Beschränken Sie den Verzehr von Getreide auf 2 oder 3 Portionen pro Woche. Bevorzugen Sie Vollkorngetreide, das nach Möglichkeit fermentiert, gekeimt oder eingeweicht wurde:

Gerste	Vollreis oder Wildreis
Buchweizen	Haferflocken
Hirse	Sauerteig
Brot aus gekeimtem Getreide (Essener Brot)	
Dunkles Roggenbrot	

Genießen Sie Ihre Mahlzeiten!

Halten Sie sich an die Richtlinien der zahngesunden Ernährung und an die oben genannten Lebensmittel, stärken Sie gleichzeitig Mund, Zähne und den ganzen Körper. Das geht natürlich nicht von heute auf morgen. Aber Sie können darauf zählen, dass Ihre Anstrengungen sich am Ende lohnen werden.

Denken Sie daran: Gesunde Ernährung bedeutet nicht, die richtige *Menge* zu essen, sondern die *richtigen* Lebensmittel. Zwar ist es durchaus sinnvoll, sich an die in der Pyramide für zahngesunde Ernährung empfohlenen Mengenverhältnisse zu halten. Aber in erster Linie kommt es auf die Vielfalt, die Herkunft und die richtige Zubereitung der Nahrungsmittel aus den verschiedenen Gruppen an.

Nach und nach werden Ihnen die Prinzipien der zahngesunden Ernährung in Fleisch und Blut übergehen. Sie werden ganz automatisch darauf achten, die richtigen Nahrungsmittel auszuwählen und ihrer Herkunft und Zubereitung die gebührende Beachtung zu schenken. Welche Portion Sie davon zu sich nehmen, klärt sich dann ganz von selbst.

Natürlich nimmt all das eine gewisse Zeit in Anspruch. Doch schon bald werden Sie feststellen, dass Sie sich besser fühlen. Und schließlich werden auch Ihre Zahnarztbesuche zum schmerzlosen Erfolgserlebnis.

Kapitel 11

DER 40-TAGE-ERNÄHRUNGSPLAN FÜR IHRE GESUNDHEIT

Als ich mit dem Programm für zahngesunde Ernährung begann, kam es mir so vor, als hätte ich mich bis dato nur ungesund ernährt. Manchmal fühlte ich mich von der Umstellung total überfordert. In solchen Momenten musste ich mir selbst ins Gedächtnis rufen, dass es nie ganz einfach ist, seinen Lebensstil komplett umzukrempeln. Da bildet auch die zahngesunde Ernährung keine Ausnahme.

Gleichzeitig war die Entdeckung ungewohnter und frischer Nahrungsmittel für mich wie eine Art Wiedergeburt. Meine Geschmacksknospen erwachten erneut zum Leben, ja, ich spürte Aromen auf der Zunge, die ich längst vergessen hatte. Ich experimentierte mit neuen Zubereitungsarten und bald schon gelüstete es mich förmlich nach gesünderem Essen. Ich fand heraus, wie sich manche Lebensmittel auf originelle Weise miteinander kombinieren ließen. Eine spannende Erfahrung. Es war nicht immer einfach, aber ich wurde für meine Anstrengungen belohnt.

Um einen Ernährungsplan zu entwickeln, den andere Menschen übernehmen konnten, habe ich viele Rezepte gesammelt und eigene Gerichte kreiert. Bedingung war, dass sie den vier Prinzipien zahngesunder Ernährung gehorchten. Und natürlich sollten sie auch gut schmecken. Ich wollte zudem die Vorteile traditioneller Kochtechniken nutzen. Wichtig war mir aber auch, dass die Rezepte praktisch waren und nicht viel Zeit zur Zubereitung erforderten. Sonst hätte der Ernährungsplan keine Aussichten auf Erfolg gehabt. Zuerst musste ich also Erfahrungen sammeln. Nach einer Weile wusste ich, welche Gerichte zeitaufwendiger und welche schnell und einfach zuzubereiten sind.

Als der Ernährungsplan stand, ließ ich ihn von meiner Familie und meinen Freunden testen. Ich erhielt durchweg positive Rückmeldungen, daher ließ ich ihn einer diätetischen Analyse vom Ernährungsberater unterziehen. Erst dann empfahl ich den Plan auch meinen Patienten. Wer ihn ausprobierte, stellte ziemlich schnell eine Besserung des Allgemeinbefindens und der Zahngesundheit fest. Die größte Herausforderung dabei war offensichtlich der Verzicht auf Zucker und die Umstellung auf traditionelle Zubereitungsweisen, die ihnen völlig neu waren.

Mit diesem Input habe ich den folgenden 40-Tage-Ernährungsplan zusammengestellt, um Ihnen die Umstellung möglichst leicht zu machen. Er ist so aufgebaut, dass Ihr Körper garantiert die richtige Menge an Nährstoffen, Mikroorganismen und anderen Elementen erhält, von denen wir gesprochen haben. Er wird auch den Einkauf und die Zubereitung der Lebensmittel leichter machen. Sie können quasi sofort durchstarten. Bald schon sind Ihnen die gesunden Ernährungsgewohnheiten zur zweiten Natur geworden und Sie wollen sie gar nicht mehr aufgeben.

Mir ist klar, dass nicht jeder den Plan in allen Einzelheiten umsetzen kann. Das ist völlig in Ordnung. Befolgen Sie ihn, so gut Sie können. Je mehr Sie sich an die Prinzipien zahngesunder Ernährung halten, desto mehr werden Ihr Mund und Ihr Körper davon profitieren.

Vorschau

Woche 1
Industriell verarbeitete Lebensmittel weglassen
In der ersten Woche tun Sie den ersten der drei wesentlichen Schritte des Programms. Sie streichen Fertiggerichte sowie industriell verarbeitete und aufbereitete Lebensmittel von Ihrem Speiseplan und gewöhnen sich nach und nach daran, ohne auszukommen.

Woche 2 und 3
Auf Zucker verzichten und durchhalten
In der ersten Woche haben Sie den Zucker weggelassen, der in abgepackten Lebensmitteln enthalten ist. Nun verzichten Sie auch auf Obst, in dem ebenfalls viel Zucker steckt. So bekommt Ihr Körper Gelegenheit, die Balance im Mikrobiom wiederherzustellen. Und Ihre Leber wird nicht länger durch Fruchtzucker belastet.

Sich aus der Zuckerabhängigkeit zu befreien wird nicht ganz einfach sein, aber es lohnt sich. Am Ende von Woche 3 werden Sie feststellen, dass Ihr Geschmack sich entscheidend verändert hat. Jede noch so kleine Menge Zucker wird Ihnen dann extrem, vielleicht sogar unnötig süß vorkommen.

Woche 4
Obst wieder einführen und fasten
Nachdem Sie ein stabiles Mikrobiom aufgebaut haben und Ihr Stoffwechsel nicht länger zuckerabhängig ist, können Sie ganze Früchte wieder in Ihren Ernährungsplan aufnehmen. Sie verspüren nun das ständige Bedürfnis nach Zucker nicht mehr. Deshalb können Sie gut auf zwei bis drei Mahlzeiten pro Woche verzichten. Ich empfehle Ihnen, das Frühstück wegzulassen. Dies macht Ihr Mikrobiom und Ihren Stoffwechsel noch gesünder.

Woche 5 und 6
Restaurantbesuche wieder einführen und zu neuer Normalität finden
Nichts im Leben sollte allzu strikt sein, das gilt auch für unser Ernährungsprogramm. In den letzten Wochen des Programms dürfen Sie ruhig wieder mal im Restaurant essen. Das ist natürlich kein Muss. Aber es wäre unwahrscheinlich, dass Sie sich an den Ernährungsplan halten können, wenn Sie nicht gelegentlich mal schlemmen dürfen. Und selbstverständlich möchte ich Sie nicht von Ihrem Sozialleben abhalten – mache ich selbst ja auch. Außerdem haben Sie inzwischen ohnehin eine andere Einstellung zum Essen. Bald werden Ihnen auch die neuen Zubereitungsarten zur Selbstverständlichkeit.

Das Programm

Nahrungsergänzungsmittel
Während der Zeit der Umstellung bekommen Sie noch nicht alle Vitamine, die Sie brauchen, über die Ernährung. Stellen Sie also sicher, dass Ihr Körper ausreichend versorgt ist mit den drei wichtigsten fettlöslichen Vitaminen A, D und K2 sowie mit den Nährstoffen, die ihre Aufnahme begünstigen. Diese Vitamine leisten einen wichtigen Beitrag zu Ihrer Gesundheit. Die folgenden Nahrungsergänzungsmittel gewährleisten, dass Ihr Bedarf daran gedeckt ist.

Vitamin A
Lebertran: Nehmen Sie täglich die auf dem Beipackzettel angegebene Menge.
Achtung: Lesen Sie stets den Beipackzettel und halten Sie sich an die empfohlene Dosierung, um eine Überdosis Vitamin A zu vermeiden.

Vitamin D
Sonnenlicht: Unser Körper bildet Vitamin D bei Lichteinwirkung selbst. Das Beste ist also, eine halbe Stunde pro Tag an der Sonne zu verbringen, wann immer Sie die Gelegenheit haben. Die beste alternative Quelle ist Lebertran. Manche Menschen benötigen vielleicht noch eine Ergänzung. Sprechen Sie mit Ihrem Arzt und lassen Sie in einem Bluttest kontrollieren, ob Sie genügend Vitamin D haben.

Vitamin K2
Emu-Öl oder Green Pasture Butter Oil: Um sicherzustellen, dass Sie genug von dem entscheidenden Vitamin K2 erhalten, können Sie Emu-Öl oder Green Pasture Butter Oil nehmen, das es offen oder in Kapseln gibt. Halten Sie sich bei der Einnahme an die Packungsangaben. Natürliches Vitamin K2 (MK-7) gibt es auch mit pflanzlichen Ölen wie Hagebutten- oder Olivenöl. Auch hier halten Sie sich bei der Einnahme an die Empfehlung des Herstellers. Wichtig ist, dass Sie es nach der Hauptmahlzeit zu sich nehmen.
Achtung: Falls Sie Medikamente mit dem Wirkstoff Warfarin einnehmen, sollten Sie mit Ihrem Arzt sprechen, bevor Sie die Zufuhr von Vitamin K1 oder K2 erhöhen oder verändern.

Gelatine
Wenn Sie keine Zeit haben, selbst Knochenbrühe zu kochen, können Sie ausnahmsweise Gelatinepulver verwenden. Stellen Sie sicher, dass es von grasgefütterten Tieren stammt. Mischen Sie es mit Suppe oder heißem Wasser.

Apfelessig
Sicher das fermentierte Nahrungsmittel, das am einfachsten zu finden ist. Sie können es in Naturkostläden und Reformhäusern kaufen. Achten Sie auf biologisch-organische Quellen. Verwenden Sie

den Apfelessig kalt zu Salat oder geben Sie einen Teelöffel davon in ein Glas Wasser. Nur eine »Dosis« am Tag verhilft Ihnen bereits zu einer besseren Verdauung.

Selbst hergestellte Hilfsmittel

Hausgemachte Hühner- oder Rinderbrühe

Peppen Sie mit der Brühe Ihre Gerichte auf, wann immer es möglich ist. Das Ziel ist, etwa 250 ml pro Tag davon zu konsumieren. Die Rezepte dazu finden Sie in Kapitel 10 (S. 256–257).

Tipp: Wenn Sie keine Zeit haben, Rinderbrühe zu kochen, rühren Sie ein bisschen Gelatinepulver in Ihre Suppen oder Saucen. Oder machen Sie sich einen Gelatinedrink mit heißem Wasser.

Hausgemachte fermentierte Speisen nach Wahl

Versuchen Sie, täglich zwei bis drei kleine Portionen Sauerkraut, Kefir oder Kombucha in Ihren Speiseplan aufzunehmen.

Unverträglichkeit von Milchprodukten

Wenn Sie Probleme haben, die auf eine Unverträglichkeit von Milchprodukten hinweisen, ersetzen Sie Milchprodukte durch solche aus Mandel- oder Kokosmilch, durch Kokos-Joghurt oder -Kefir.

Snack-Ideen

Mit dem 40-Tage-Ernährungsplan werden Sie sich satt und zufrieden fühlen. Sie werden keine Gelüste haben oder mit plötzlichen Energieabstürzen kämpfen müssen. Es geht hier nämlich nicht darum, Kalorien zu zählen. Sollten Sie zwischen den Mahlzeiten Hunger bekommen, ist die Hauptsache, dass Sie die Finger von industriell verarbeiteten und zuckerhaltigen Nahrungsmitteln lassen. Sie führen nämlich unweigerlich zum Anstieg und sofortigem Wiederabfall des Blutzuckers und schaden darüber hinaus den Zähnen. Im

Folgenden finden Sie ein paar Snack-Vorschläge, mit denen Sie ein Leeregefühl im Magen im Nu vertreiben können. Essen Sie höchstens einen Snack pro Tag, der von Natur aus Zucker enthält. Zuckerfreie Snacks hingegen dürfen Sie nach Herzenslust verzehren.

Zuckerfreie Snacks:
Gekochte Eier
Gesalzene Avocado
Kokoschips (naturbelassen, ohne Zucker)
Nüsse
Hummus mit Karotten oder Sellerie
Käse und Pâté
Rohe Karotten oder Sellerie

Zuckerhaltige Snacks:
Beeren
Ganze Früchte

Woche 1:
Industriell verarbeitete Lebensmittel weglassen

Unser Körper ist nicht darauf ausgelegt, einfache Kohlehydrate und künstliche Zusatzstoffe in solcher Menge zu verarbeiten, wie sie in den meisten industriell aufbereiteten Nahrungsmitteln enthalten sind. Wenn Sie auf solche Lebensmittel verzichten, funktioniert Ihr Körper gleich besser.

Wie Sie sich fühlen werden

In der ersten Woche werden Sie sich vermutlich besonders energiegeladen vorkommen. Der Verzicht auf industriell aufbereitete Lebensmittel befreit Ihren Körper von der Last, sie abzubauen. Dass Sie nun Ihren Bedarf an fettlöslichen Vitaminen decken, trägt ebenfalls zu einer sofortigen Besserung Ihres Wohlbefindens bei. Manche Menschen kämpfen mit Schuldgefühlen, wenn sie leckere, vollfette Produkte essen. Aber ebendiese Lebensmittel braucht Ihr Körper, auch wenn Sie vielleicht bislang vom Gegenteil überzeugt waren. Genießen Sie es!

In dieser Phase des Programms beginnen Sie außerdem, statt Raffineriezucker nur noch natürliche Zuckerformen zu konsumieren. Dadurch laufen Sie weniger Gefahr, in der nächsten Phase vor lauter Heißhunger auf Süßes aufzugeben.

Vor dem Essen: atmen

Ziel unserer zahngesunden Ernährung ist, den Körper mit den Nährstoffen zu versorgen, die er am dringendsten braucht. Ganz oben auf der Liste steht als wichtigster Nährstoff für unseren Organismus Sauerstoff. Deshalb werden Sie in allen Wochen täglich Atem-, Zungen- oder Stimmübungen machen, die den Mund und die Atemwege kräftigen. Dank dieser einfachen Übungen, die nur 2 bis 3 Minuten in Anspruch nehmen, lernen Sie, richtig zu atmen.

So wird Ihr Körper besser mit Sauerstoff versorgt. Und bald wird Ihnen die korrekte Atmung schlicht zur Gewohnheit.

Atemübung vor dem Essen
Achtung: Sie profitieren am meisten von diesen Übungen, wenn Sie sie vor dem Essen machen. Ihr Verdauungssystem kann dann die Nährstoffe, die Sie zu sich nehmen, optimal verwerten. Aber die Übungen sind auch zu anderen Zeiten nützlich, selbst nachts.

Übung zur Zwerchfellatmung (einmal vor jeder Mahlzeit)

Langsames, tiefes Atmen erlaubt Ihrem Körper, mehr Sauerstoff aufzunehmen. Es aktiviert Ihren Parasympathikus, der dafür sorgt, dass Ihr Verdauungssystem bestmöglich funktioniert.

Folgende Übung soll Sie dazu bringen, beim Einatmen das Zwerchfell zu senken. Statt Ihrer Brust sollte sich Ihr Bauch nach außen wölben. Wenn Sie in den Bauch atmen und das Zwerchfell nach unten sinkt, haben Ihre Lungen mehr Platz und können mehr Luft aufnehmen.

1. Setzen Sie sich aufrecht hin. Schließen Sie den Mund. Legen Sie eine Hand auf den Bauch und lassen Sie Schultern, Kiefer und Nacken locker.
2. Atmen Sie 3 Sekunden lang ein, sodass sich Ihr Bauch wölbt. Sie sollten spüren, wie die Bauchdecke Ihre Hand nach außen hebt.
3. Atmen Sie 4 Sekunden lang aus. Lassen Sie die Luft durch die Nase ausströmen. Ziehen Sie dabei Ihren Bauch nach hinten zur Wirbelsäule. Ihre Hand sollte wieder in die ursprüngliche Position zurückkehren. Wiederholen Sie die Übung 20 Mal (3 Sekunden einatmen, 4 Sekunden ausatmen).

Fällt Ihnen die Bauchatmung schwer? Dann üben Sie einfach weiter. Zu lernen, beim Atmen das Zwerchfell sinken zu lassen, braucht seine Zeit.

DAS ERNÄHRUNGS-PROGRAMM

1. Tag

Frühstück: Eine Banane, ein Esslöffel Kokosfett mit eingeweichten schwarzen Chiasamen und Mandeln, dazu ein großer Löffel Schafmilchjoghurt (30 g), mit Zimt bestreut. Mit Kefir servieren.

Mittagessen: Rührei mit roter Paprika, Kurkuma und Feta. Mit Sauerkraut servieren.

Abendessen:

Roastbeef an roter Butter

Für 4 Personen

Zutaten
4 EL geschmolzene Butter
2 mittelgroße Zwiebeln, gehackt
1 ganzer Brokkoli, in Stücke geschnitten
1 Knoblauchzehe, gehackt
2 Karotten, in Scheiben geschnitten
1 Bund frischer Thymian, gehackt
3 EL Meersalz
1 EL Cayennepfeffer
1 EL Paprikapulver, edelsüß
1,5 kg Oberschale vom Rind

Zubereitung

1. Backofen auf 250 Grad vorheizen.
2. Zwiebeln, Brokkoli, Knoblauch, Karotten und Thymian in die Mitte einer Bratform legen.
3. Butter in einem Schälchen mit Salz, Cayennepfeffer und Paprikapulver vermischen.
4. Fleisch mit ca. drei Vierteln der Buttermischung einreiben und auf das Gemüse legen.
5. Temperatur auf 200 Grad senken und die Bratform in den Ofen stellen. Alle 20 Minuten Fleisch und Gemüse mit der restlichen Buttermischung begießen, damit sie nicht trocken werden. Garzeit: 60 Minuten für rosa gebraten, 10 bis 15 Minuten weniger für halb durch (im Kern roh), 10 bis 15 Minuten länger für ganz durch.
6. Reste für Snacks oder ein herzhaftes Frühstück im Kühlschrank aufbewahren.

Dessert: 1 ganze Frucht

2. Tag

Frühstück: Joghurt mit Beeren und Walnüssen, dazu Kaffee oder Tee.

Mittagessen: Quinoa-Salat mit gebackenen Kürbiswürfeln und Fenchel, mit einem Dressing aus Thymian, Oregano, Olivenöl und Butter. Mit Kefir servieren.

Abendessen:

Suppe aus Lachsköpfen

Für 2 Personen

Zutaten
2 Karotten, in feine Scheiben geschnitten
2 Stangen Sellerie, in feine Scheiben geschnitten
1 Zwiebel
1 Bund Dill
2 Lorbeerblätter
2 ganze Lachsköpfe
Meersalz
Weißer Essig

Zubereitung
1. Alle Zutaten in einen großen Topf geben und mit Wasser knapp bedecken. Mit ein wenig Meersalz und weißem Essig abschmecken.
2. 20 Minuten kochen, dann die Fischköpfe herausnehmen.
3. Das gegarte Fischfleisch von den Köpfen schälen und getrennt servieren oder wieder in die Suppe geben.
4. Übrig gebliebene Suppe kann im Kühlschrank zwei bis drei Tage aufbewahrt werden.

Dessert: Leicht erwärmtes Kokosfett mit zerkleinerten Nüssen, Beeren, Zimt und einer Prise Salz.

3. Tag

Frühstück: In Butter gebratenes Rührei mit Parmesan, Schnittlauch und Grünkohl, mit Sauerkraut als Beilage.

Mittagessen: Hähnchen- oder Entenpâté mit einer Käseplatte von gemischten Hartkäsesorten. Dazu Salat aus verschiedenen Blattsalaten an Olivenöl.

Abendessen:

Hähnchenkeulen nach italienischer Art

Für 3 bis 4 Personen

Zutaten
Olivenöl
6 bis 8 Hähnchenschenkel und/oder -keulen
2 bis 3 gehackte Knoblauchzehen
Paprikapulver
Meersalz · Pfeffer
4 Tomaten, in Stücke geschnitten
1 grüne Paprika, in Stücke geschnitten
90 g grüne Oliven
3 bis 4 EL frischer Oregano
etwa 100 g Kichererbsennudeln

Zubereitung
1. Backofen auf 190 Grad vorheizen.
2. Ein hochrandiges Backblech mit Olivenöl bestreichen. Hähnchenstücke und gehackten Knoblauch darauf verteilen und diese mit Paprika, Salz und Pfeffer bestreuen.

3. Hähnchenstücke etwa 20 Minuten lang goldbraun braten.
4. Hähnchenstücke aus dem Ofen nehmen und wenden. Tomaten, grüne Paprika, Oliven und Oregano zugeben. Nochmals mit Salz und Pfeffer bestreuen.
5. Weitere 30 Minuten braten, bis das Fleisch gar ist.
6. Während das Fleisch noch gart, in einem Topf Salzwasser zum Kochen bringen. Die Kichererbsennudeln hineingeben und etwa 5 Minuten kochen.
7. Das Fleisch aus dem Backofen holen, beiseitestellen und das Gemüse im Mixer zu Sauce pürieren.
8. Das Hähnchengericht auf einem Bett aus Nudeln anrichten. Mit einem Glas Bio-Rotwein und der übrig gebliebenen Fischsuppe vom Vortag servieren.

Dessert: Ein paar Täfelchen Bitterschokolade (85 bis 90 Prozent Kakaoanteil) mit Mandeln.

4. Tag

Frühstück: Frische Kokosnuss in feine Spalten schneiden (wahlweise Kokosflakes mit wenig Wasser einweichen), mit Joghurt, Walnüssen und Apfelwürfeln vermengen. Mit Zimt bestreut servieren. Wahlweise Kaffee oder Tee.

Mittagessen: Thunfisch, hart gekochtes Ei und Avocadosalat mit Babyspinat und eingelegten Zwiebeln. Mit Olivenöl beträufelt servieren.

Abendessen:

Rinderleber-Steak

Für 2 Personen

Zutaten
1 Süßkartoffel
2 EL Ghee, Butter, Kokosfett, Schweineschmalz oder Rindertalg
3 TL Salz
1 bis 2 Scheiben von der Rinderleber
1 Bund frischer Oregano
1 EL frisch gehackter Ingwer
1 rote Chilischote, gehackt
Saft von 1 Limette

Zubereitung
1. Backofen auf 200 Grad vorheizen.
2. Süßkartoffel zu dünnen Pommes schneiden. Auf ein Backblech legen und mit 1 EL Ghee beträufeln. Salz darübergeben.
3. Süßkartoffeln im Ofen braten, bis sie weich sind (ca. 30 Minuten).
4. Restliches Ghee in eine Bratpfanne geben und bei mittlerer Hitze erwärmen.
5. Leber, Oregano, Ingwer und Chili darin braten, bis die Leber zart ist. Achten Sie darauf, dass Sie die Leber nicht zu lange braten, sonst wird sie zäh. Limettensaft darübergießen, noch kurz köcheln lassen.
6. Leber und Süßkartoffelpommes mit Bratenfonds übergießen. Mit Kombucha servieren.

5. Tag

Frühstück: Spiegeleier mit Speck, in Schmalz oder Kokosfett gebraten. Mit Avocadoscheiben und Kefir servieren.

Mittagessen: Nudeln aus roher Gurke auf einem Bett aus Brunnenkresse anrichten, mit Olivenöl beträufeln, dazu Sauerkraut.

Abendessen:

Hühnerbrühe aus ganzem Huhn

Für 4 Personen

Zutaten
1 ganzes Huhn
2 Karotten, in Scheiben geschnitten · 1 Zwiebel
2 Stangen Sellerie, in Scheiben geschnitten
2 EL Essig · 1 TL ganze Pfefferkörner
1 Bund frischer Thymian · 2 bis 3 TL Meersalz

Zubereitung
1. Befolgen Sie die Anweisungen für Hühnerbrühe auf Seite 256 (Kap. 10).
2. Brühe zum Aufkochen bringen, Hitze reduzieren und 2 bis 6 Stunden köcheln lassen.
3. Brühe abgießen, etwas abkühlen lassen und servieren. Hühnerstücke zur Brühe servieren. Übrig gebliebene Brühe im Kühlschrank oder im Gefrierschrank aufbewahren.
4. Mit Ingwertee servieren.

Dessert: Joghurt mit Beeren.

6. Tag

Frühstück: Kefir mit Leinsamen (den Leinsamen 2 Minuten in 1 TL leicht erwärmtem Kokosfett einweichen), Banane, Mandeln und Zimt.

Mittagessen: Rinderhack-Gemüse-Pfanne mit Zwiebeln, Knoblauch, Pilzen und Brokkoli. Mit einem Teller Hühnersuppe vom Vortag servieren.

Abendessen: Gegrillter Kaltwasserfisch (z. B. Thunfisch, Hering oder Lachs) nach Wahl. Als Beilage Sauerkraut und gedünsteter Spargel. Dazu, wenn gewünscht, ein Glas Rotwein.

Dessert: In Kokosfett frittierte Apfelschnitze mit Zimt.

7. Tag

Frühstück: Speck und Eier mit Bratkartoffeln, mit saurer Sahne servieren, dazu Grüntee.

Mittagessen: Rohkostsalat aus Weißkohl, Karotten und Sellerie mit einer Olivenöl-Balsamico-Sauce. Mit Kefir servieren.

Abendessen:

Mexikanische Rindfleischpfanne mit Käse

Für 4 Personen

Zutaten
1 TL Schweineschmalz, Rindertalg oder Ghee
2 Knoblauchzehen, gehackt
1 TL Kreuzkümmel
1 TL Oregano
500 g Steak aus der Oberschale, in feine Streifen geschnitten
1 Zwiebel, gehackt
1 rote Gemüsepaprika, in feine Streifen geschnitten
1 oder 2 Jalapeño-Chilischoten, ohne Samen und in dünne Streifen geschnitten
280 g Brie, in Stücke geschnitten, ohne Rinde
2 Avocados
Saft von 1 Limette
225 g Eisbergsalat, in schmale Streifen geschnitten

Zubereitung
1. Schweineschmalz bei mittlerer Hitze in einer Pfanne erwärmen. Knoblauch, Kreuzkümmel, Oregano und Rindfleischstreifen hinzufügen und anbraten.
2. Zwiebel, Gemüsepaprika und Jalapeño zugeben.
3. Wenn die Zwiebel gebräunt ist, Brie in die Pfanne geben und erhitzen, bis er schmilzt.
4. Avocados klein schneiden oder mit der Gabel zerdrücken, mit Limettensaft beträufeln und zusammen mit dem Eisbergsalat als Beilage zur würzigen Rindfleisch-Käse-Pfanne servieren.

Dessert: Ein kleines Glas Biowein oder nicht pasteurisiertes Bier.

Woche 2: Auf Zucker verzichten

In der ersten Woche haben Sie die Zuckerzufuhr schon drastisch reduziert. Aber Sie haben immer noch natürlichen Zucker konsumiert, wie er in frischem Obst vorkommt. In den nächsten zwei Wochen gehen Sie zur nächsten Stufe über und streichen Zucker völlig von Ihrem Speiseplan.

Wie Sie sich fühlen werden
Dieser Teil des Programms stellt eindeutig die größte Herausforderung dar. Die meisten Menschen haben in dieser Phase mit Heißhunger oder allgemeinem Unbehagen zu kämpfen. Bei manchen dauert es nur drei oder vier Tage, bei anderen volle zwei Wochen, bis sie wieder im Gleichgewicht sind. Das mag hart sein, aber es lohnt sich. Nach diesen zwei Wochen wird Ihr Körper die Nahrungsmittel erkennen, die er tatsächlich *braucht*, statt sich nach den zuckerhaltigen Lebensmitteln zu verzehren, auf die er getrimmt wurde.

Das Prinzip: Essen Sie weder raffinierten noch natürlichen Zucker (wie Fruchtzucker in Obst). Oft wird empfohlen, nur auf raffinierten Zucker zu verzichten. Aber das Programm zur zahngesunden Ernährung sieht vor, dass Sie in den nächsten beiden Wochen auf sämtliche künstlichen und natürlichen Süßmittel verzichten.

Dazu müssen Sie zunächst sicherstellen, dass Sie auch wirklich alle zuckerhaltigen Lebens- und Süßungsmittel aus Ihrer Küche verbannt haben. Dazu gehören u. a.:

Obst
Honig
Agavensirup
Rohrohrzucker

Palmblütenzucker
Maissirup
Melasse
Ahornsirup
Rübensirup
Stevia

Wie Sie mit Heißhunger auf Zucker fertigwerden
Wenn es Sie nach etwas Süßem verlangt, können Sie eines der folgenden Gegenmittel einsetzen, um der Versuchung nicht zu erliegen:

> 1 Esslöffel Kokosfett: Es enthält mittelkettige Triglyceride, die schnell ins Blut aufgenommen werden. Das bringt Zuckergelüste meist zum Verschwinden.
> 1 Esslöffel geschmolzene Butter: Die gute alte Butter ist eine vitaminreiche Dosis Fett und stillt Ihr Verlangen nach Zucker.
> 1 Esslöffel Sauerkraut: Zwar ist Sauerkraut nicht sehr süß, aber der Heißhunger auf Zucker lässt trotzdem nach.
> 1 Handvoll gewürzte Nüsse: Besonders Paranüsse, die reich an Selen sind, lindern das Verlangen nach Süßigkeiten.
> 1 Handvoll Kokosflakes (natürlich ungezuckert).
> Eine heiße oder kalte Dusche: Auch eine Veränderung der Körpertemperatur kann eine Heißhungerattacke zum Verschwinden bringen.
> Training: Gehen Sie spazieren oder laufen oder machen Sie 10 Liegestütze, Hampelmann-Sprünge oder Star Jumps (wie der Hampelmann, nur springen Sie dabei auch noch in die Luft).
> 1 Tasse Grün- oder Pfefferminztee.
> Die Übung zur Zwerchfellatmung aus Woche 1 (siehe S. 284).

Bereiten Sie Ihr Essen für die Woche im Voraus zu

Häufig entscheiden wir uns für ungesunde Lebensmittel, weil wir keine Alternative haben. Dieses Problem lässt sich ganz einfach lösen, indem wir unser Essen schon im Voraus für die ganze Woche vorbereiten. So ist immer etwas Gesundes zur Hand.

Hier sind zwei Rezepte, die ein toller Ersatz für Süßigkeiten sind.

Nussbrot

Zubehör
Eine 20 x 10 cm große Brotbackform

Zutaten
450–550 g Nüsse (Walnüsse, Mandeln und Pecannüsse)
etwa 300 g Samen (Sonnenblumen-, Chia- und Leinsamen)
5 Eier
60 ml Olivenöl
1 TL Meersalz

Zubereitung
1. Backofen auf 160 Grad vorheizen.
2. Nüsse und Samen grob hacken oder im Mixer grob zerkleinern. In eine Rührschüssel geben.
3. Eier, Öl und Salz in einer zweiten Schüssel verrühren. Dann zu den Nüssen und Samen geben.
4. Eine Brotbackform mit Olivenöl ausstreichen. Teig gleichmäßig darin verteilen.
5. Etwa 60 Minuten backen, bis das Brot knusprig ist. Auskühlen lassen und in Scheiben schneiden.

Eingelegter Ingwer

Zubehör
Glasgefäß mit weiter Öffnung

Zutaten
Ein 8–10 cm langes Stück frische Ingwerwurzel, geschält und in dünne Scheiben geschnitten
2 EL Meersalz

Zubereitung
1. Ingwerscheiben in eine Schüssel geben und mit einem runden Küchengerät zerdrücken, damit der Saft austritt. In ein Glasgefäß mit Deckel umfüllen.
2. Salz und so viel Wasser hinzugeben, dass der Ingwer bedeckt ist. Der Krug sollte aber höchstens bis etwa 2,5 cm unter dem Rand gefüllt sein.
3. Den Deckel fest zudrehen und das Getränk 3 bis 4 Tage bei Zimmertemperatur ruhen lassen, damit es gären kann. Dann zum Aufbewahren in den Kühlschrank stellen.

Vor dem Essen: Zungenübung (einmal vor jeder Mahlzeit)

Diese Übung trägt dazu bei, dass Ihre Zunge beim Schlafen am Gaumen ruht. So bleibt die Atemmuskulatur auch nachts aktiv. Die Übung ist zudem gut für die Verdauung. Legen Sie Ihre Zungenspitze direkt an der Rückseite der Vorderzähne ab, wo Sie die Rillen am Gaumen spüren. Schließen Sie die Lippen, atmen Sie durch die Nase und drücken Sie die Zunge, auch den hinteren Bereich, nach oben. Halten Sie diese Stellung für 3 Minuten.

8. Tag

Frühstück: Rührei mit Spinat, Kartoffel und frischem Oregano, in Kokosfett oder Ghee gebraten. Mit Nussbrot und Kefir servieren.

Mittagessen: Salat aus eingelegtem Ingwer, Thunfisch und Rucola, mit Olivenöl und Limettensaft angemacht und mit frischen Pfefferminzblättchen garniert. Mit Kombucha servieren.

Abendessen:

Marokkanisches Lammgericht

Für 4 Personen

Zutaten
Schweineschmalz oder Talg
1 ganze Lammschulter
1 Zwiebel, gehackt
2 rote oder grüne Gemüsepaprika, in Stücke geschnitten
1 TL Kurkuma
1 TL Ingwer
1 TL Kreuzkümmel
1 TL Paprikapulver
1 TL Chilipulver
2 Tomaten, in Stücke geschnitten
1 EL Tomatenmark
200 g Kichererbsen
240 ml Rinderbrühe
Meersalz zum Abschmecken
Pfeffer zum Abschmecken

Zubereitung
1. Fett in einem großen Topf bei mittlerer Hitze erwärmen.
2. Lammschulter darin anbraten. Aus dem Topf nehmen und beiseitestellen.
3. Zwiebel und Paprika in den Topf geben und weich dünsten. Kurkuma, Ingwer, Kreuzkümmel, Paprikapulver und Chilipulver hinzufügen und umrühren, bis das Gemüse das Aroma der Gewürze angenommen hat.
4. Tomaten, Tomatenmark und Kichererbsen in den Topf geben. Eine Minute aufkochen lassen, dann das Fleisch hineinlegen und mit Rinderbrühe angießen. Brühe zum Kochen bringen und das Fleisch auf kleiner Flamme 10 bis 15 Minuten garen. Mit Salz und Pfeffer nach Belieben würzen. In Suppenschalen servieren.

Dessert: Nüsse, die Sie in warmem Kokosnussöl mit Zimt und Vanillepulver überziehen.

9. Tag

Frühstück: Aufstrich aus Avocado, Feta und Koriander auf Nussbrot, mit Olivenöl beträufelt. Mit Kefir servieren.

Mittagessen: Leberpâté mit einer Käseplatte verschiedener Hartkäsesorten.

Abendessen: Würste vom Rind, Schwein oder Lamm, in der Pfanne in Schweineschmalz gebraten mit einer Sauce aus Rinder- oder Hühnerbrühe und in Butter gebratenen Süßkartoffel- und Karottenwürfeln. Dazu ein Glas Kombucha.

10. Tag

Frühstück:

Hausgemachtes Granola (Knuspermüsli)

Für 6 Personen

Zutaten
60 g gehackte Mandeln
70 g Sonnenblumenkerne
70 g Kürbiskerne
40 g Kokosraspel
1 TL Zimtpulver
1 TL Meersalz
½ TL Vanillepulver
2 EL Kokosfett

Zubereitung
1. Backofen auf 150 Grad vorheizen.
2. Alle Zutaten mit sauberen Händen in einer Schüssel vermengen und auf ein Backblech streichen.
3. 10 bis 15 Minuten backen, bis die Mischung gebräunt ist. Mit vollfettem Joghurt servieren.
4. Reste in einem luftdicht verschließbaren Behälter aufbewahren.

Mittagessen: Gemischter Rohkostsalat aus Sellerie, Karotten und weich gekochten Eiern, mit Olivenöl und Salz gewürzt. Dazu Kombucha.

Abendessen:

Pikante Chickenwings mit Süßkartoffelpommes und Guacamole

Für 2 bis 3 Personen

Zutaten
2 EL geriebene Schale von Bio-Zitronen (etwa 3 bis 4 Stück)
1 TL Salz (oder nach Belieben)
1 EL Pfefferkörner, frisch zerdrückt
55 g Ghee, erwärmt
1 kg Hähnchenflügel
1 Süßkartoffel, gewürfelt
2 Avocados, geschält und ohne Stein, klein geschnitten
1 EL Zitronensaft

Zubereitung
1. Backofen auf 190 Grad vorheizen.
2. Zitronenschale, Salz, Pfeffer und die Hälfte des Ghees in einer Schüssel verrühren. Hähnchenflügel mit der Hälfte der Mischung würzen und in einen Bräter legen.
3. Süßkartoffelwürfel zugeben, alles mit dem übrig gebliebenen Ghee übergießen und salzen.
4. Für die Guacamole Avocado und Zitronensaft gut verrühren.
5. Hähnchenflügel 30 Minuten im Backofen garen, bis sie schön braun sind.
6. Warm mit der Guacamole servieren.

Zuckerfreier Snack:

Gewürznüsse

Zubehör
Backblech

Zutaten
etwa 250 g Nüsse (wahlweise Mandeln, Cashewnüsse, Walnüsse, Pecannüsse und Kürbiskerne mischen)
3 EL Kokosfett
1 TL gemischte Gewürze nach Wahl
1 TL Zimt

Zubereitung
1. Backofen auf 150 Grad vorheizen.
2. Nüsse auf ein Blech schütten. Mit zerlassenem Kokosfett beträufeln und mit Gewürzen bestreuen.
3. 10 bis 15 Minuten backen, bis die Nüsse gebräunt sind.
4. In einem luftdicht verschließbaren Behälter aufbewahren.

11. Tag

Frühstück:

Grüne Frittata

Für 2 Personen

Zutaten
3 Frühlingszwiebeln
2 Zucchini
1 Bund Babyspinat
1 Bund Basilikum, gehackt
1 Bund Petersilie, gehackt
2 Knoblauchzehen, gehackt
1 Handvoll Kürbiskerne
2 EL Kokosfett oder Schweineschmalz
6 Eier
120 ml Sahne
2 EL Olivenöl aus erster Pressung

Zubereitung
1. Frühlingszwiebeln, Zucchini und Spinat in kleine Stücke gleicher Größe schneiden.
2. Basilikum, Petersilie, Frühlingszwiebeln, Zucchini, Spinat, Knoblauch und Kürbiskerne in Kokosfett oder Schmalz in einer mittelgroßen Pfanne 5 Minuten braten, bis sie ein wenig weich sind.
3. Eier verrühren und darübergießen. 2 bis 3 Minuten stocken lassen, dann wenden, damit beide Seiten goldbraun werden. Sahne und Olivenöl vermischen und über die Frittata gießen. Mit Gewürzen abschmecken.

Mittagessen: Gebratener Lachs und Grünkohl mit Butter, als Beilage Sauerkraut.

Abendessen:

Fenchel-Lauch-Eintopf

Für 3 bis 4 Personen

Zutaten
1 EL Schweineschmalz, Kokosfett oder Ghee
2 Stangen Lauch, in Scheiben geschnitten
2 Stangen Sellerie, in Scheiben geschnitten
2 weiße Zwiebeln, gehackt
1 Fenchelknolle, in Stücke geschnitten
720 ml Rinder- oder Hühnerbrühe
2 EL Salz
1 Bund Koriander, gehackt
2 Zweiglein frischer Thymian, gehackt

Zubereitung
1. Schmalz in einem Topf auf starker Flamme erhitzen.
2. Lauch, Sellerie, Zwiebeln und Fenchel ca. 8 bis 10 Minuten braten, von Zeit zu Zeit umrühren, bis das Gemüse gebräunt ist.
3. Gemüse mit der Brühe aufgießen. Salz, Koriander und Thymian dazugeben. Mit Gewürzen nach Belieben abschmecken.
4. Mit Butter und Nussbrot servieren.

12. Tag

Frühstück: Rosenkohl und Pilze, kurz gebraten und mit Sauerrahm und Schnittlauch serviert.

Mittagessen: Guacamole und Spiegelei auf Nussbrot.

Abendessen: Weißfischfilet (Scholle, Kabeljau, Schellfisch etc.) aus dem Backrohr mit Pak Choi. Dazu Kombucha.

Dessert:

Avocado-Mousse

Zutaten
2 reife Avocados
120 ml Sahne
56 g Rohkakaopulver
½ TL Vanillepulver
1 TL Zimt
1 Prise Salz

Zubereitung
1. Zutaten im Mixer glatt pürieren.
2. In einer Schüssel kalt servieren, zusammen mit Vollrahm oder als Aufstrich für Nussbrot.

13. Tag

Frühstück: Weich gekochte Eier mit Zwiebeln, Tomatenwürfeln, Salbei und Cayennepfeffer.

Mittagessen: Gebratenes Huhn mit gehacktem Chili, mit einem Salat aus Kartoffeln und grünen Bohnen.

Abendessen:

Fleischbällchen aus Innereien mit Gurken-Tagliatelle

Für 4 Personen

Zutaten
500 g Hackfleisch nach Wahl, inkl. 200 g gehackter Leber
1 Ei · 1 Bund Petersilie
3 Knoblauchzehen
1 Bund Basilikum
1 Tomate, gewürfelt
1 Bund Oregano · 1 Bund Pfefferminze
1 EL Meersalz · Pfeffer zum Abschmecken
200 g Schälgurke

Zubereitung
1. Backofen auf 175 Grad vorheizen.
2. Alle Zutaten in eine Schüssel geben und zu einer einheitlichen Masse vermengen. Bällchen formen.
3. Fleischbällchen auf ein mit Backpapier ausgelegtes Backblech legen und im Ofen 20 bis 25 Minuten braten.
4. Mit dem Sparschäler breite Nudeln aus der Gurke schneiden. Pro Portion zwei oder drei Fleischbällchen auf die Gurkennu-

deln geben und warm servieren. (Die restlichen Bällchen für ein schnelles, einfaches Frühstück oder ein Mittagessen an einem anderen Tag dieser Woche aufbewahren.)

14. Tag

Frühstück:

Eier auf israelische Art

Für 2 Personen

Zutaten
1 Zwiebel, gehackt
1 Paprika, in Stücke geschnitten
225 g Tomatenmark
1 Bund Petersilie · 4 Eier

Zubereitung
1. Gehackte Zwiebel, Paprika, Tomatenmark und die Hälfte der Petersilie in einer Pfanne 5 bis 7 Minuten dünsten.
2. Eier in die Pfanne schlagen und 5 bis 10 Minuten bei mittlerer Hitze braten.
3. Den Rest der frischen Petersilie darüberstreuen und in der heißen Pfanne servieren.

Mittagessen: San Choy Bau – chinesische Salatkörbchen aus Eisbergsalatblättern, gefüllt mit den übrig gebliebenen Fleischbällchen sowie geraspelten Paprikaschoten und Karotten.

Abendessen: Gebratene Forelle mit Brokkoli, davor Rinder- oder Hühnerbrühe.

Woche 3: durchhalten

Sie haben schon die Hälfte Ihrer zuckerfreien Zeit hinter sich. Halten Sie durch! Der schwierigste Teil des 40-Tage-Programms liegt hinter Ihnen. Herzlichen Glückwunsch! Stoßen Sie mit einem Gläschen Lebertran darauf an.

Wie Sie sich fühlen werden
Die ersten sieben Tage, in denen Sie völlig zuckerfrei gelebt haben, waren ein hartes Stück Arbeit für Ihren Körper. In der zweiten Woche ist das Verlangen nach Süßem vielleicht schon verschwunden. Wenn nicht, sollte am Ende dieser Woche endgültig Schluss damit sein. Ihr Körper findet zu einem neuen Gleichgewicht und Sie erleiden keine Hungerattacken oder Erschöpfungszustände mehr.

**Vor dem Essen: Atemübung Wechselatmung
(einmal vor jeder Mahlzeit)**

Diese Übung erleichtert Ihnen die Atmung durch die Nase.
1. Setzen Sie sich mit geradem Rücken hin und nehmen Sie die Schultern zurück.
2. Halten Sie das rechte Nasenloch zu und atmen Sie 3 Sekunden lang tief durch das linke ein.
3. Halten Sie nun das linke Nasenloch zu und atmen Sie 4 Sekunden durch das rechte aus.
4. Atmen Sie 3 Sekunden durch das rechte Nasenloch ein.
5. Atmen Sie 4 Sekunden lang durch das linke Nasenloch aus.
6. Machen Sie die Übung weitere 20 Mal (oder ungefähr 3 Minuten lang).

Zuckerfreie Nachspeise:

Nuss-Karamell-Brownies

Für 4 Personen

Zutaten
225 g zerdrückte Süßkartoffeln
120 g erwärmte Nussbutter nach Belieben
56 g Kakaopulver (wenn Sie einen volleren, stärkeren Geschmack bevorzugen, können Sie mehr Kakao nehmen)
½ TL Vanillepulver
2 EL Butter

Zubereitung
1. Backofen auf 175 Grad vorheizen.
2. Backform oder tiefes Blech mit Butter einfetten.
3. Alle Zutaten in einem Hochgeschwindigkeitsmixer oder einer Küchenmaschine zu einem glatten Teig verarbeiten.
4. Teig auf das Backblech geben und 12 bis 15 Minuten backen. Brownies auf dem Blech auskühlen lassen, dann in Stücke schneiden.
5. Mit Sahne servieren.

15. Tag

Frühstück: Weich gekochte Eier mit frisch gehacktem Ingwer und Frühlingszwiebeln. Mit Kefir servieren.

Mittagessen: Regenbogen-Bohnensalat: Mungbohnen, frisches Basilikum, rote Paprika, Tomate, Zwiebel und Karotte (alles in kleine

Stücke geschnitten) mit einem Dressing aus frischem Rosmarin, Olivenöl und Salz.

Abendessen: In Schweineschmalz gebratene Lammkoteletts mit Kürbiswürfeln und Cherrytomaten, dazu Brühe.

16. Tag

Frühstück: In Speck eingewickelter Spargel, in Entenschmalz gebraten, mit Sauerkraut als Beilage.

Mittagessen: Im Backofen gebratene, mit Sesam- und Chiasamen panierte Avocadoscheiben, dazu grüner Blattsalat mit Olivenöl. Mit Kombucha servieren.

Abendessen:

Sahnige Hühnerleberpâté

Für 2 Personen

Zutaten
115 g Ghee oder Butter
1 Zwiebel, gehackt
500 g Hühnerleber · 120 ml Sahne
3 Knoblauchzehen, gehackt
1 gemahlene Gewürznelke
5 gemahlene Koriandersamen
Meersalz
1 EL Brandy
1 Gurke, in Scheiben geschnitten

Zubereitung
1. Ghee in der Pfanne bei mittlerer Hitze zerlassen.
2. Zwiebel hinzugeben und unter Umrühren weich werden lassen.
3. Leber hinzufügen und auf hoher Stufe höchstens 2 Minuten braten, bis die Stücke außen braun sind.
4. Leber, Bratensaft aus der Pfanne, Sahne, Knoblauch, Gewürze, Salz und Brandy in einen Mixer geben. Pürieren, bis die Masse sämig ist.
5. In eine Schüssel füllen und 2 bis 3 Stunden in den Kühlschrank stellen.
6. Jede Gurkenscheibe mit Pâté bestreichen. Auf einer Platte servieren.

17. Tag

Frühstück: In Butter und Kräutern gebratene Eier, auf Zucchininudeln serviert.

Mittagessen: Gebratene Sardinen mit einem Salat aus Rucola, Parmesan und Kapern.

Abendessen: Im Ofen mit Brühe gedünstete Lammkeule mit Pak Choi, Karotten und Zwiebeln.

Dessert: Nuss-Karamell-Brownies.

18. Tag

Frühstück: In Butter gebratene Pilze mit knusprigen Speckchips.

Mittagessen: Kalte Platte von Pökelfleisch mit Artischocken und getrockneten Tomaten.

Abendessen:

Blumenkohl-Sandwich mit Käse

Zutaten
1 Kopf Blumenkohl, in kleine Röschen zerteilt, ohne Stängel
2 große Eier · 110 g Parmesankäse, gerieben
Meersalz
1 EL Oregano (oder andere Gewürze nach Wahl)
480 g Goudakäse, in Scheiben geschnitten
Schweineschmalz oder Butter

Zubereitung
1. Backofen auf 230 Grad vorheizen.
2. Blumenkohl im Mixer zerkleinern, bis er eine reiskornähnliche Konsistenz annimmt.
3. Blumenkohl in eine weite Schüssel geben und in der Mikrowelle 5 Minuten auf hoher Stufe garen. Ab und zu herausnehmen, umrühren und glatt streichen. Nochmals 5 Minuten in der Mikrowelle kochen, bis der Blumenkohl ein bisschen feucht ist und zu klumpen anfängt. Ein paar Minuten abkühlen lassen.
4. Eier, Parmesan und Salz darunterziehen. Zum Teig verrühren.
5. Auf einem mit Backpapier ausgelegten Backblech den Blumenkohlteig zu flachen Quadraten formen. 15 Minuten backen, bis die Quadrate goldbraun sind.

6. Eine Pfanne mit Schmalz einfetten. Je eine Käsescheibe zwischen zwei Schichten Blumenkohl legen, sodass ein Sandwich entsteht. In der Pfanne 5 bis 10 Minuten braten, bis der Käse geschmolzen ist.

19. Tag

Frühstück:

Avocado-Schifflein mit Ei

Für 2 Personen

Zutaten
2 Avocados, halbiert
4 Eier
Schnittlauch
Cayennepfeffer

Zubereitung
1. Backofen auf 220 Grad vorheizen.
2. Avocadohälften auf ein Backblech legen. Die Eier in die Mulde schlagen, in der zuvor der Stein saß.
3. 15 bis 20 Minuten backen, bis das Ei gestockt ist. Aus dem Ofen nehmen und mit Schnittlauch und Cayennepfeffer würzen.
4. Mit Sauerkraut servieren.

Mittagessen:

Krautsalat

Für 2 Personen

Zutaten
200 g Grün- und Rotkohl, fein geraspelt
200 g Karotten, geraspelt
60 ml weißer Essig oder Apfelessig
2 Knoblauchzehen
½ TL Meersalz
½ TL schwarzer Pfeffer
½ TL Senfpulver
½ TL Selleriesamen
115 g Mayonnaise

Zubereitung
1. Kohl- und Karottenraspel in einer Schüssel vermischen.
2. Alle anderen Zutaten in einem Mixbecher zu Mayonnaise rühren.
3. Mayonnaise-Mischung mit den Gemüseraspeln gut vermengen. Abschmecken. Den Salat zu Räucherlachs servieren.

Abendessen: Lamm- oder Rinderburger mit Mayonnaise, Essiggurken und Tomate, in Salatblätter eingewickelt.

20. Tag

Frühstück: Pochierte Eier mit Ricotta und Kürbiskernen.

Mittagessen: Frikadellen im Sesammantel mit Zucchinichips.

Abendessen:

Muschel-Blumenkohl-Suppe

Für 4 Personen

Zutaten
2 EL Butter
2 Knoblauchzehen, klein gehackt
1 Zwiebel, gehackt
2 Karotten, gerieben
1 Blumenkohl, in kleine Stücke geschnitten
4 Scheiben Speck
120 ml Sahne oder 240 ml Milch
240 ml Hühnerbrühe
300 g Venusmuscheln, frisch oder aus der Dose
1 Bund frische Petersilie, gehackt
1 Lorbeerblatt · ½ TL Kurkuma
1 TL Kreuzkümmel
Meersalz und frisch gemahlener Pfeffer

Zubereitung
1. Butter in einem großen Topf bei mittlerer Hitze schmelzen. Knoblauch, Zwiebel und Karotten beigeben und weich kochen.
2. Blumenkohl und Speck hineinrühren und etwa 5 Minuten garen.

3. Sahne, Hühnerbrühe, Muscheln, Petersilie, Lorbeerblatt und Gewürze hinzugeben. Alles verrühren.
4. Zum Kochen bringen. Dann Hitze zurücknehmen und 15 Minuten köcheln lassen, bis das Gemüse weich ist. Abschmecken.

21. Tag

Frühstück: Spinat, Grünkohl, Sonnenblumenkerne und Rührei mit Butter.

Mittagessen: Kaltes Thunfischsteak mit Rucola, Kürbis und Ingwersalat.

Abendessen:

Kurkuma-Backhähnchen mit Süßkartoffeln und Brokkoli

Für 4 Personen

Zutaten
1½ TL Kurkuma
1 EL Olivenöl
6 bis 8 Hähnchenkeulen
½ Süßkartoffel, in kleine Würfel geschnitten
1 Brokkoli, in kleine Röschen zerteilt
1 TL Meersalz
1 TL Pfeffer
2 EL Butter, Kokos- oder Tierfett, zerlassen

Zubereitung
1. Backofen auf 200 Grad vorheizen.
2. In einer Schüssel Kurkuma mit Olivenöl verrühren. Hähnchenkeulen in der Mischung wenden und in einen Bräter legen.
3. Süßkartoffelwürfel und Brokkoli zu den Keulen geben, mit Salz und Pfeffer würzen und mit Butter übergießen.
4. 35 bis 40 Minuten backen, bis die Keulen goldbraun sind.
5. Abschmecken und im Bratensaft servieren.

Woche 4: Obst wieder einführen und ab und an fasten

Sie haben es drei Wochen ohne reinen Zucker ausgehalten. Heißhunger auf Zucker sollte nun der Vergangenheit angehören. Ihr Energiepegel sollte von nun an stabil bleiben. Ab jetzt können Sie ruhig wieder ganze Früchte essen. Außerdem beginnen Sie, ab und zu 12 bis 14 Stunden am Stück zu fasten. Sie verzichten ganz einfach zwei- bis dreimal die Woche auf das Frühstück und gönnen so Ihrer Verdauung eine Verschnaufpause.

Wie Sie sich fühlen werden

Sie sollten nun in regelmäßigen Abständen Hunger verspüren und über einen ausgeglichenen Energiehaushalt verfügen. Wahrscheinlich schlafen Sie auch besser. Falls Sie dennoch Lust auf Süßigkeiten haben, wissen Sie nun ja, wie Sie der Versuchung begegnen können.

**Vor dem Essen: Übungen zur Stärkung der Zunge
(einmal vor jeder Mahlzeit)**

Nach diesen Übungen werden Sie in den seitlichen und rückwärtigen Zungenmuskeln ein Gefühl der Ermüdung verspüren. Das ist gut so, denn es bedeutet, dass Sie Ihre Muskulatur richtig trainieren, damit Sie besser kauen und atmen können.

1. Legen Sie die Zungenspitze an die Rückseite der oberen Vorderzähne und sagen Sie »tat-tat« oder »tsk«. Machen Sie die Übung 1 Minute lang.
2. Bewegen Sie Ihre Zunge am Gaumen hin und her. Versuchen Sie dann, die Zungenspitze so weit in den hinteren Teil der Mundhöhle zu führen, wie es nur geht. Halten Sie die Zungenspitze 1 Minute lang ganz hinten am Gaumen.
3. Drücken Sie mit der Zunge einen Löffel oder einen Eisstiel an den Gaumen. Pressen Sie ihn dicht an das Dach der Mundhöhle und verharren Sie mindestens 1 Minute in dieser Position, wenn es geht, noch länger.

22. Tag

Frühstück:

Pudding aus Heidelbeeren und Chiasamen

Für 1 Person

Zutaten
480 ml Milch oder Kokosmilch
85 g Chiasamen
2 EL Kokosfett · ½ TL Zimt
50 g Heidelbeeren

Zubereitung
Alle Zutaten im Mixer pürieren. Kalt servieren.

Mittagessen: Geröstete Kürbiskerne ohne Haut, Salat aus Kürbis und Quinoa mit Feta und Olivenöl.

Abendessen: Weißkohl und Speck, in der Pfanne gebraten, in Hühner- oder Rinderbrühe serviert.

23. Tag

Frühstück: Weglassen.

Mittagessen: Rührei mit frischer Pfefferminze und Zucchini-Stückchen, mit Sahne übergossen.

Abendessen: Hühnerleberpfanne mit knusprigem Speck und gemischtem Grüngemüse, dazu Kombucha.

24. Tag

Frühstück: Pochierte Eier mit gebratenen Tomaten und Kefir.

Mittagessen: In der Pfanne gebratener Halloumi-Käse mit Walnüssen, Zimt und Apfelscheiben.

Abendessen:

Gurkenröllchen mit Truthahnfüllung

Für 2 bis 3 Personen

Zubehör
Zahnstocher

Zutaten
3 EL Frischkäse
2 Jalapeño-Chilischoten, grob gehackt
1 Bund frischer Koriander, fein gehackt
Meersalz
2 ganze Bauerngurken, geschält
225 g im Ofen gebackenes Putenhack
1 Karotte, geraspelt
1 Zwiebel, fein gehackt

Zubereitung
1. Frischkäse, Jalapeños, Koriander und Salz im Mixer verrühren und in eine Schüssel geben.
2. Gurken der Länge nach mit einem Sparschäler in dünne Streifen schneiden. Dicht an dicht auf Backpapier legen.
3. Frischkäsemischung auf die Gurkenstreifen streichen.

4. Putenhack darauf verteilen.
5. Zerkleinerte Karotten und Zwiebel mischen. Quer zu den Gurkenstreifen in einer schmalen Linie in die Mitte der Hackfleischschicht geben.
6. Das Backpapier längs zu einer langen Rolle aus Gurkenstreifen aufrollen. Die Rolle in Stücke schneiden.
7. Das Papier abziehen. In jedes Gurkenröllchen einen Zahnstocher stecken und servieren.

25. Tag

Frühstück: Weglassen.

Mittagessen:

Avocado-Blumenkohl-Taboulé

Für 2 Personen

Zutaten
1 Blumenkohl mittlerer Größe, ohne Strunk, grob zerteilt
6 Frühlingszwiebeln, in kleine Stücke gehackt
2 große Tomaten, entkernt und in kleine Stücke gehackt
1 Salatgurke, entkernt und in kleine Stücke geschnitten
1 großer Bund glatte Petersilie, grob gehackt
1 großzügige Handvoll Pfefferminzblätter, grob gehackt
Saft von 2 Zitronen
60 ml Olivenöl aus erster Pressung
1 TL Meersalz · 1 TL schwarzer Pfeffer
½ Aubergine, in Stücke geschnitten
1 Avocado, in Stücke geschnitten

Zubereitung
1. Blumenkohl in einer Küchenmaschine zu reiskorngroßen Stücken verarbeiten. Beiseitestellen.
2. Zwiebeln, Tomaten, Gurke, Petersilie und Pfefferminze in der Küchenmaschine getrennt zerkleinern, bis ihre Konsistenz leicht und flockig ist. Alles in einer Schüssel mit dem Blumenkohl vermengen.
3. Zitronensaft, Olivenöl, Salz und Pfeffer beifügen.
4. Aubergine braun braten und mit Blumenkohl-Taboulé und gehackter Avocado servieren.

Abendessen:

Hähnchenschenkel mit Kurkuma

Für 2 Personen

Zutaten
1 EL Olivenöl aus erster Pressung
1½ TL Kurkuma
3 bis 4 Hähnchenschenkel
2 bis 3 EL Butter
3 bis 4 Knoblauchzehen, gehackt
1 Bund frischer Rosmarin
350 g Spinat · 1 TL Meersalz
1 TL schwarzer Pfeffer

Zubereitung
1. Backofen auf 200 Grad vorheizen.
2. Olivenöl in einem Schälchen mit Kurkuma verrühren. Die Hähnchenschenkel mit der Mischung bepinseln und in eine feuerfeste Form legen.

3. Die Hälfte der Butter darüberträufeln. Knoblauch und Rosmarin hinzufügen. 30 bis 35 Minuten backen, bis die Schenkel auf beiden Seiten goldbraun sind.
4. Während die Hähnchenschenkel im Ofen sind, die restliche Butter in einer Pfanne erwärmen. Spinat darin zerfallen lassen.
5. Mit Salz und Pfeffer abschmecken. Hähnchenschenkel und Spinat mit dem Bratensaft aus der Form servieren.

26. Tag

Frühstück: Zerdrückte Avocado mit Kurkuma-Eiern und Pilzen.

Mittagessen: Leberpâté mit einer Käseplatte aus Hartkäsen.

Abendessen:

Ganzer Fisch mit einer Füllung aus Haselnuss, Karotte und Zwiebel

Für 2 Personen

Zutaten
2 EL Ghee oder anderes tierisches Fett
1 Zwiebel, gehackt
1 Karotte, fein geraspelt
50 g gehackte Haselnüsse
1 Bund Petersilie, gehackt
1 Ei
Saft von 1 Zitrone
1 ganzer Wolfsbarsch oder Roter Schnapper
1 EL Olivenöl

Zubereitung
1. Backofen auf 190 Grad vorheizen.
2. Ghee in einer Pfanne erwärmen und Zwiebel und Karotte darin braten, bis sie weich sind. Haselnüsse und Petersilie dazugeben. 2 Minuten braten, bis die Nüsse gebräunt sind.
3. Ei dazugeben und stocken lassen.
4. Den Zitronensaft darüberträufeln.
5. Den ausgenommenen Fisch mit der Mischung füllen. Olivenöl über den Fisch träufeln. Diesen 20 bis 30 Minuten im Ofen garen, bis er knusprig ist und sich das Fleisch leicht von den Gräten lösen lässt.

27. Tag

Frühstück: Weglassen.

Mittagessen: Salat aus Kichererbsen, Radieschen und Weißkohl. Mit einem Glas Kefir servieren.

Abendessen: In der Pfanne gebratenes Steak mit Knoblauchbutter und Brokkoli.

28. Tag

Frühstück: Kochbananen mit Basilikum in Entenfett gebraten und mit Walnüssen bestreut serviert.

Mittagessen: Salat aus Blattgemüse, Kürbiskernen, Walnüssen und Parmesanspänen mit Olivenöl.

Abendessen: Im Ofen gebratene Hähnchenschenkel mit Linsen, Oregano, gehackten Karotten, Zucchini und Zwiebeln.

Woche 5: Restaurantbesuche wieder einführen

In den ersten vier Wochen haben Sie gelernt, abgepackte Nahrungsmittel komplett von Ihrem Speiseplan zu streichen. Sie können nun eigenständig schnelle, leckere und vitalstoffreiche Gerichte kochen. Doch es bleibt die Tatsache, dass es in unserem modernen Leben schwierig sein dürfte, jede Mahlzeit in der eigenen Küche zuzubereiten. Von der fünften Woche an dürfen Sie deshalb wieder gelegentlich im Restaurant essen.

Halten Sie sich an die 80-zu-20-Regel: Vier von fünf Mahlzeiten sollten zu Hause zubereitet werden.

Wenn Sie auswärts essen, fragen Sie den Kellner danach, welche Öle und Süßstoffe bei der Zubereitung – v. a. bei der Salatsauce – verwendet werden. Lassen Sie sich bei der Wahl der Gerichte möglichst von den Prinzipien zahngesunder Ernährung leiten. Normalerweise ist es besser, einfach zubereitete Gerichte ohne Saucen oder Salate zu bestellen.

Ziel ist, nicht mehr als 9 Teelöffel zusätzlichen Zucker zu konsumieren. Wenn Sie eine Nachspeise oder einen süßen Snack essen, sollten Sie in den nächsten zwei Tagen wieder ganz auf zusätzlichen Zucker verzichten.

> **Vor dem Essen: Stimmübung (einmal vor jeder Mahlzeit)**
>
> Summen Sie, um Ihre Stimm- und Rachenmuskulatur zu trainieren.
> Schließen Sie die Augen und atmen Sie 3 Sekunden lang tief in den Bauch ein, wobei Sie das Zwerchfell sinken lassen. Lassen Sie dann die Luft in einem ruhigen, tiefen Summen entweichen. Das klingt bei jeder Person anders. Stellen Sie sich vor, dass das Summen in Ihrem Magen beginnt und wie ein Geigenbogen über Ihre Stimmbänder streicht. Machen Sie diese Übung 2 Minuten lang.

> Summen Sie weiter und berühren Sie dabei mit der Zunge Ihren Gaumen. Das Summen sollte dabei etwas höher werden, sodass Ihr Oberkiefer vibriert. Lenken Sie das Summen weitere 2 Minuten in Ihren Oberkiefer.

29. Tag

Frühstück: Hausgemachtes Müsli mit Joghurt.

Mittagessen: Eier mit Basilikumpesto (siehe Pesto-Rezept Seite 250).

Abendessen:

Buttrige Chili-Rinderpfanne

Für 4 Personen

Zutaten
1 oder 2 EL Kokosfett oder Schweineschmalz
1 Zwiebel, gehackt
1 rote Paprika, gehackt
450 bis 675 g Rinderhack
2 TL Salz
3 EL Ghee oder Butter
2 Tomaten, gehackt
2 Stangen Sellerie, fein geschnitten
1 bis 2 rote Chilischoten, gehackt
55 g Tomatenmark
1½ TL Kreuzkümmel

240 ml Wasser
300 g Cheddar-Käse, geraspelt

Zubereitung
1. In einer großen Pfanne Kokosfett erhitzen. Zwiebel- und Paprikastücke bei mittlerer bis starker Hitze darin braten, bis sie leicht angebräunt sind.
2. Hackfleisch und Salz hinzufügen.
3. Ghee, Tomaten, Sellerie, Chili, Tomatenmark, Kümmel und 240 ml Wasser zugeben.
4. Zum Kochen bringen, dann bei niedriger bis mittlerer Hitze 1 bis 2 Stunden köcheln lassen. Ungefähr alle 30 Minuten umrühren.
5. In eine große Schüssel füllen und mit Cheddar-Käse bestreut servieren.

30. Tag

Frühstück: Weglassen.

Mittagessen:

Avocadosuppe

Für 2 Personen

Zutaten
1 EL Ghee oder Butter
960 ml Rinder- oder Hühnerbrühe
2 reife Avocados, geschält und zerdrückt
1 mittelgroße Zwiebel, fein gehackt

1 Knoblauchzehe, fein gehackt
480 ml Sahne
1 EL Zitronensaft
¼ TL gemahlener Kreuzkümmel
Salz und Pfeffer
1 Bund frischer Koriander

Zubereitung
1. Ghee in einem Topf bei mittlerer Hitze erwärmen.
2. Brühe, Avocados, Zwiebel, Knoblauch, Sahne und Zitronensaft dazugeben und aufkochen.
3. Wenn gewünscht, die Suppe im Mixer pürieren, bis sie cremig ist, und anschließend wieder in den Topf gießen.
   Anmerkung: Beim Pürieren von heißer Suppe im Mixer besteht Explosionsgefahr. Lassen Sie deshalb den Dosierverschluss im Deckel offen und füllen Sie den Mixer höchstens bis zur Hälfte. Setzen Sie den Deckel auf den Mixer und decken Sie die Öffnung mit einem dicken Geschirrtuch ab. Starten Sie nun den Mixer auf niedriger Stufe und pressen Sie dabei das Tuch auf die Öffnung.
4. Garen Sie die Suppe bei mittlerer Hitze 5 Minuten fertig. Gießen Sie sie dann in eine Suppenschüssel und garnieren Sie sie mit frischen Korianderblättchen.
5. Mit Kombucha servieren.

Abendessen: Mit Miso marinierter Lachs, in der Pfanne gebraten, mit Grünkohl und Frühlingszwiebeln.

31. Tag

Frühstück: Teller mit einem gekochten Ei und Selleriestangen mit Hummus.

Mittagessen: Salat aus Thunfisch und Babyspinat mit Olivenöl und fein gehackten Chilischoten sowie Sauerkraut als Beilage.

Abendessen:

Im Ofen gebratene Hähnchenkeulen mit Süßkartoffelchips

Für 4 Personen

Zutaten
120 ml Olivenöl
Meersalz
Pfeffer
2 bis 3 Knoblauchzehen, gehackt
6 bis 8 Hähnchenkeulen
1 Süßkartoffel, in Scheiben geschnitten
1 Bund frischer Rosmarin, gehackt
200 g frische Brunnenkresse

Zubereitung
1. Backofen auf 190 Grad vorheizen.
2. Die Hälfte des Olivenöls in einem Schälchen mit Salz, Pfeffer und Knoblauch verrühren. Das Fleisch damit bestreichen.
3. Ein hochrandiges Backblech mit 1 EL Olivenöl einfetten. Süßkartoffelscheiben darauflegen. Mit ein wenig Olivenölmischung bepinseln. Den Rest der Ölmischung beiseitestellen. Die Hähnchenkeulen auf die Kartoffelscheiben legen.

4. 20 Minuten im Ofen backen, bis die Keulen goldbraun sind.
5. Blech aus dem Ofen nehmen, Keulen wenden und Kartoffelscheiben und Keulen nochmals mit dem Rest der Ölmischung bepinseln. Mit Rosmarin bestreuen.
6. Eine weitere halbe Stunde backen, bis die Keulen gar sind. Mit Brunnenkresse garnieren.

32. Tag

Frühstück: Weglassen.

Mittagessen: Kurkuma-Rührei, mit Weißkohl und roter Paprika gebraten.

Abendessen:

Asiatische Suppe mit Rindfleisch, Zucchini und Karotten

Für 4 Personen

Zutaten
700 g Rindfleisch, in schmale Streifen geschnitten
Kokosfett oder Schweineschmalz
2 Karotten
4 mittelgroße Zucchini
480 ml Rinderknochenbrühe oder mit Kollagenpulver verrührtes Wasser
2 Knoblauchzehen, fein gehackt
¼ TL Ingwer, fein gehackt
200 g Sojasprossen
eventuell 2 Schalotten, gehackt

1 weich gekochtes Ei
2 EL Austernsauce
2 EL Apfelessig
Salz
Pfeffer

Zubereitung
1. Rindfleischstreifen in einer Pfanne kurz in Kokosfett anbraten und beiseitestellen.
2. Mit einem Sparschäler Karotten und Zucchini in dünne Streifen schneiden.
3. Brühe, Knoblauch und Ingwer in einen großen Topf geben und aufkochen.
4. Sojasprossen, Schalotte und Karottenstreifen in die Brühe geben. Etwa 5 Minuten kochen.
5. Zucchinistreifen hinzufügen und weich werden lassen.
6. Rindfleisch und Ei in die Suppe geben, mit Austernsauce und Apfelessig abschmecken, mit Salz und Pfeffer nachwürzen, wenn nötig. Heiß servieren.

33. Tag

Frühstück: Joghurt mit Beeren und Kokosfett, mit Zimt und Kardamom bestreut.

Mittagessen: Weißfisch mit Zitronenpfeffer, Zwiebeln und Karottenstiften.

Abendessen: Leberwurst mit Hühner- oder Rinderbrühe (siehe S. 256/257). Dazu im Ofen gegarter Brokkoli und Kartoffeln.

34. Tag

Frühstück: Weglassen.

Mittagessen: Rühreier mit grünem Spinat.

Abendessen:

Erbsensuppe

Für 2 Personen

Zutaten
2 EL Kokos- oder Tierfett
1 Zwiebel, gehackt
3 Knoblauchzehen, fein gehackt
2 Zweiglein Thymian, gehackt
720 ml Rinder- oder Hühnerbrühe
150 g Erbsen
1 EL Apfelessig
Salz und Pfeffer
1 Bund Petersilie, gehackt

Zubereitung
1. Kokosfett in einem Topf bei mittlerer Hitze erwärmen. Zwiebel, Knoblauch und Thymian beigeben und 5 Minuten braten.
2. Brühe, Erbsen, Essig, Salz und Pfeffer hinzufügen. Zum Kochen bringen.
3. Hitze reduzieren und Petersilie dazugeben. Zugedeckt 5 bis 10 Minuten simmern lassen.
4. Warm servieren.

35. Tag

Frühstück:

Cremiger grüner Kollagen-Smoothie

Für 1 Person

Zutaten
450 g Spinat · ½ Avocado
½ Banane
1 EL Kokosfett · 2 EL Sahne
je 2 EL Chiasamen und Leinsamen
1 EL Kollagenpulver

Zubereitung
Alle Zutaten in einem Mixer pürieren, bis eine cremige, glatte Mischung entsteht.

Mittagessen: Grüner Blattsalat mit Brunnenkresse, Petersilie, Basilikum und Kohl.

Abendessen:

Gebratener Zitronengras-Ingwer-Fisch auf Gurkengemüse mit Brühe

Für 2 bis 3 Personen

Zutaten
1 ganzer Schnapper oder ein anderer ganzer Fisch
1 Gurke, klein geschnitten

120 ml natives Olivenöl
1 frische Ingwerknolle, geschält und grob gehackt
1 Stängel Zitronengras, geschnitten
1 Bio-Zitrone, Schale
1 Limette, Saft
1 Bund Koriander
1 TL Chiliflocken
2 Chilischoten, entkernt und fein geschnitten
1 TL Pfeffer
1 TL Meersalz
240 ml Hühner- oder Rinderbrühe

Zubereitung
1. Backofen auf 95 Grad vorheizen.
2. Eine Folie auf die Arbeitsfläche legen und den Fisch darauf platzieren.
3. Gurkenstücke um den Fisch herumlegen.
4. Olivenöl in einer kleinen Schüssel mit allen Zutaten außer der Brühe vermischen.
5. Fisch mit Ölmischung bestreichen und in der Folie auf ein Backblech legen. 30 bis 35 Minuten backen.
6. Brühe erwärmen. Fisch und Brühe zusammen in einer Schüssel servieren oder getrennt anrichten.
7. Abschmecken.

Woche 6: Ihr neuer Alltag

In den ersten fünf Wochen des Ernährungsplans haben Sie Mund und Körper allmählich wieder daran gewöhnt, so zu essen und zu verdauen, wie es ursprünglich vorgesehen war. Für mich persönlich war nach diesen fünf Wochen klar, dass es keinen Weg zurück gab. Nie mehr würde ich so essen können wie vorher. Zwar hatte ich von Anfang an *gewusst,* dass mein Körper von dieser neuen Ernährungsweise profitieren würde. Aber nun *spürte* ich es förmlich im Körper. Ich fühlte mich so gut wie nie zuvor.

Mit Woche 6 starten Sie in Ihren zukünftigen Alltag. Die neue Ernährungsweise ist Ihnen nun in Fleisch und Blut übergegangen. Ihr Körper verspürt wieder seine ursprünglichen Bedürfnisse. Da dürfen Sie sich ruhig ab und zu auch eine Ausnahme von den Regeln der zahngesunden Ernährung gönnen. Das Verlangen nach zuckerhaltigem, nährstoffarmem Essen bleibt wahrscheinlich sowieso aus. Es fällt Ihnen leicht, Ihren Organismus mit den Dingen zu versorgen, die er wirklich braucht. Ihr Gewicht, Ihre Haut und Ihre mentale Fitness werden dauerhaft davon profitieren.

**Vor dem Essen: bewusstes Atmen und Bewegung
(einmal vor jeder Mahlzeit)**

Lernen Sie, durch die Nase zu atmen, während Sie sich bewegen. Dadurch gewöhnen Sie sich an, den ganzen Tag und die ganze Nacht durch die Nase zu atmen.

1. Planen Sie täglich einen zehnminütigen Spaziergang ein.
2. Bevor Sie losgehen, berühren Sie mit der Zunge den Gaumen und atmen Sie 10 Mal tief durch die Nase ein.
3. Gehen Sie ruhig und gleichmäßig und achten Sie darauf, dass Ihr Mund geschlossen bleibt. Atmen Sie 3 Sekunden ein und 4 Sekunden aus.

4. Verlangsamen Sie Ihr Tempo, wenn Sie außer Atem geraten.
5. Je mehr Sie trainieren, desto leistungsfähiger werden Sie. Sie können bald auch längere Spaziergänge machen und das Tempo ordentlich erhöhen.

36. Tag

Frühstück: Banane und geröstete Nüsse.

Mittagessen: Käseplatte mit Guacamole und Süßkartoffelpommes.

Abendessen:

Chickenwings mit Paprika und Knoblauch, dazu Zucchini-Pommes

Für 4 Personen

Zutaten
2 Zucchini, in Scheiben geschnitten
3 EL Butter, zerlassen
Meersalz
1 EL Paprikapulver
4 Knoblauchzehen, zerstoßen
Pfeffer
1 kg Hähnchenflügel
110 g saure Sahne

Zubereitung
1. Backofen auf 190 Grad vorheizen.

2. Zucchinischeiben in einen Bräter legen und Butter und Salz darübergeben.
3. Paprikapulver, Knoblauch und Pfeffer in einem Schälchen verrühren. Hähnchenflügel mit der Mischung einreiben und in den Bräter legen.
4. 30 Minuten backen, bis die Flügel gar sind.
5. Warm mit saurer Sahne servieren.

37. Tag

Frühstück: Weglassen.

Mittagessen: Gebratene Auberginenscheiben, dazu Tomaten und Pilze mit Oregano, mit Fetakäse und Olivenöl gewürzt.

Abendessen:

Würzige Kürbissuppe

Für 2 Personen

Zutaten
2 EL Kokosfett, Ghee oder Schweineschmalz
1 mittelgroße gelbe Zwiebel, gehackt
2 Karotten, in Scheiben geschnitten
2 Chilischoten, gehackt
480 ml Rinder- oder Hühnerbrühe
1 Butternut-Kürbis, in kleine Stücke geschnitten
2 bis 3 Lorbeerblätter
1 mittelgroßer Apfel, entkernt und in kleine Stücke geschnitten
160 ml Kokosmilch

ca. 2 TL Zitronensaft zum Abschmecken
Meersalz zum Abschmecken

Zubereitung
1. Kokosfett bei mittlerer Hitze in einem großen Topf erwärmen. Zwiebel, Karotten und Chilischoten hineingeben und braten, bis sie gebräunt und weich sind.
2. Brühe, Kürbis und Lorbeerblätter zugeben. 15 bis 20 Minuten köcheln lassen, dann Lorbeerblätter herausnehmen.
3. Restliche Zutaten zugeben. Sanft erhitzen und abschmecken.

38. Tag

Frühstück: Eier, serviert auf Blumenkohlreis mit Butter.

Mittagessen: In der Pfanne gebratener Spargel mit in Kokosfett gebratenen Karottenchips.

Abendessen:

Krabbensalat

Für 2 Personen

Zutaten
3 EL Butter, zerlassen
1 Bund Petersilie, gehackt
1 rote Chilischote, gehackt
1 TL Kurkuma
1 Mango, gewürfelt
2 Avocados, gewürfelt

700 g Krabbenfleisch, gekocht
Saft von 2 Limetten
Meersalz
1 Kopfsalat

Zubereitung
1. Butter, Petersilie, Kurkuma und Chili in eine Schale geben und zu einer glatten Mischung verrühren.
2. Mango- und Avocadowürfel zusammen mit den Krabben in eine große Schüssel geben und gut vermengen.
3. Buttermischung über den Salat gießen und unterheben. Mit Limettensaft und Meersalz abschmecken. Auf einem Bett aus Kopfsalat servieren.

39. Tag

Frühstück: Salat aus gebratenen Birnenschnitzen und Walnüssen, mit Joghurt serviert.

Mittagessen:

Backkartoffelschalen mit Sauerrahm

Für 1 bis 2 Personen

Zutaten
4 große gekochte Kartoffeln, noch schnittfest
4 EL Butter, zerlassen
1 Zwiebel, gewürfelt
200 g Cheddar, geraspelt
4 Knoblauchzehen, zerdrückt

1 Bund frische Petersilie, gehackt
8 Scheiben Speck
1 EL Parmesan, gerieben
½ TL Salz
Pfeffer zum Abschmecken
120 ml Sauerrahm

Zubereitung
1. Backofen auf 250 Grad vorheizen.
2. Kartoffeln entzweischneiden und so aushöhlen, dass die Schale intakt bleibt. Kartoffelschalen auf ein Backblech legen.
3. Das Kartoffelfleisch mit Butter, Zwiebel, Cheddar, Knoblauch und Petersilie verrühren und in die Kartoffelschalen füllen.
4. 8 Minuten backen, dann das Blech umdrehen und erneut in den Backofen schieben. Weitere 10 Minuten backen.
5. Speck in einer Pfanne knusprig braten, in kleine Vierecke schneiden.
6. Speckstücke und Parmesan über die gefüllten Kartoffelschalen streuen.
7. Mit Salz und Pfeffer bestreut zu Sauerrahm servieren.

Abendessen: Leber-Zwiebel-Speck-Pfanne mit Kurkuma und frischem Basilikum.

40. Tag

Frühstück: Gebratene Eier mit Halloumi, Sauerkraut als Beilage.

Mittagessen:

Kohlrouladen mit Huhn und Kurkuma

Für 2 bis 3 Personen

Zutaten
1 kleiner Kopf Weißkohl
500 g Hackfleisch vom Huhn
1 Zwiebel, gehackt
1 Ei
1 EL Kurkuma
Salz · Pfeffer
115 g Tomatenmark
2 bis 3 EL Kokosfett oder Schweineschmalz
240 ml Wasser

Zubereitung
1. Salzwasser in einem flachen Topf zum Kochen bringen. 6 bis 8 Kohlblätter abzupfen und im kochenden Wasser mit einem Schaumlöffel 2 bis 4 Minuten blanchieren, bis sie weich sind.
2. Hühnerfleisch, Zwiebel, Ei, Kurkuma, Salz, Pfeffer und Tomatenmark in einer Schüssel vermengen.
3. In die Mitte jedes Kohlblatts eine Portion der Fleischmischung geben und eng aufrollen. Die Blätter eventuell mit Zahnstochern befestigen.
4. Kokosfett oder Schmalz in eine tiefe Pfanne oder Kasserolle geben. Kohlrouladen hineinlegen und mit 240 ml Wasser

aufgießen. Zum Kochen bringen, dann die Hitze reduzieren und 40 Minuten lang auf kleiner Flamme köcheln lassen. Kohlrouladen alle 10 Minuten wenden.
5. Warm servieren.

Abendessen: In der Pfanne gebratenes Steak, mit Mandelsplittern, Blauschimmelkäse und Brokkoli.

41. Tag

Frühstück: Weglassen.

Mittagessen: Salat aus Avocado, Fenchel und Petersilie mit Olivenöldressing.

Abendessen: Gebratenes Lachsfilet mit Karotten und Cherrytomaten.

42. Tag

Frühstück: Rührei mit Spargel und Sahne.

Mittagessen: Salat aus grünen Bohnen und Linsen mit Feta.

Abendessen:

Pilz-Masala-Auflauf

Für 4 Personen

Zutaten

Kokosfett oder Schweineschmalz
3 Stangen Sellerie, gehackt
1 Zwiebel, gehackt
300 g Waldpilze, gehackt
1 Brokkoli, zerteilt
4 Eier, verquirlt
240 ml Brühe
60 ml Milch · 240 ml Schlagsahne
40 g Butter
1 EL Kardamom
1 EL Kurkuma
1 EL getrocknete Nelken
200 g Gouda, geraspelt

Zubereitung

1. Backofen auf 175 Grad vorheizen.
2. Kokosfett in einer Pfanne erhitzen. Sellerie und Zwiebel hineingeben und weich garen.
3. Pilze und Brokkoli dazugeben. Umrühren und weiterbraten, bis das Gemüse weich und gebräunt ist.
4. Eier hinzugeben und gleichmäßig verrühren. Mit Brühe aufgießen, umrühren, bis die Eier gar sind, dann die Pfanne vom Feuer nehmen und beiseitestellen.
5. In einer kleinen Schüssel Milch, Sahne, Butter, Kardamom, Kurkuma und Nelken vermischen.
6. Pilzmischung in eine feuerfeste Form geben, Gewürzmilch darübergießen und mit Käse bestreuen.
7. Mit Folie bedeckt 30 Minuten im Ofen überbacken. Folie entfernen und weitere 40 Minuten gratinieren, bis der Auflauf goldbraun und knusprig überbacken ist.
8. Warm servieren.

ZU GUTER LETZT

Eine Zukunft voll strahlendem Lächeln

Ich teile das Programm für zahngesunde Ernährung voller Stolz mit Ihnen. Ich hoffe, es wird Sie ebenso inspirieren, wie Weston Price' Arbeit mich inspiriert hat, nämlich dazu, die Qualität unserer Nahrung wieder schätzen zu lernen.

Die Idee, die hinter dem Programm steht, ist gleichzeitig uralt und brandneu. Denn letztlich stehen wir erst am Beginn, was die Erforschung der Zusammenhänge zwischen der Ernährung und unserem Körper angeht. Entwicklungsgeschichtliche Aspekte, Mineralstoffhaushalt, die Rolle der Vitamine, das Mikrobiom und die Epigenetik sind durchweg Forschungsfelder, in denen wir noch ganz am Anfang stehen.

Unser Körper spiegelt wider, was unsere Vorfahren erlebten, was unsere Mikroorganismen transportieren und was unsere Gene uns sagen. Die Epigenetik hat uns gelehrt, dass dieses Spiegelbild stärker beeinflussbar ist, als wir lange Zeit dachten. Jedes Stück Nahrung, das wir zu uns nehmen, schickt eine bestimmte Botschaft an unsere ewig lauschenden Gene und löst eine Kettenreaktion aus, die im Mund beginnt und sich durch unseren gesamten Körper fortsetzt.

Eine der wichtigsten Erkenntnisse, die wir in letzter Zeit gewonnen haben, umfasst die Funktion von Vitalstoffen wie fettlöslichen Vitaminen, Kalzium, Prä- und Probiotika und die Tatsache, dass diese im Körper möglichst in Balance bleiben sollten.

Natürlich bleibt noch vieles offen, doch können wir heute mit Sicherheit sagen, dass unser Körper Heilkräfte besitzt, die uns den Zahnarztstuhl oder das Sprechzimmer des Arztes ersparen können. Zu diesem Zweck aber braucht der Körper die richtigen Nährstoffe. Aus diesem Grund ist unsere Ernährung so wichtig für unsere Gesundheit.

Ich hoffe, nach der Lektüre dieses Buches haben Sie verinnerlicht, dass Sie es sind, die letztlich über Ihre Gesundheit entscheidet. Sie haben die Macht, Mund und Zähne nicht nur gesund zu bewahren, sondern sie so stark und gesund zu machen wie nie zuvor.

Jetzt denken Sie vielleicht: »Stopp, halt mal. Er hat ja diesen Mineralstoff nicht erwähnt oder dieses Vitamin, ganz zu schweigen von dieser Problematik!« Das Programm für zahngesunde Ernährung geht davon aus, dass der Mund über die Gesundheit des ganzen Körpers bestimmt. Wenn Sie die Nährstoffe zu sich nehmen, die Ihre Zähne gesund machen, regelt sich der Rest ganz von selbst.

Menschen, die unter lang andauernden chronischen Erkrankungen leiden, brauchen vielleicht eine gründlichere Analyse ihrer Ernährungsgewohnheiten, um herauszufinden, woran es ihrem Körper fehlt. Doch auch sie sollten mit den vier Prinzipien zahngesunder Ernährung anfangen.

Zucker, Industrielebensmittel und zu seltenes Zähneputzen sind sicher nicht gut für die Gesundheit Ihrer Zähne, aber letztlich sind das nur Symptome eines tiefergehenden Problems: das Gefühl der Ohnmacht, wenn es um unseren Mund und unsere Zähne geht.

Die meisten Menschen haben dieses Gefühl schon im Kindesalter entwickelt und tragen es seitdem mit sich herum. Man hat uns erzählt, wir müssten nur brav morgens und abends unsere Zähne putzen und auf Zucker verzichten, weil der Karies verursacht, und das war es dann auch schon, was die Erziehung zu mehr Zahngesundheit angeht. Doch selbst wenn wir regelmäßig putzen, die Zahnzwischenräume reinigen, regelmäßig zum Zahnarzt gehen und die Finger vom Zucker lassen würden, hätten wir keine gesunden Zähne. Wir müssten immer noch Löcher füllen lassen, die Weisheitszähne würden uns gezogen, ja, wir müssten uns vielleicht sogar einer Wurzelbehandlung unterziehen. Von den Monster-Zahnspangen unserer Jugend mal ganz abgesehen.

All das trug zu dem überwältigenden Gefühl bei, dass Zahnprobleme unvermeidlich seien, was auch immer wir anstellen mochten. Alles, was wir tun konnten, war, sie immer wieder zu reparieren. Menschen, die keine Karies hatten oder keine Zahnspangen brauchten, hatten eben einfach nur Glück. Sie hatten schlichtweg »gute Zähne«. So kam man zur Welt oder auch nicht, und das war es dann.

Ich hoffe sehr, ich konnte Ihnen zeigen, dass dies nicht der Fall ist. Sie haben die Fäden *stets* in der Hand, wenn es um die Gesundheit Ihres Mundes und Ihres Körpers geht. Und diese Fäden sind Frühstück, Mittag- und Abendessen.

Verstehen Sie mich nicht falsch: Es ist immer noch von entscheidender Bedeutung, bestimmte Nahrungsmittel nicht zu essen. (Dazu zählen v. a. einfache Kohlehydrate wie z. B. Raffineriezucker oder industriell aufbereitete Lebensmittel.) Aber zu wissen, was wir nicht tun dürfen, gibt uns die Macht über unseren Körper noch nicht zurück. Es verstärkt sogar eher das Gefühl der Hilflosigkeit. Denn dass wir die Finger vom Zucker lassen sollen, war ja klar! Nur, was essen wir stattdessen?

Genau das ist der Knackpunkt. Wir holen uns die »Fäden« zurück, indem wir lernen, was wir essen *können*. Daher geht es beim Programm zur zahngesunden Ernährung mehr um die richtigen Nahrungsmittel auf Ihrem Teller und weniger um das, worauf Sie verzichten sollen.

Wenn meine Patienten das Sprechzimmer mit dem Wissen um die Prinzipien zahngesunder Ernährung verlassen, liegt auf ihrem Gesicht ein anderer Ausdruck als beim Hereinkommen. Sie strahlen vor Selbstvertrauen und, ja, auch vor innerer Ruhe. Wenn Sie sich an das Programm für zahngesunde Ernährung halten, werden Sie dasselbe empfinden. Und Sie werden stolz Ihr neues, strahlendes Lächeln zeigen.

Übung macht den Meister. Das gilt auch für das Programm zahngesunder Ernährung, das Ihnen jeden Tag mehr in Fleisch und Blut übergehen wird. Sie werden achtsam essen und ihre geschmacklichen Vorlieben werden sich entsprechend verändern. Ihre Geschmacksknospen erwachen aus dem Zuckerkoma. Und bevor Sie sich versehen, werden Sie ganz selbstverständlich natürliche, nährstoffreiche Nahrungsmittel der Industrieware vorziehen. Und Sie werden sich mit jedem Tag besser fühlen. Ihre Zähne werden sich großartig anfühlen, ebenso wie Ihr Mund. Und wenn Sie zum Zahnarzt müssen, sind Sie im Nu wieder draußen.

Natürlich beschränken sich die Vorzüge der zahngesunden Ernährung nicht nur auf die Mundhöhle. Auch Ihre Verdauung wird sich allmählich von selbst regeln. Sie werden ein gesundes Körpergewicht haben und mehr Energie. Sie werden klarer denken können. Kurz gesagt: Ihr Mund, Ihr Körper und Ihr Geist werden so funktionieren, wie sie gedacht waren.

Es liegt allein an Ihnen. Nun können Sie sich nicht mehr damit herausreden, dass Sie »einfach keine guten Zähne« haben. Die Antwort auf Zahnprobleme liegt auf Ihrem Teller. So einfach ist das.

Also, los geht's! Ich hoffe, Sie genießen Ihren Weg zu starken Zähnen und in ein langes, gesundes Leben. Denn auf diesem Weg wird sich allmählich eine Einsicht einstellen, welche die Menschheit schon fast vergessen zu haben schien: dass Nahrung tatsächlich die beste Medizin ist.

DANK

Als ich den Plan fasste, dieses Buch zu schreiben, hatte ich keine Ahnung, dass es mein ganzes Leben umkrempeln würde. Als Arzt fehlte es mir an den grundlegendsten Fähigkeiten, um in der Welt der Bücher und Verlage zu bestehen. Außerdem ist das Handwerk des Zahnarztes nichts, was zu literarischen Höhenflügen anregen würde. Daher möchte ich mich bei folgenden Personen von ganzem Herzen bedanken:

Posthum bei dem großartigen Forscher Weston A. Price. Seine inspirierende Arbeit war wie ein Weckruf, der mich wegführte von meiner geradezu roboterartigen Berufsauffassung. Es ist mir eine Ehre, einen Teil dieser Arbeit auf seine Forschung zu gründen, und ich hoffe, dass dieses Buch dazu beiträgt, dass sein Werk – wenn auch im Nachhinein – endlich die Anerkennung erhält, die ihm zusteht.

Den hilfsbereiten Menschen der Price-Pottenger Foundation und der Weston A. Price Foundation danke ich für Ihre Freundlichkeit und den Eifer, mit dem sie Price' Werk für die Nachwelt bewahren, sodass ich es als Material für mein Buch verwenden konnte.

Während meiner Arbeit habe ich mich mit vielen Menschen über wirklich innovative Aspekte ihrer Arbeit unterhalten. Leider konnte ich nicht all ihre Erkenntnisse verwenden, da sonst das Buch noch dicker geworden wäre. Für mich war das eine bittere Pille, die ich gleichwohl schlucken musste. So möchte ich mich auf diesem Weg bei allen bedanken, deren Ideen mich inspiriert haben.

Ein herzliches Dankeschön geht an Cassie Hanjian, meine Literaturagentin, für den Laserblick, mit dem sie sofort erkannte, dass ein Buch über Zahngesundheit Potenzial hatte, und mit dem sie stets zielsicher das ausmachte, was dieses Buch brauchte. Ihr Arbeitsethos und ihr Schwung wurden zum Lebensatem des Buches. Ich freue mich sehr, dass ich diesen Prozess mit Ihnen erleben durfte.

Ein inniges Dankeschön an das Team des Hay-House-Verlages in New York, insbesondere an Patty Gift. Zum einen, weil sie sich voller Bedacht und Offenheit dieses Projekts annahmen. Zum anderen, weil sie einem australischen Zahnarzt einfach glaubten, dass seine Ideen ein gutes Buch ergeben würden. Und an meine Lektorin Lisa Cheng, die mit beeindruckender Übersicht und unendlichem Raffinement über den Text ging. Jeder noch so winzige Gedanke war eine Perle für mich.

Jetzt, wo das Buch fertig ist, wird mir klar, wie umfangreich die Angaben zu den wissenschaftlichen Aufsätzen sind, auf denen es fußt. Daher möchte ich meinem Assistenten Colby Brin danken, der diesen Teil des Manuskripts sorgfältigst betreut hat. Deine klugen Tipps haben dieses Buch erst zu dem gemacht, was es ist.

Ein tiefempfundener Dank geht an mein Zahnarztteam bei Kingsgrove Dental, die diesen ungewöhnlichen Prozess des Bücherschreibens voller Geduld begleitet haben. Ohne euer Verständnis und eure Flexibilität wäre dieses Projekt kaum möglich gewesen.

Und schließlich möchte ich meiner Familie danken, die mich seit jeher liebt und unterstützt. Ohne euch wäre ich nicht dort, wo ich heute bin.

ANMERKUNGEN

1 Peterson, Poul Erik: »Challenges to improvement of oral health in the 21st century – the approach of the WHO Global Oral Health Programme«, in: *International Dental Journal* 54, Nr. S6 (2004), S. 329–343.
2 National Institutes of Health: »Dental caries (tooth decay) in children (age 2 to 11)«, in: U. S. Department of Health and Human Services 2014, siehe: http://www.nidcr.nih.gov/Data Statistics/FindDataByTopic/DentalCaries/DentalCariesChildren 2to11.htm, abgerufen am 13.12.2016.
3 Templeton, Sarah-Kate: »Rotten Teeth Put 26 000 Children in Hospital«, in: *The Times & The Sunday Times* vom 13.7.2014, siehe: www.thetimes.co.uk/article/rottenteeth-put-26000-children-in-hospital-br5zzzpnfz0, abgerufen am 13.5.2016.
4 http://www.ndr.de/fernsehen/sendungen/panorama3/Karies-bei-Kindern-auf-dem-Vormarsch,karies100.html, abgerufen am 10.1.2018
5 Thomsen, Michael: »Braces, Pointless and Essential«, in: *The Atlantic* vom 9.7.2015, siehe: https://www.theatlantic.com/health/archive/2015/07/braces-dentures-history/397934/, abgerufen am 26.5.2016.
6 Mascarelli, Amanda L.: »Braces are for grown-ups too«, in: *Los Angeles Times* vom 4.7.2011, siehe: http://articles.latimes.

com/2011/jul/04/health/la-he-adult-braces-20110704, abgerufen am 13.12.2016.

7 Friedman, Jay W.: »The prophylactic extraction of third molars: a public health hazard«, in: *American Journal of Public Health* 97, Nr. 9 (2007), S. 1554–1559.

8 »Dentists in the US: Market Research Report«, in: *Ibisworld* 2016, siehe: http://www.ibisworld.com/industry/default.aspx?indid=1557, abgerufen am 13.12.2016.

9 Forshaw, R. J.: »Dental health and disease in ancient Egypt«, in: *British Dental Journal* 206, Nr. 8 (2009), S. 421–424.

10 Gibbons, A.: »An evolutionary theory of dentistry«, in: *Science* vom 25.5.2012, S. 973–975, siehe: http://science.sciencemag.org/content/336/6084/973/F2.

11 Corruccini, Robert S.: »Australian aboriginal tooth succession, interproximal attrition, and Begg's theory«, in: *American Journal of Orthodontics and Dentofacial Orthopedics* 97, Nr. 4 (1990), S. 349–357.

12 Corruccini, Robert S.: »An epidemiologic transition in dental occlusion in world populations«, in: *American Journal of Orthodontics* 86, Nr. 5 (1984), S. 419–426.

13 Solow, Beni; Sonnesen, Liselotte: »Head posture and malocclusions«, in: *European Journal of Orthodontics* 20, Nr. 6 (1998), S. 685–693.

14 »National Diabetes Statistics Report: Estimates of Diabetes and Its Burden in the United States«, von: Centers for Disease Control and Prevention, U. S. Department of Health and Human Services, Atlanta 2014, siehe: https://www.cdc.gov/diabetes/pdfs/data/statistics/national-diabetes-statistics-report.pdf.

15 Rysdal, Kai: »Processed Foods Make Up 70 Percent of the U.S. Diet«, in: *Marketplace* vom 12.3.2013, siehe: www.marketplace.org/2013/03/12/life/big-book/processed-foods-make-70-percent-us-diet, abgerufen am 5.5.2016.

16 Powell, Nick; Huntley, Benedict et al.: »Increased prevalence of gastrointestinal symptoms in patients with allergic disease«, in: *Postgraduate Medical Journal* 83, Nr. 977 (2007), S. 182–186.

17 Cooper, Glinda S.; Bynum, Milele L. K. et al.: »Recent insights in the epidemiology of autoimmune diseases: improved prevalence estimates and understanding of clustering of diseases«, in: *Journal of Autoimmunity* 33, Nr. 3 (2009), S. 197–207.
18 Brown, Rebecca C.; Lockwood, Alan H. et al.: »Neurodegenerative diseases: an overview of environmental risk factors«, in: *Environmental Health Perspectives*, 113.9 (2005), S. 1250–1256.
19 Price, Weston A.: »*Nutrition and Physical Degeneration. A Comparison of Primitive and Modern Diets and Their Effects*, Lemon Grove 1954.
20 Ebd.
21 Ebd.
22 Rasmussen, Morten; Guo, Xiaosen et al.: »An aboriginal Australian genome reveals separate human dispersals into Asia«, in: *Science* 334, Nr. 6052 (2011), S. 94–98.
23 Ebd.
24 Ebd.
25 Song, F.; O'Meara, Susan et al.: »The effectiveness and cost-effectiveness of prophylactic removal of wisdom teeth«, in: *Health Technol. Assessment* 4, Nr. 15 (2000), S. 1–55.
26 Friedman, Jay W.: »The prophylactic extraction of third molars: a public health hazard«, in: *American Journal of Public Health* 97, Nr. 9 (2007), S. 1554–1559.
27 http://www.spiegel.de/gesundheit/diagnose/weisheitszaehne-entfernen-wann-eine-weisheitszahn-op-sinnvoll-ist-a-969531.html, abgerufen am 10.1.2018.
28 Rabin, Roni Caryn: »Wisdom of having that tooth removed«, in: *New York Times* vom 5.9.2011, siehe: http://www.nytimes.com/2011/09/06/health/06consumer.html?_r=0, abgerufen am 25.5.2015.
29 Preuss, Todd M.: »The human brain: rewired and running hot«, in: *Annals of the New York Academy of Sciences* 1225, Nr. S1 (2011), S. E182–E191.
30 Aiello, Leslie C.; Wheeler, Peter: »The expensive-tissue hypothesis: the brain and the digestive system in human and primate

evolution«, in: *Current Anthropology* 36, Nr. 2 (1995), S. 199–221.

31   Price, Weston A.: *Nutrition and Physical Degeneration*, Lemon Grove 1945.

32   Corruccinni, Robert S.; Whitley, L. Darrell: »Occlusal variation in a rural Kentucky community«, in: *American Journal of Orthodontics* 79, Nr. 3 (1981), S. 250–262.

33   Corruccini, Robert S.: »An epidemiologic transition in dental occlusion in world populations«, in: *American Journal of Orthodontics* 86.5 (1984), S. 419–426.

34   Norton, N. S.: *Netter's head and neck anatomy for dentistry*, Milton (3) 2012.

35   Lundberg, Jon O.: »Nitric oxide and the paranasal sinuses«, in: *Anatomical record*, Hoboken (2008), S. 1479–1484.

36   Behbehani, Faraj; Årtun, Jon et al.: »Prediction of mandibular third-molar impaction in adolescent orthodontic patients«, in: *American Journal of Orthodontics and Dentofacial Orthopedics* 130, Nr. 1 (2006), S. 47–55.

37   Guimarães, Kátia C.; Drager, Luciano et al.: »Effects of oropharyngeal exercises on patients with moderate obstructive sleep apnea syndrome«, in: *American Journal of Respiratory and Critical Care Medicine* 179, Nr. 10 (2009), S. 962–966.

38   Patil, Susheel P.; Schneider, Hartmut et al.: »Adult obstructive sleep apnea: pathophysiology and diagnosis«, in: *Chest Journal* 132, Nr. 1 (2007), S. 325–337.

39   Samuels, Curtis A.; Butterworth, George et al.: »Facial aesthetics: babies prefer attractiveness to symmetry«, in: *Perception* 23, Nr. 7 (1994), S. 823–831.

40   Peres-Glazer, Karen; Morales-Cascaes, Andreia et al.: »Exclusive breastfeeding and risk of dental malocclusion«, in: *Pediatrics* 136, Nr. 1 (2015), S. E60–E67.

41   Boyd, K.; et al.: »Human malocclusion and changed feeding practices since the Industrial Revolution«, Vortrag beim Jahrestreffen 2015 der International Society for Evolution, Medicine & Public Health.

42 Enlow, Donald H.; Hans, Mark G.: *Essentials of facial growth,* Philadelphia 1996.

43 Gungor, Ahmet Yalcin; Turkkahraman, Hakan: »Effects of airway problems on maxillary growth: a review«, *European Journal of Dentistry* 3, Nr. 3 (2009), S. 250.

44 Holmberg, Hans; Linder-Aronson, Sten: »Cephalometric radiographs as a means of evaluating the capacity of the nasal and nasopharyngeal airway«, in: *American Journal of Orthodontics* 76, Nr. 5 (1979), S. 479–490.

45 Hu, Zhiai et al.: »The effect of teeth extraction for orthodontic treatment on the upper airway: a systematic review«, in: *Sleep and Breathing* vom Mai 2015, S. 441–451.

46 Mew, John: »Facial changes in identical twins treated by different orthodontic techniques«, in: *World Journal of Orthodontics* 8, Nr. 2 (2007), S. 174.

47 He, Junyun et al.: »Sleep restriction impairs blood-brain barrier function«, in: *Journal of Neuroscience* 34, Nr. 44 (2014), S. 14697–14706.

48 Ting, Leon; Malhotra, Atul: »Disorders of sleep: an overview«, in: *Primary Care* 32.2 (2005), S. 305.

49 https://www.dak.de/dak/bundes-themen/muedes-deutschland-schlafstoerungen-steigen-deutlich-an-1885310.html, abgerufen am 10.1.2018.

50 Eckert, Danny J. et al.: »Central sleep apnea: pathophysiology and treatment«, in: *Chest Journal* vom Februar 2007, S. 595–607.

51 Macey, Paul M.; Kumar, Rajesh et al.: »Global brain blood-oxygen level responses to autonomic challenges in obstructive sleep apnea«, in: *PloS One* 9, Nr. 8 (2014), S. E105261.

52 »Extent and health consequences of chronic sleep loss and sleep disorders«, in: Colten, H. R.; Altevogt, B. M. (Hg.): *Sleep disorders and sleep deprivation: an unmet public health problem,* Washington 2006.

53 https://www.pharmazeutische-zeitung.de/index.php?id=2027, abgerufen am 10.1.2018.

54 Punjabi, Naresh M.: »The epidemiology of adult obstructive sleep apnea«, in: *Proceedings of the American Thoracic Society* 5, Nr. 2 (2008), S. 136–143.
55 Macey, Paul M. et al.: »Brain structural changes in obstructive sleep apnea«, in: *Sleep* vom Juli 2008, S. 967.
56 Kumar, Rajesh et al.: »Altered global and regional brain mean diffusivity in patients with obstructive sleep apnea«, in: *Journal of Neuroscience Research* vom Oktober 2012, S. 2043–2052.
57 Guilleminault, Christian et al.: »A cause of excessive daytime sleepiness: the upper airway resistance syndrome«, in: *Chest* vom September 1993, S. 781–787.
58 Park, Steven Y.: »Upper airway resistance syndrome«, in: Park, Steven: *Integrative Solutions for Obstructive Sleep Apnea, Upper Airway Resistance Syndrome and Snoring,* Podcast vom Juli 2016, siehe: http://doctorstevenpark.com/sleep-apnea-basics/upper-airway-resistance-syndrome, abgerufen im Juli 2016.
59 De Godoy, Luciana B. M. et al.: »Treatment of upper airway resistance syndrome in adults: Where do we stand?«, in: *Sleep Science* 8.1 (2015), S. 42–48.
60 Guilleminault, Christian; Faul, John L. et al.: »Sleepdisordered breathing and hypotension«, in: *American Journal of Respiratory and Critical Care Medicine* 164, Nr. 7 (2001), S. 1242–1247.
61 Kunter, Erdogan; Yetkin, Ozkan et al.: »UARS presenting with the symptoms of anxiety and depression«, in: *Central European Journal of Medicine* 5.6 (2010), S. 712–715.
62 De Godoy, Luciana B. M. et al.: »Upper Airway Resistance Syndrome Patients Have Worse Sleep Quality Compared to Mild Obstructive Sleep Apnea«, in: *PLoS ONE* 11, Nr. 5 (2016), S. E0156244–E0156244.
63 El Shakankiry, Hanan M.: »Sleep physiology and sleep disorders in childhood«, in: *Nature and Science of Sleep* 3 (2011), S. 101.
64 Gozal, David: »Obstructive sleep apnea in children: implications for the developing central nervous system«, in: *Seminars in Pediatric Neurology* 15, Nr. 2, 2008.

65 Scott, Nicola et al.: »Sleep patterns in children with ADHD: a populationbased cohort study from birth to 11 years«, in: *Journal of Sleep Research* 22.2 (2013), S. 121–128.
66 Iftikhar, Imran H.; Kline, Christopher et al.: »Effects of exercise training on sleep apnea: a meta-analysis«, in: *Lung* 192.1 (2014), S. 175–184.
67 Puhan, Milo A. et al.: »Didgeridoo playing as alternative treatment for obstructive sleep apnoea syndrome: randomised controlled trial«, in: *BMJ* 332.7536 (2006): S. 266–270.
68 Farges, Jean-Christophe; Bellanger, Aurélie et al.: »Human odontoblast-like cells produce nitric oxide with antibacterial activity upon TLR2 activation«, in: *Frontiers in Physiology* vom 6.6.2015, S. 185.
69 Hu, B. et al.: »Bone marrow cells can give rise to ameloblast-like cells«, in: *Journal of Dental Research* 85.5 (2006), S. 416–421.
70 Takayanagi, Hiroshi: »Osteoimmunology: shared mechanisms and crosstalk between the immune and bone systems«, in: *Nature Reviews Immunology* 7.4 (2007), S. 292–304.
71 Arana-Chavez, Victor E.; Massa, Luciana: »Odontoblasts: the cells forming and maintaining dentine«, in: *International Journal of Biochemistry & Cell Biology* 36, Nr. 8 (2004), S. 1367–1373.
72 Nagaoka, Shigetaka; Miyazaki, Youichi et al.: »Bacterial invasion into dentinal tubules of human vital and nonvital teeth«, in: *Journal of Endodontics* 21, Nr. 2 (1995), S. 70–73.
73 Berdal, A.; Papgerakis, B. et al.: »Ameloblasts and odontoblasts, target-cells for 1, 25-dihydroxyvitamin D3: a review«, in: *International Journal of Developmental Biology* 39, Nr. 1 (2003), S. 257–262.
74 Lemire, Jacques M.; Adams, J. S. et al.: »1 alpha, 25-dihydroxyvitamin D3 suppresses proliferation and immunoglobulin production by normal human peripheral blood mononuclear cells«, in: *Journal of Clinical Investigation* 74, Nr. 2 (1984), S. 657.
75 Tang, Jun et al.: »Calcitriol suppresses antiretinal autoimmunity through inhibitory effects on the Th17 effector response«, in: *Journal of Immunology* 182, Nr. 8 (2009), S. 4624–4632.

76 Papagerakis, P.; MacDougall, M. et al.: »Expression of amelogenin in odontoblasts«, in: *Bone* 32, Nr. 3 (2003), S. 228–240.
77 Schroth, R. J.; Rabbani, G. et al.: »Vitamin D and dental caries in children«, in: *Journal of Dental Research* 95, Nr. 2 (2016), S. 173–179.
78 Hildebolt, Charles F.: »Effect of vitamin D and calcium on periodontitis«, in: *Journal of Periodontology* 76, Nr. 9 (2005), S. 1576–1587.
79 Heaney, Robert P: »Vitamin D and calcium interactions: functional outcome«, in: *American Journal of Clinical Nutrition* 88, Nr. 2 (2008), S. 541S–544S.
80 Guimarães, Gustavo Narvaes; Thaisângela-Lopes, Rodriguez et al.: »Parathyroid hormone (1–34) modulates odontoblast proliferation and apoptosis via PKA and PKC-dependent pathways«, in: *Calcified Tissue International* 95, Nr. 3 (2014), S. 275–281.
81 Ramagopalan, Sreeram V.; Heger, Andreas et al.: »A ChIP-seq defined genome-wide map of vitamin D receptor binding: associations with disease and evolution«, in: *Genome Research* 20, Nr. 10 (2010), S. 1352–1360.
82 Nair, Rathish; Maseeh, Arun: »Vitamin D: the ›sunshine‹ vitamin«, in: *Journal of Pharmacology and Pharmacotherapeutics* 3, Nr. 2 (2012), S. 118.
83 Garland, Cedric F.; Garland, Frank et al.: »The role of vitamin D in cancer prevention«, in: *American Journal of Public Health* 96, Nr. 2 (2006), S. 252–261.
84 Littlejohns, Thomas J.; Henley, William et al.: »Vitamin D and the risk of dementia and Alzheimer disease«, in: *Neurology* 83, Nr. 10 (2014), S. 920–928.
85 Pierrot-Deseilligny, Charles; Souberbielle, Jean-Claude: »Contribution of vitamin D insufficiency to the pathogenesis of multiple sclerosis«, in: *Therapeutic Advances in Neurological Disorders* 6, Nr. 2 (2013), S. 81–116.
86 Xu, Qun; Parks, Christine et al.: »Multivitamin use and telomere length in women«, in: *American Journal of Clinical Nutrition* 89 (2009), S. 1857–1863.

87 Vimaleswaran, Karani S.; Berry, Diane J. et al.: »Causal relationship between obesity and vitamin D status: bi-directional Mendelian randomization analysis of multiple cohorts«, in: *PLoS Med* 10, Nr. 2 (2013), S. 1–13.
88 Khayyat, Yasir; Attar, Suzan: »Vitamin D deficiency in patients with irritable bowel syndrome: does it exist?«, in: *Oman Medical Journal* 30, Nr. 2 (2015), S. 115.
89 Tavakkoli, Anna; DiGiacomo, Daniel et al.: »Vitamin D status and concomitant autoimmunity in celiac disease«, in: *Journal of Clinical Gastroenterology* 47, Nr. 6 (2013), S. 515.
90 Blanck, Stacey; Aberra, Faten: »Vitamin D deficiency is associated with ulcerative colitis disease activity«, in: *Digestive Diseases and Sciences* 58, Nr. 6 (2013), S. 1698–1702.
91 Ham, Maggie; Longhi, Maria S. et al.: »Vitamin D levels in adults with Crohn's disease are responsive to disease activity and treatment«, in: *Inflammatory Bowel Diseases* 20, Nr. 5 (2014), S. 856.
92 Loeser, Richard F.: »Age-related changes in the musculoskeletal system and the development of osteoarthritis«, in: *Clinics in Geriatric Medicine* 26, Nr. 3 (2010), S. 371–386.
93 Bolland, Mark J. et al.: »Calcium supplements with or without vitamin D and risk of cardiovascular events: reanalysis of the Women's Health Initiative limited access dataset and meta-analysis«, in: *BMJ* 342 (2011), S. d2040.
94 Semba, R.; Kramer, K.: »The discovery of the vitamins«, in: *International Journal of Vitamin and Nutrition Research,* Oktober 2012, 61, Nr. 3, S. 181–270.
95 Dam, Henrik: »The antihaemorrhagic vitamin of the chick. Occurrence and chemical nature«, in: *Nature* 135, Nr. 18 (1935), S. 652–653.
96 Howard, James Bryant; Nelsestuen, Gary L.: »Isolation and characterization of vitamin K-dependent region of bovine blood clotting factor X«, in: *Proceedings of the National Academy of Sciences* 72, Nr. 4 (1975), S. 1281–1285.
97 Iłowiecki, Maciej: »*Dzieje nauki polskiej*, Warszawa, Wydawnictwo Interpress, 1981, S. 177.

98 Hauschka, P. V.: »Osteocalcin: the vitamin K-dependent Ca2+-binding protein of bone matrix«, in: *Pathophysiology of Haemostasis and Thrombosis* 16, Nr. 3-4 (1986), S. 258-272.
99 Schurgers, Leon J.; Cranenburg, Ellen et al.: »Matrix GLA-protein: the calcification inhibitor in need of vitamin K«, in: *Thrombosis and Haemostasis* 100, Nr. 4 (2008), S. 593-603.
100 Luo, Guangbin; Ducy, Patricia et al.: »Spontaneous calcification of arteries and cartilage in mice lacking matrix GLA protein«, in: *Nature* 386, Nr. 6620 (1997), S. 78-81.
101 Geleijnse, Johanna M.; Vermeer, Cees et al.: »Dietary intake of menaquinone is associated with a reduced risk of coronary heart disease: the Rotterdam study«, in: *Journal of Nutrition* 134, Nr. 11 (2004), S. 3100-3105.
102 Vermeer, Cees; Shearer, Martin K. et al.: »Beyond deficiency«, in: *European Journal of Nutrition* 43, Nr. 6 (2004), S. 325-335.
103 Falcone, Trasey D. et al.: »Vitamin K: fracture prevention and beyond«, in: *PM & R* 3, Nr. 6 (2011), S. S82-S87.
104 Masterjohn, Chris: »On the trail of the elusive X-factor: a sixty-two-year-old mystery finally solved – Weston A. Price«, in: *Weston A. Price,* Washington 2008, auf der Webseite der Weston A. Price Foundation veröffentlicht am 11.12.2014.
105 Hauschka, P. V.: »Osteocalcin: the vitamin K-dependent Ca2+-binding protein of bone matrix«, in: *Pathophysiology of Haemostasis and Thrombosis* 16, Nr. 3-4 (1986), S. 258-272.
106 Schurgers, Leon J.; Barreto, Daniela V. et al.: »The circulating inactive form of matrix GLA protein is a surrogate marker for vascular calcification in chronic kidney disease: a preliminary report«, in: *Clinical Journal of the American Society of Nephrology* 5, Nr. 4 (2010), S. 568-575.
107 Thomsen, Stine B.; Rathke, Camilla N. et al.: »Increased levels of the calcification marker matrix GLA protein and the inflammatory markers YKL-40 and CRP in patients with type 2 diabetes and ischemic heart disease«, in: *Cardiovascular Diabetology* 9, Nr. 1 (2010), S. 1.
108 Westenfeld, Ralf; Krüger, Theo et al.: »Effect of vitamin K2

supplementation on functional vitamin K deficiency in hemodialysis patients: a randomized tria«, in: *American Journal of Kidney Diseases* 59, Nr. 2 (2012), S. 186–195.

109 Schurgers, Leon J.; Barreto, Daniela V. et al.: »The circulating inactive form of matrix GLA protein is a surrogate marker for vascular calcification in chronic kidney disease: a preliminary report«, in: *Clinical Journal of the American Society of Nephrology* 5, Nr. 4 (2010), S. 568–575.

110 Shimamoto S.; Tanaka, A. et al.: »Serious coagulation dysfunction in a patient with gallstone-related cholecystitis successfully treated with vitamin K«, in: *Japanese Journal of Anesthesiology* 65(4) (2016), S. 407–410 (auf Japanisch).

111 Nimptsch, Katharina; Rohrmann, Sabine et al.: »Dietary intake of vitamin K and risk of prostate cancer in the Heidelberg cohort of the European Prospective Investigation into Cancer and Nutrition (EPIC-Heidelberg)«, in: *American Journal of Clinical Nutrition* 87, Nr. 4 (2008), S. 985–992.

112 Howe, Andrew M.; Webster, William S.: »The warfarin embryopathy: a rat model showing maxillonasal hypoplasia and other skeletal disturbances«, in: *Teratology* 46, Nr. 4 (1992), S. 379–390.

113 Harugop, Anil S.; Mudhol, R. S. et al.: »Prevalence of nasal septal deviation in newborns and its precipitating factors: a cross sectional study«, in: *Indian Journal of Otolaryngology and Head & Neck Surgery* 64, Nr. 3 (2012), S. 248–251.

114 Zile, Maija H: »Function of vitamin A in vertebrate embryonic development«, in: *Journal of Nutrition* 131, Nr. 3 (2001), S. 705–708.

115 Gilbert, Clare: »The eye signs of vitamin A deficiency«, in: *Community Eye Health* 26, Nr. 84 (2013), S. 66.

116 Fennema, Owen: *Fennema's food chemistry*, New York 2008, S. 454–455.

117 Stephensen, Charles B.: »Vitamin A, infection, and immune function«, in: *Annual Review of Nutrition* 21, Nr. 1 (2001), S. 167–192.

118 Tanumihardjo, Sherry A.: »Vitamin A and bone health: the

balancing act«, in: *Journal of Clinical Densitometry* 16, Nr. 4 (2013), S. 414–419.
119 Groenen, Pascal M. W.; Van Rooij, Iris et al.: »Marginal maternal vitamin B12 status increases the risk of offspring with spina bifida«, in: *American Journal of Obstetrics and Gynecology* 191, Nr. 1 (2004), S. 11–17.
120 Venkatesh, R.: »Syndromes and anomalies associated with cleft«, in: *Indian Journal of Plastic Surgery* 42, Nr. 3 (2009), S. 51.
121 Schöne, F.; Lüdke, H. et al.: »The vitamin A activity of beta-carotene in growing pigs«, in: *Archives of Animal Nutrition* 38, Nr. 3 (1988), S. 193–205.
122 Kriss, Timothy C.; Martich-Kriss, Vesna: »History of the operating microscope: from magnifying glass to microneurosurgery«, in: *Neurosurgery* 42, Nr. 4 (1998), S. 899–907.
123 Tan, Siang Yong; Tatsumura, Yvonne: »Alexander Fleming (1881–1955): discoverer of penicillin«, in: *Singapore Medical Journal* 56, Nr. 7 (2015), S. 366.
124 Reyniers, J. A.: »Germfree vertebrates: present status«, in: *Annals of the New York Academy of Sciences* Bd. 78, Art. 1, New York 1959.
125 Amieva, Manuel; Peek, Richard M.: »Pathobiology of *Helicobacter pylori*-induced gastric cancer«, in: *Gastroenterology* 150, Nr. 1 (2016), S. 64–78.
126 Blaser, Martin J.: »Who are we? Indigenous microbes and the ecology of human diseases«, in: *EMBO Reports* 7, Nr. 10 (2006), S. 956.
127 Ripple, William J.; Beschta, Robert L.: »Wolves and the ecology of fear: can predation risk structure ecosystems?«, in: *BioScience* 54, Nr. 8 (2004), S. 755–766.
128 Saint Louis, Catherine: »Feeling guilty about not flossing? Maybe there's no need«, in: *New York Times* vom 3.8.2016, siehe: http://www.nytimes.com/2016/08/03/health/flossing-teeth-cavities.html; http://www.sueddeutsche.de/gesundheit/mundhygiene-streit-um-die-zahnseide-hilft-sie-oder-hilft-sie-nicht-1.3106579.

129 Kuramitsu, Howard K.; Wang, Bing-Yan: »Virulence properties of cariogenic bacteria«, in: *BMC Oral Health* Bd. 6, Nr. 1 (2006), S. 11.
130 Donlan, Rodney M.: »Biofilms: microbial life on surfaces«, in: *Emerging Infectious Diseases* 8, Nr. 9 (2002), S. 881–890.
131 Nyvad, Bente; Wim Crielaard et al.: »Dental caries from a molecular microbiological perspective«, in: *Caries Research* 47, Nr. 2 (2012), S. 89–102.
132 Kuramitsu, Howard K.; He, Xuesong et al.: »Interspecies interactions within oral microbial communities«, in: *Microbiology and Molecular Biology Reviews* 71, Nr. 4 (2007), S. 653–670.
133 Adler, Christina J.; Dobney, Keith et al.: »Sequencing ancient calcified dental plaque shows changes in oral microbiota with dietary shifts of the Neolithic and Industrial revolutions«, in: *Nature Genetics* 45, Nr. 4 (2013), S. 450–455.
134 Schnorr, Stephanie L.; Candela, Marco et al.: »Gut microbiome of the Hadza hunter-gatherers«, in: *Nature Communications* 5 (2014).
135 Humphrey, Louise T.; De Groote, Isabelle et al.: »Earliest evidence for caries and exploitation of starchy plant foods in Pleistocene hunter-gatherers from Morocco«, in: *Proceedings of the National Academy of Sciences* 111, Nr. 3 (2014), S. 954–959.
136 Helander, Herbert F.; Fändriks, Lars: »Surface area of the digestive tract – revisited«, in: *Scandinavian Journal of Gastroenterology* 49, Nr. 6 (2014), S. 681–689.
137 Human Microbiome Project Consortium: »Structure, function and diversity of the healthy human microbiome«, in: *Nature* 486, Nr. 7402 (2012), S. 207–214.
138 Sekirov, Inna; Russell, Shannon L. et al.: »Gut microbiota in health and disease«, in: *Physiological Reviews* 90, Nr. 3 (2010), S. 859–904.
139 Neu, Josef; Rushing, Jona: »Cesarean versus vaginal delivery: long-term infant outcomes and the hygiene hypothesis«, in: *Clinics in Perinatology* 38, Nr. 2 (2011), S. 321–331.
140 Jost, Ted; Lacroix, Christophe et al.: »Vertical mother-neonate transfer of maternal gut bacteria via breastfeeding«, in: *Environmental Microbiology* 16, Nr. 9 (2014), S. 2891–2904.

141 Schuijt, T. J.; van der Poll, T. et al.: »Gut microbiome and host defense interactions during critical illness«, in: *Annual Update in Intensive Care and Emergency Medicine,* Berlin 2012, S. 29–40.
142 Wu, Hsin-Jung; Wu, Eric: »The role of gut microbiota in immune homeostasis and autoimmunity«, in: *Gut Microbes* 3, Nr. 1 (2012), S. 4–14.
143 Den Besten, Gijs; van Eunen, Karen et al.: »The role of short-chain fatty acids in the interplay between diet, gut microbiota, and host energy metabolism«, in: *Journal of Lipid Research* 54, Nr. 9 (2013), S. 2325–2340.
144 Bischoff, Stephan C. et al.: »Intestinal permeability – a new target for disease prevention and therapy«, in: *BMC Gastroenterology* 14, Nr. 1 (2014), S. 1.
145 Schnorr, Stephanie L.; Candela, Marco et al.: »Gut microbiome of the Hadza hunter-gatherers«, in: *Nature Communications* 5 (2014).
146 King, Dana E.; Mainous, Arch G. et al.: »Trends in dietary fiber intake in the United States, 1999–2008«, in: *Journal of the Academy of Nutrition and Dietetics* 112, Nr. 5 (2012), S. 642–648.
147 Eaton, S. Boyd: »The ancestral human diet: what was it and should it be a paradigm for contemporary nutrition?«, in: *Proceedings of the Nutrition Society* 65, Nr. 1 (2006), S. 1–6.
148 Eke, Paul I.; Dye, Bruce A. et al.: »Update on prevalence of periodontitis in adults in the United States: NHANES 2009 to 2012«, in: *Journal of Periodontology* 86, Nr. 5 (2015), S. 611–622.
149 Nath, Sameera G.; Raveendran, Ranjith: »Microbial dysbiosis in periodontitis«, in: *Journal of Indian Society of Periodontology* 17, Nr. 4 (2013), S. 543.
150 Fasano, Alessio; Baudry, Bernadette et al.: »Vibrio cholerae produces a second enterotoxin, which affects intestinal tight junctions«, in: *Proceedings of the National Academy of Sciences* 88, Nr. 12 (1991), S. 5242–5246.
151 Francino, M. P.: »Antibiotics and the human gut microbiome: Dysbioses and accumulation of resistances«, in: *Frontiers in Microbiology* 6 (2015), S. 1543.
152 Bischoff, Stephan C. et al.: »Intestinal permeability – a new target

for disease prevention and therapy«, in: *BMC Gastroenterology* 14, Nr. 1 (2014), S. 1.
153 Perrier, C.; Corthesy, B.: »Gut permeability and food allergies«, in: *Clinical & Experimental Allergy* 41, Nr. 1 (2011), S. 20–28.
154 Ding, Shengli; Lund, Pauline K.: »Role of intestinal inflammation as an early event in obesity and insulin resistance«, in: *Current Opinion in Clinical Nutrition and Metabolic Care* 14, Nr. 4 (2011), S. 328.
155 Kelly, John R.; Kennedy, Paul J. et al.: »Breaking down the barriers: the gut microbiome, intestinal permeability and stress-related psychiatric disorders«, in: *Frontiers in Cellular Neuroscience* 9 (2015), S. 392.
156 Campbell, Andrew W.: »Autoimmunity and the Gut«, in: *Autoimmune Diseases* 2014 (2014), S. 152428.
157 Rook, G. A. W.; Brunet, L. R.: »Microbes, immunoregulation, and the gut«, in: *Gut* 54, Nr. 3 (2005), S. 317–320.
158 McLean, Mairi H.; Dieguez, Dario et al.: »Does the microbiota play a role in the pathogenesis of autoimmune diseases?«, in: *Gut* 64, Nr. 2 (2015), S. 332–341.
159 Lavanya, N.; Jayanthi, P. et al.: »Oral lichen planus: An update on pathogenesis and treatment«, in: *Journal of Oral and Maxillofacial Pathology* 15, Nr. 2 (2011), S. 127.
160 Fasano, Alessio: »Zonulin and its regulation of intestinal barrier function: the biological door to inflammation, autoimmunity, and cancer«, in: *Physiological Reviews* 91, Nr. 1 (2011), S. 151–175.
161 Camilleri, Michael; Gorman, H.: »Intestinal permeability and irritable bowel syndrome«, in: *Neurogastroenterology & Motility* 19, Nr. 7 (2007), S. 545–552.
162 Øyri, Styrk Furnes et al.: »Dysbiotic gut microbiome: A key element of Crohn's disease«, in: *Comparative Immunology, Microbiology and Infectious Diseases* 43 (2015), S. 36–49.
163 Machiels, K.; Joossens, M. et al.: »A decrease of the butyrate-producing species Roseburia hominis and Faecalibacterium prausnitzii defines dysbiosis in patients with ulcerative colitis«, in: *Gut* 63, Nr. 8 (2014), S. 1275.

164 Goodson, J. M.; Groppo, D. et al.: »Is obesity an oral bacterial disease?«, in: *Journal of Dental Research* 88, Nr. 6 (2009), S. 519–523.
165 Kumar, P. S.: »From focal sepsis to periodontal medicine: a century of exploring the role of the oral microbiome in systemic disease«, in: *Journal of Physiology* 595 (2016), S. 465–476.
166 Riiser, Amund: »The human microbiome, asthma, and allergy«, in: *Allergy, Asthma & Clinical Immunology* 11, Nr. 1 (2015), S. 1.
167 Hartstra, Annick V.; Bouter, Kristien et al.: »Insights into the role of the microbiome in obesity and type 2 diabetes«, in: *Diabetes Care* 38, Nr. 1 (2015), S. 159–165.
168 Ley, Ruth E.: »Obesity and the human microbiome«, in: *Current Opinion in Gastroenterology* 26, Nr. 1 (2010), S. 5–11.
169 Mayer, Emeran A.; Knight, Rob et al.: »Gut microbes and the brain: paradigm shift in neuroscience«, in: *Journal of Neuroscience* 34, Nr. 46 (2014), S. 15490–15496.
170 Hedberg, Maria; Hasslöf, Pamela et al.: »Sugar fermentation in probiotic bacteria – an in vitro study«, in: *Oral Microbiology and Immunology* 23, Nr. 6 (2008), S. 482–485.
171 Zarrinpar, Amir; Chaix, Amandine et al.: »Diet and feeding pattern affect the diurnal dynamics of the gut microbiome«, in: *Cell Metabolism* 20, Nr. 6 (2014), S. 1006–1017.
172 Sapolsky, Robert M.: *Why Zebras Don't Get Ulcers,* New York 2004; dt. Übersetzung: *Warum Zebras keine Migräne kriegen. Wie Stress den Menschen krank macht,* München 1998.
173 Stothart, Mason R.; Bobbie, Colleen et al.: »Stress and the microbiome: linking glucocorticoids to bacterial community dynamics in wild red squirrels«, in: *Biology Letters* 12, Nr. 1 (2016), 6.1.2016, S. 20150875.
174 Voigt, Robin M.; Forsyth, Christopher B. et al.: »Circadian disorganization alters intestinal microbiota«, in: *PLoS One* 9, Nr. 5 (2014), e97500.
175 Matsumoto, Megumi; Inoue, Ryo et al.: »Voluntary running exercise alters microbiota composition and increases n-butyrate concentration in the rat cecum«, in: *Bioscience, Biotechnology, and Biochemistry* 72, Nr. 2 (2008), S. 572–576.

176 Sing, David; Sing, Charles F.: »Impact of direct soil exposures from airborne dust and geophagy on human health«, in: *International Journal of Environmental Research and Public Health* 7, Nr. 3 (2010), S. 1205–1223.
177 Song, Se Jin; Lauber, Christian et al.: »Cohabiting family members share microbiota with one another and with their dogs«, in: *eLife* 2 vom 16.4.2013, e00458.
178 Pottenger, F. M. Jr.: *Pottenger's Cats: A Study in Nutrition,* Lemon Grove 1995.
179 Harmon, Katherine: »Genome sequencing for the rest of us«, in: *Scientific American* vom 28.6.2010, abgerufen am 13.8.2010.
180 Talbott, Steve: »Getting over the code delusion«, in: *The New Atlantis,* Nr. 28, Sommer 2010, S. 3–27.
181 Ebd.
182 Bentley, David R.: »The human genome project – an overview«, in: *Medicinal Research Reviews* 20, Nr. 3 (2000), S. 189–196.
183 Holoch, Daniel; Moazed, Danesh: »RNA-mediated epigenetic regulation of gene expression«, in: *Nature Reviews Genetics* 16, Nr. 2 (2015), S. 71–84.
184 Kessels, Jana Elena; Wessels, Inga et al.: »Influence of DNA-methylation on zinc homeostasis in myeloid cells: Regulation of zinc transporters and zinc binding proteins«, in: *Journal of Trace Elements in Medicine and Biology* 37 (2016), S. 125–133.
185 Heijmans, Bastiaan T.; Tobi, Elmar W. et al.: »Persistent epigenetic differences associated with prenatal exposure to famine in humans«, in: *Proceedings of the National Academy of Sciences* 105, Nr. 44 (2008), S. 17046–17049.
186 Ebd.
187 Vince, Gaia: »Pregnant smokers increases grandkids' asthma risk«, in: *New Scientist,* n.p. vom 11.4.2005, abgerufen am 12.10.2015 unter https://www.newscientist.com/article/dn7252-pregnant-smokers-increases-grandkids-asthma-risk/
188 Kanherkar, Riya R.; Bhatia-Dey, Naina et al.: »Epigenetics across the human lifespan«, in: *Frontiers in Cell and Developmental Biology* 2 (2014), S. 49.

189 Richardson, Bruce: »DNA methylation and autoimmune disease«, in: *Clinical Immunology* 109, Nr. 1 (2003), S. 72–79.

190 Reddy, Marpadga A.; Zhang, Erli et al.: »Epigenetic mechanisms in diabetic complications and metabolic memory«, in: *Diabetologia* 58, Nr. 3 (2015), S. 443–455.

191 Dawson, Mark A.; Kouzarides, Tony: »Cancer epigenetics: from mechanism to therapy«, in: *Cell* 150, Nr. 1 (2012), S. 12–27.

192 Martínez, J. Alfredo; Milagro, Fermín et al.: »Epigenetics in adipose tissue, obesity, weight loss, and diabetes«, in: *Advances in Nutrition: An International Review Journal* 5, Nr. 1 (2014), S. 71–81.

193 Bayan, Leyla; Koulivand, Peir Hossain et al.: »Garlic: a review of potential therapeutic effect«, in: *Avicenna Journal of Phytomedicine* 4, Nr. 1 (2014), S. 1–14.

194 Lenucci, Marcello S.; Cadinu, Daniela et al.: »Antioxidant composition in cherry and high-pigment tomato cultivars«, in: *Journal of Agricultural and Food Chemistry* 54, Nr. 7 (2006), S. 2606–2613.

195 Davis, Donald R.: »Declining fruit and vegetable nutrient composition: what is the evidence?«, in: *HortScience* 44, Nr. 1 (2009), S. 15–19.

196 Rickman, Joy C.; Barrett, Diane M. et al.: »Nutritional comparison of fresh, frozen and canned fruits and vegetables. Part 1. Vitamins C and B and phenolic compounds«, in: *Journal of the Science of Food and Agriculture* 87, Nr. 6 (2007), S. 930–944.

197 Cordain, Loren; Eaton, S. Boyd et al.: »Origins and evolution of the Western diet: health implications for the 21st century«, in: *American Journal of Clinical Nutrition* 81, Nr. 2 (2005), S. 341–354.

198 Cordain, Loren; Brand-Miller, Janette et al.: »Plant-animal subsistence ratios and macronutrient energy estimations in worldwide hunter-gatherer diets«, in: *American Journal of Clinical Nutrition* 71, Nr. 3 (2000), S. 682–692.

199 Whips, Heather: »How sugar changed the world«, in: *LiveScience*, Blogpost vom 2.6.2008, siehe: http://www.livescience.com/4949-sugar-changed-world.html, abgerufen am 11.12.2016.

200 Welsh, Jean A.; Sharma, Andrea et al.: »Consumption of added

sugars and indicators of cardiovascular disease risk among US adolescents«, in: *Circulation* 123, Nr. 3 (2011), S. 249–257.

201 Ervin, R. Bethene; Ogden, Cynthia L.: »Consumption of added sugars among US adults, 2005–2010«, in: *NCHS Data Brief* 122 (2013), S. 1–8.

202 Ng, Shu Wen; Slining, Meghan M. et al.: »Use of caloric and noncaloric sweeteners in US consumer packaged foods, 2005–2009«, in: *Journal of the Academy of Nutrition and Dietetics* 112, Nr. 11 (2012), S. 1828–1834.

203 Weiss, Ehud; Wetterstrom, Wilma et al.: » The broad spectrum revisited: evidence from plant remains«, in: *Proceedings of the National Academy of Sciences* 101, Nr. 26 (2004), S. 9551–9555.

204 Heshe, G. G.; Haki, G. D. et al.: »Effect of conventional milling on the nutritional value and antioxidant capacity of wheat types common in Ethiopia and a recovery attempt with bran supplementation in bread«, in: *Food Science & Nutrition* 4 (2016), S. 534–543.

205 »FAO cereal supply and demand brief«, *Food and Agriculture Organization of the United Nations,* siehe: http://www.fao.org/worldfoodsituation/csdb/en/, abgerufen am 13.12.2016.

206 Riddle, Mark S.; Murray, Joseph A. et al.: »The incidence and risk of celiac disease in a healthy US adult population«, in: *American Journal of Gastroenterology* 107, Nr. 8 (2012), S. 1248–1255.

207 https://www.welt.de/gesundheit/article13361057/Immer-mehr-Menschen-leiden-an-Zoeliakie.html, abgerufen am 10.1.2018.

208 Rubio-Tapia, Alberto; Kyle, Robert A. et al.: »Increased prevalence and mortality in undiagnosed celiac disease«, in: *Gastroenterology* 137, Nr. 1 (2009), S. 88–93.

209 Lionetti, Elena; Castellaneta, Stefania et al.: »Introduction of gluten, HLA status, and the risk of celiac disease in children«, in: *New England Journal of Medicine* 371, Nr. 14 (2014), S. 1295–1303.

210 Vriezinga, Sabine L.; Auricchio, Renata et al.: »Randomized feeding intervention in infants at high risk for celiac disease«, in: *New England Journal of Medicine* 371, Nr. 14 (2014), S. 1304–1315.

211 Fasano, Alessio: »Zonulin, regulation of tight junctions, and autoimmune diseases«, in: *Annals of the New York Academy of Sciences* 1258, Nr. 1 (2012), S. 25–33.

212 http://www.bauernverband.de/mais, abgerufen am 10.1.2018.

213 Dubey, Rajendra Kumar; Gupta, Deepesh Kumar et al.: »Dental implant survival in diabetic patients: review and recommendations«, in: *National Journal of Maxillofacial Surgery* 4, Nr. 2 (2013), S. 142.

214 Sun, Sam Z.; Empie, Mark W.: »Fructose metabolism in humans – what isotopic tracer studies tell us«, in: *Nutrition & Metabolism* 9, Nr. 1 (2012), S. 89ff.

215 Mozaffarian, D.; Aro, A. et al.: »Health effects of trans-fatty acids: experimental and observational evidence«, in: *European Journal of Clinical Nutrition* 63 (2009), S. S5–S21.

216 Young, Adam: »The war on margarine«, Foundation for Economic Education, Blogpost vom 1.6.2002.

217 Jackson, Michael; List, Gary: »Giants of the past: the battle over hydrogenation (1903–1920)«, in: *Inform* 18 (2007), S. 403–405.

218 »Canola – a new oilseed from Canada«, in: *Journal of the American Oil Chemists' Society* vom September 1981, S. 723A–9A.

219 Charlton, K. M.; Corner, A. H. et al.: »Cardiac lesions in rats fed rapeseed oils«, in: *Canadian Journal of Comparative Medicine* 39, Nr. 3 (1975), S. 261.

220 Lukito, W.; Malik, S. G. et al.: »From ›lactose intolerance‹ to ›lactose nutrition‹«, in: *Asia Pacific Journal of Clinical Nutrition* 24, Nr. 1 (2015), S. S1–S8.

221 Curry, Andrew: »Archaeology: the milk revolution«, auf: Nature.com, Blogpost vom 31.7.2013, siehe: http://www.nature.com/news/archaeology-the-milk-revolution-1.13471, abgerufen am: 12.12.2014.

222 Leonardi, M.; Gerbault, P. et al.: »The evolution of lactase persistence in Europe. A synthesis of archaeological and genetic evidence«, in: *International Dairy Journal* 22, (2012), S. 88–97.

223 Holsinger, V. H.; Rajkowski, K. T. et al.: »Milk pasteurisation and

safety: a brief history and update«, in: *Revue Scientifique et Technique* 16 (1997), S. 441–466.
224 Jami, Elie; White, Bryan A. et al.: »Potential role of the bovine rumen microbiome in modulating milk composition and feed efficiency«, in: *PLoS One* 9, Nr. 1 (2014), e85423.
225 Laporte, Marie-France; Paquin, Paul: »Near-infrared analysis of fat, protein, and casein in cow's milk«, in: *Journal of Agricultural and Food Chemistry* 47, Nr. 7 (1999), S. 2600–2605.
226 Shackelford, S. D.; Koohmaraie, M. et al.: »Effects of slaughter age on meat tenderness and USDA carcass maturity scores of beef females«, in: *Journal of Animal Science* 73, Nr. 11 (1995), S. 3304–3309.
227 Davies, Julian; Davies, Dorothy: »Origins and evolution of antibiotic resistance«, in: *Microbiology and Molecular Biology Reviews* 74, Nr. 3 (2010), S. 417–433.
228 Leheska, J. M.; Thompson, L. D. et al.: »Effects of conventional and grassfeeding systems on the nutrient composition of beef«, in: *Journal of Animal Science* 86, Nr. 12 (2008), S. 3575–3585.
229 Daley, Cynthia A.; Abbott, Amber et al.: »A review of fatty acid profiles and antioxidant content in grass-fed and grain-fed beef«, in: *Nutrition Journal* 9, Nr. 1 (2010), S. 1.
230 Cordain, Loren; Eaton, S. Boyd et al.: »Origins and evolution of the Western diet: health implications for the 21st century«, in: *American Journal of Clinical Nutrition* 81, Nr. 2 (2005), S. 341–354.
231 Selhub, Eva M.; Logan, Alan C. et al.: »Fermented foods, microbiota, and mental health: ancient practice meets nutritional psychiatry«, in: *Journal of Physiological Anthropology* 33, Nr. 1 (2014), S. 1.
232 Ng, Marie; Fleming, Tom et al.: »Global, regional, and national prevalence of overweight and obesity in children and adults during 1980–2013: a systematic analysis for the Global Burden of Disease Study 2013«, in: *Lancet* 384, Nr. 9945 (2014), S. 766–781.
233 Keys, Ancel; Mienotti, Alessandro et al.: »The diet and 15-year death rate in the seven countries study«, in: *American Journal of Epidemiology* 124, Nr. 6 (1986), S. 903–915.

234 Stamler, J.: »Diet-heart: a problematic revisit«, in: *American Journal of Clinical Nutrition* 91, Nr. 3 (2010), S. 497–499.
235 Hite, Adele H.; Feinman, Richard David et al.: »In the face of contradictory evidence: report of the Dietary Guidelines for Americans Committee«, in: *Nutrition* 26, Nr. 10 (2010), S. 915–924.
236 Ravnskov, Uffe: »The fallacies of the lipid hypothesis«, in: *Scandinavian Cardiovascular Journal* 42, Nr. 4 (2008), S. 236–239.
237 Ford, Earl S.; Ajani, Umed A. et al.: »Explaining the decrease in US deaths from coronary disease, 1980–2000«, in: *New England Journal of Medicine* 356, Nr. 23 (2007), S. 2388–2398.
238 Finkelstein, Eric A.; Khavjou, Olga A. et al.: »Obesity and severe obesity forecasts through 2030«, in: *American Journal of Preventive Medicine* 42, Nr. 6 (2012), S. 563–570.
239 https://www.ifb-adipositas.de/adipositas/entwicklungen, abgerufen am 10.1.2018.
240 http://www.spiegel.de/gesundheit/ernaehrung/uebergewicht-und-adipositas-in-deutschland-80-prozent-mehr-fettleibige-a-981908.html, abgerufen am 10.1.2018.
241 Lam, David W.; LeRoith, Derek: »The worldwide diabetes epidemic«, in: *Current Opinion in Endocrinology, Diabetes and Obesity* 19, Nr. 2 (2012), S. 93–96.
242 Siri-Tarino, Patty W.; Sun, Qi et al.: »Metaanalysis of prospective cohort studies evaluating the association of saturated fat with cardiovascular disease«, in: *American Journal of Clinical Nutrition* 91 (2010), S. 535–546.
243 Chowdhury, Rajiv; Warnakula, Samantha et al.: »Association of dietary, circulating, and supplement fatty acids with coronary risk: a systematic review and meta-analysis«, in: *Annals of Internal Medicine* 160, Nr. 6 (2014), S. 398–406.
244 Sachdeva, Amit; Cannon, Christopher P. et al.: »Lipid levels in patients hospitalized with coronary artery disease: an analysis of 136,905 hospitalizations in Get with the Guidelines«, in: *American Heart Journal* 157, Nr. 1 (2009), S. 111–117.
245 Dreon, Darlene M.; Fernstrom, Harriett A. et al.: »Change in

dietary saturated fat intake is correlated with change in mass of large low-density-lipoprotein particles in men«, in: *American Journal of Clinical Nutrition* 67, Nr. 5 (1998), S. 828–836.

246 Siri-Tarino, Patty W.; Sun, Qi et al.: »Saturated fat, carbohydrate, and cardiovascular disease«, in: *American Journal of Clinical Nutrition* 91, Nr. 3 (2010), S. 502–509.

247 Berger, Samantha; Raman, Gowri et al.: »Dietary cholesterol and cardiovascular disease: a systematic review and meta-analysis«, in: *American Journal of Clinical Nutrition* 102 (2015), S. 276–294.

248 »Lowering blood cholesterol to prevent heart disease«, hg. vom U. S. Department of Health and Human Services am 10.12.1984, siehe: https://consensus.nih.gov/1984/1984cholesterol047html, abgerufen am 13.8.2015.

249 Zum »Snackwell's phenomenon« siehe: Tamar Haspel: »Stealth shopping: insider tips for finding and buying the healthiest groceries«, in: *Prevention* vom Februar 2005 (57, 208). Der Produktname schreibt sich korrekt »SnackWell's«.

250 Hazan, Marcella: *The Essentials of Classic Italian Cooking*, London 2011.

251 Bang, H. O.; Dyerberg, J. et al.: »The composition of the Eskimo food in north western Greenland«, in: *American Journal of Clinical Nutrition* 33, Nr. 12 (1980), S. 2657–2661.

252 Kris-Etherton, Penny M.; Harris, William S. et al.: »Fish consumption, fish oil, omega-3 fatty acids, and cardiovascular disease«, in: *Circulation* 106, Nr. 21 (2002), S. 2747–2757.

253 Mohebi-Nejad, Azin; Bikdeli, Behnood: »Omega-3 supplements and cardiovascular diseases«, in: *Tanaffos* 13, Nr. 1 (2014), S. 6.

254 Simopoulos, Artemis P.: »The importance of the ratio of omega-6/omega-3 essential fatty acids«, in: *Biomedicine & Pharmacotherapy* 56, Nr. 8 (2002), S. 365–379.

255 »What Is Cholesterol?«, hg. von National Heart Lung and Blood Institute im U. S. Department of Health and Human Services, 12.11.2013, siehe: www.nhlbi.nih.gov/health/health-topics/topics/hbc/, abgerufen am 10.6.2016.

256 Lecerf, Jean-Michel; De Lorgeril, Michel: »Dietary cholesterol:

from physiology to cardiovascular risk«, in: *British Journal of Nutrition* 106, Nr. 1 (2011), S. 6–14.
257 Tulenko, Thomas N.; Sumner, Anne E.: »The physiology of lipoproteins«, in: *Journal of Nuclear Cardiology* 9, Nr. 6 (2002), S. 638–649.
258 Griffin, John D.; Lichtenstein, Alice H.: »Dietary cholesterol and plasma lipoprotein profiles: randomized controlled trials«, in: *Current Nutrition Reports* 2, Nr. 4 (2013), S. 274–282.
259 Preshaw, P. M.; Alba, A. L. et al.: »Periodontitis and diabetes: a two-way relationship«, in: *Diabetologia* 55, Nr. 1 (2012), S. 21–31.
260 »National diabetes statistics report: estimates of diabetes and its burden in the United States, 2014« von den Centers for Disease Control and Prevention im U. S. Department of Health and Human Services.
261 http://www.diabetes-deutschland.de/aktuellesituation.html, abgerufen am 10.1.2018.
262 Taylor, Roy: »Insulin resistance and type 2 diabetes«, in: *Diabetes* 61, Nr. 4 (2012), S. 778–779.
263 Basaranoglu, Metin; Basaranoglu, Gokcen et al.: »Carbohydrate intake and nonalcoholic fatty liver disease: fructose as a weapon of mass destruction«, in: *Hepatobiliary Surgery and Nutrition* 4, Nr. 2 (2015), S. 109–116.
264 Calvo, Carlos; Talussot, Corinne et al.: »Non enzymatic glycation of apolipoprotein AI. Effects on its self-association and lipid binding properties«, in: *Biochemical and Biophysical Research Communications* 153, Nr. 3 (1988), S. 1060–1067.
265 Bucala, Richard; Makita, Zenji et al.: »Modification of low density lipoprotein by advanced glycation end products contributes to the dyslipidemia of diabetes and renal insufficiency«, in: *Proceedings of the National Academy of Sciences* 91, Nr. 20 (1994), S. 9441–9445.
266 Yang, Quanhe; Zhang, Zefeng et al.: »Added sugar intake and cardiovascular diseases mortality among US adults«, in: *JAMA Internal Medicine* 174, Nr. 4 (2014), S. 516–524.

267 Basciano, Heather; Federico, Lisa et al.: »Fructose, insulin resistance, and metabolic dyslipidemia«, in: *Nutrition & Metabolism* 2, Nr. 1 (2005), S. 5.

268 Ahmed, Monjur: »Non-alcoholic fatty liver disease in 2015«, in: *World Journal of Hepatology* 7, Nr. 11 (2015), S. 1450–1459.

269 Lustig, Robert H.; Mulligan, Kathleen et al.: »Isocaloric fructose restriction and metabolic improvement in children with obesity and metabolic syndrome«, in: *Obesity* 24, Nr. 2 (2016), S. 453–460.

270 Sonnenburg, Justin L.; Bäckhed, Fredrik: »Diet-microbiota interactions as moderators of human metabolism«, in: *Nature* 535, (2016), S. 56–64.

271 Porges, Stephen W.; Furman, Senta A.: »The early development of the autonomic nervous system provides a neural platform for social behaviour: a polyvagal perspective«, in: *Infant and Child Development* 20, Nr. 1 (2011), S. 106–118.

272 Peres, Karen Glazer; Morales Cascaes, Andreia et al.: »Exclusive breastfeeding and risk of dental malocclusion«, in: *Pediatrics* 136, Nr. 1 (2015), S. e60–e67.

273 Mulligan, Megan L.; Felton, Shaili K. et al.: »Implications of vitamin D deficiency in pregnancy and lactation«, in: *American Journal of Obstetrics and Gynecology* 202, Nr. 5 (2010), S. 429.e1–429.e9.

274 Jost, Ted; Lacroix, Christophe et al.: »Vertical mother-neonate transfer of maternal gut bacteria via breastfeeding«, in: *Environmental Microbiology* 16, Nr. 9 (2014), S. 2891–2904.

275 Verduci, Elvira; Banderali, Giuseppe et al.: »Epigenetic effects of human breast milk«, in: *Nutrients* 6, Nr. 4 (2014), S. 1711–1724.

276 Chivasa, Stephen; Ndimba, Bongani K. et al.: »Extracellular ATP functions as an endogenous external metabolite regulating plant cell viability«, in: *Plant Cell* 17, Nr. 11 (2005), S. 3019–3034.

277 Zittermann, Armin: »Magnesium deficit – overlooked cause of low vitamin D status?«, in: *BMC Medicine* 11, Nr. 1 (2013), S. 1.

278 Jackson, Kelly A.; Valentine, Ruth A. et al.: »Mechanisms of mammalian zinc-regulated gene expression«, in: *Biochemical Society Transactions* 36, Nr. 6 (2008), S. 1262–1266.

279 Christian, Parul; West, K. P.: »Interactions between zinc and vitamin A: an update«, in: *American Journal of Clinical Nutrition* 68, Nr. 2 (1998), S. 435S–441S.
280 Kasai, Kikuo; Kobayashi, Masami et al.: »Stimulatory effect of glycine on human growth hormone secretion«, in: *Metabolism* 27, Nr. 2 (1978), S. 201–208.
281 https://www.ndr.de/ratgeber/verbraucher/Joghurt-Zucker,joghurt116.html, abgerufen am 10.1.2018.
282 Die Deutsche Gesellschaft für Ernährung hat etwas andere Empfehlungen, die wesentlichen Kritikpunkte sind jedoch dieselben, http://www.ernaehrung.de/tipps/vollwertig/vollwert12.php, abgerufen am 10.1.2018.
283 Scrimshaw, Nevin S.; Murray, Edwina B.: »The acceptability of milk and milk products in populations with a high prevalence of lactose intolerance«, in: *American Journal of Clinical Nutrition* 48, Nr. 4 (1988), S. 1142–1159.

REZEPTVERZEICHNIS

Asiatische Suppe mit Rindfleisch, Zucchini und Karotten 330
Avocado-Blumenkohl-Taboulé 321
Avocado-Mousse 305
Avocado-Schifflein mit Ei 313
Avocadosuppe 327

Backkartoffelschalen mit Sauerrahm 339
Blumenkohl-Sandwich mit Käse 312
Buttrige Chili-Rinderpfanne 326

Chickenwings mit Paprika und Knoblauch, dazu Zucchini-Pommes 336
Cremiger grüner Kollagen-Smoothie 333

Eier auf israelische Art 307
Eingelegter Ingwer 297
Erbsensuppe 332

Fenchel-Lauch-Eintopf 304
Fleischbällchen aus Innereien mit Gurken-Tagliatelle 306

Ganzer Fisch mit einer Füllung aus Haselnuss, Karotte und Zwiebel 323
Gebratener Zitronengras-Ingwer-Fisch auf Gurkengemüse mit Brühe 333
Gemüsepommes 251
Gewürznüsse 302
Grüne Frittata 303
Gurkenröllchen mit Truthahnfüllung 320

Hähnchenkeulen nach
 italienischer Art 288
Hähnchenschenkel mit
 Kurkuma 322
Hausgemachtes Ghee 269
Hausgemachtes Granola
 (Knuspermüsli) 300
Hühnerbrühe 256
Hühnerbrühe aus ganzem
 Huhn 291

Im Ofen gebratene
 Hähnchenkeulen mit
 Süßkartoffelchips 329

Kefir aus Milch oder Kokosmilch 260
Kohlrouladen mit Huhn und
 Kurkuma 341
Kombucha 261
Krabbensalat 338
Krautsalat 314
Kurkuma-Backhähnchen mit
 Süßkartoffeln und Brokkoli
 316

Marokkanisches Lammgericht 298

Mexikanische Rindfleischpfanne
 mit Käse 293
Muschel-Blumenkohl-Suppe 315

Nussbrot 296
Nuss-Karamell-Brownies 309

Pâté 254
Pesto 250
Pikante Chickenwings mit
 Süßkartoffelpommes und
 Guacamole 301
Pilz-Masala-Auflauf 342
Pudding aus Heidelbeeren und
 Chiasamen 319

Regenbogen-Bohnensalat 309
Reis aus Blumenkohlröschen 251
Rinderbrühe 257
Rinderleber-Steak 290
Roastbeef an roter Butter 285

Sahnige Hühnerleberpâté 310
Sauce ohne Mehl 271
Sauerkraut 264
Suppe aus Lachsköpfen 287

Würzige Kürbissuppe 337

STICHWORTVERZEICHNIS

ADHS 29, 50, 75, 77, 130
Aktivator X 40, 89, 91ff.
Aktivatoren 39
Alkohol 114, 126, 205, 232
Allergie 127, 130, 170, 267
Alzheimer 72, 130
Apfelessig 280
Atemübungen 60, 78, 284, 308
Atemwege 26, 33, 50, 59–63, 67f., 71, 73ff., 78, 96f., 141, 150f., 210f., 220, 236, 283
Atmung, gesunde 65, 68, 78, 211, 284
Autoimmunerkrankungen 128f., 152, 170f., 218

Bakterien 27, 83, 85, 102, 104–116, 118–123, 125ff., 129–134, 164f., 169f., 177f., 182, 188, 215–218, 233f., 244, 246, 259–263, 267
Ballaststoffe 78, 121ff., 127, 131, 167f., 204f., 216f., 231, 233f., 243–246
Bewegung 72, 133, 335
Biodiversität 110
Biofilm 113ff.
Blütengemüse 243f.

Casein 177, 267f.
Caseinintoleranz 266f.
Cholesterin 185, 187f., 190f., 193, 199ff., 223f.
Cholesterinspiegel 190, 194, 201, 204

Darm 9, 24, 53f., 87, 104, 108, 117–127, 128–134, 171, 182, 210, 215ff., 221, 223, 225, 234, 236
Darmbarriere 126f., 178
Darmflora 132, 216f., 239, 246
Darmwand 121, 123, 126f., 171, 225

Demenz 71, 130
Depression 73, 144
Diabetes 8, 12, 24, 28, 44, 87, 128ff., 153, 188, 203–206
DNS 27, 115, 135f., 139, 142ff., 146f., 149, 153f., 217f., 224,
DNS-Methylierung 149, 152, 217

Entzündungen 42, 124ff., 173, 199, 202
Epigenetik 24, 27, 139, 141, 143, 152f., 157, 240, 344
Erkrankungen, chronische 8ff., 19, 22, 24, 29, 32, 44, 129, 148, 152f., 187, 218, 345
Ernährung, cholesterinreiche 190
Ernährung, traditionelle 35, 64, 102, 123, 181f., 194, 226, 235f.
Ernährung, zahngesunde 161, 180, 210f., 222, 227, 232, 235f., 241ff., 275f., 344f., 347
Ernährungsgewohnheiten 10, 23, 25, 33f., 41, 64, 132, 160, 179, 277
Ernährungspyramide 236–243, 275

Fasten 132, 278, 318
Fette, einfach ungesättigte 175, 196f., 224
Fette, gesättigte 187–193, 195ff., 202f., 224, 270f.
Fette, mehrfach ungesättigte 173, 175, 189, 196ff., 202, 224
Fette, tierische 44, 189, 228, 270
Fette, ungesättigte 173, 175, 189, 195–199, 203, 224, 270
Fisch 36, 181, 192, 197, 199, 214, 219, 223f., 233, 241f., 252f., 267
Fleisch 37, 44, 54, 96, 136ff., 156, 162, 178f., 182, 187, 193, 197, 204, 211, 215, 219, 224, 237f., 240ff., 252
Fruchtgemüse 243f.
Fructose 172f., 204ff., 231f., 273

Galactose 176, 231, 176, 231
Gaumen 26, 57, 60f., 64f., 67, 79, 99, 212, 220, 232, 297, 318, 326
Gehirn 24, 26, 28, 46, 51-56, 60, 63, 67, 69–73, 76ff., 99, 198f., 213
Gelatine 183, 226, 233, 280
Gene 28, 87, 91, 120, 135, 139, 143-146, 150, 152ff., 157, 217ff., 224, 344
Gesichtsschädel 64, 97, 101
Getreide 96, 167–170, 174, 178, 183, 188, 219, 237, 242f., 274
Getreidefütterung 179
Ghee 181, 197, 228, 268
Gingivitis 124
Glucose 169, 172, 176, 204f., 231
Glucose-Fructose-Sirup 172
Gluten 129, 171
Glutenunverträglichkeit 170f.

Helicobacter pylori 109f., 112
Herzkrankheiten 92, 129, 187, 189f., 198, 202
Herz-Kreislauf-Erkrankungen 28, 70f., 89, 173, 188ff., 202, 204f.
Hülsenfrüchte 234, 238, 241, 243, 245

Immunsystem 24, 83f., 101, 106, 121, 124–129, 178, 213f., 217, 221, 232
Immunzellen 85f., 102, 120f., 124, 126, 128, 152, 157, 195
Industrialisierung 33, 123, 177
Industrielle Revolution 55f., 107, 115, 123, 162, 180
Insulin 149, 204f.
Intervallfasten 132

Joghurt 42, 176, 225, 231, 232, 234, 238, 267f.

Kalzium 86, 88f., 95, 101f., 114f., 137, 152, 213, 215, 221ff., 225
Karies 8f., 16, 22–25, 32, 35, 81, 105, 112f., 115f., 122, 131, 134f., 157, 160, 164, 170, 172, 184, 187, 205f., 230, 346
Käse 36, 46, 96, 176, 183, 193f., 197, 214f., 224, 233f., 238, 240, 259, 266, 268f.
Kauapparat 26, 28, 32, 34, 52, 54, 56

Kauen, gesundes 67, 211
Kefir 183, 234, 259
Kiefer 16, 25f., 32, 36–40, 49–57, 64–71, 73–79, 89, 96, 141f., 151, 153, 210f., 220, 236, 284
Kieferorthopädie 65f., 68f., 141
Knochenwachstum 64, 98, 152
Knollengemüse 244
Kochen 44, 52, 54, 155, 202
Kohlehydrate, einfache 114, 116f., 122ff., 165, 168, 233, 249, 283, 346
Kohlehydrate, komplexe 165, 169, 204, 216
Krankheitserreger 107, 128
Kräuter 183, 241ff., 245f.
Krebs 87, 95, 144, 149, 173

Lactase 176, 266
Lactose 130, 176, 231, 266ff.
Lactoseintoleranz 266

Magnesium 224ff., 232f.
Mais 164, 171f., 178, 183, 197, 244
Maissirup 172f., 295
Mandibula (Unterkiefer) 24, 26, 57, 59–62, 65, 73, 151
Margarine 174, 203
Massentierhaltung 179
Maxilla (Oberkiefer) 26, 57–62, 65ff., 69, 80, 151, 211f., 220, 326
Mikrobiom 9, 28, 110ff., 115–134, 152, 157, 178, 210, 215,

217ff., 221, 227, 233–236,
238, 259, 267, 278, 344
Milch 35, 37, 93, 131, 136f., 166,
176ff., 187, 194, 203, 219,
233, 238, 266ff., 269
Milchprodukte 36, 164, 176ff.,
183, 187ff., 197, 223, 231,
233, 237, 240ff., 252, 266f.,
269, 281
Milchproduktion 177
Milchsäure 131, 172, 234
Morbus Crohn 29, 74, 87, 129
Multiple Sklerose 29f.
Mund 9, 11–15, 17, 22, 24, 26ff.,
30, 32, 34, 46, 49f., 55, 59f.,
67, 76, 79, 83ff., 98, 103ff.,
112ff., 118, 120ff., 128f., 131,
134, 142, 157, 163f., 172,
183ff., 210f., 213, 215f.,
220f., 227, 236, 238f., 274,
278, 283f., 335, 334f., 347
Mundatmung 26, 66, 75f.
Mund-Darm-Achse 118
Mundgesundheit 9, 16, 19, 33, 37,
40, 115, 135f., 160, 186f., 346
Mundhöhle 8f., 11f., 19, 22f., 25,
27, 33f., 61, 71, 74, 99, 125,
129f., 134, 184f., 318, 347
Mund-Mikrobiom 115, 121
Muttermilch 120, 176, 216,
220f.

Nährstoffe 9, 33f., 37, 39, 41, 43,
46f., 52ff., 60, 82, 89, 99, 103,
114, 18, 120, 132, 136, 145f.,
148, 151, 156, 167ff., 181,
183, 187, 191, 200, 202,
206f., 210, 213, 217f.,
220–224, 233, 236, 238–241,
243ff., 247, 249, 253f., 259,
277, 279, 283f., 345
Nahrungsergänzungsmittel 198,
225, 234, 279
Nahrungsmittel, denaturierte
142, 160, 202
Nahrungsmittel, fermentierte
130, 182f., 215, 234, 240,
242, 252, 259, 267, 280
Nahrungsmittel, fettarme 186ff.,
203, 237
Nasenatmung 26, 60, 66f., 151,
212, 220
Nasenscheidewand 96f.

Obst 131, 155ff., 165, 188, 206,
211, 214, 228, 230f. ,238, 240,
242f., 273f., 278, 294, 318
Odontoblasten 85, 102, 113f., 222
Öle 242, 270f.
Omega-3-Fettsäuren 179, 198f.,
219
Omega-6-Fettsäuren 179, 199,
219, 271
Osteoporose 88, 93, 95, 222

Parodontitis 124
Pflanzenöle 173ff., 192, 228
Plaque 83, 88, 95, 112f., 116
Präbiotika 131, 216f., 221, 233ff.,
239, 241, 243, 246

Price, Weston A. 31–41, 55, 89, 92ff., 179, 194, 344
Probiotika 130, 216, 233f., 239, 345
Programm für zahngesunde Ernährung 227ff.

Reizdarmsyndrom 24, 29, 74, 123
Rheuma 29, 128f.
Rohkost 64, 67, 248

Samen 123, 199, 211, 234, 242f., 270, 272f.
Sauerkraut 96, 215, 234, 259
Sauerstoff 50, 59f., 63, 67, 70f., 78, 86, 143, 151, 212, 220, 283f.
Sauerstoffzufuhr, zu geringe 50, 60, 62
Schlaf 62, 69ff., 73f., 76, 133
Schlafapnoe 61f., 71ff., 75ff.
Schlafstörungen 70, 73ff., 230
Schnarchen 50, 70ff., 75ff., 97
Speichel 83, 114f., 121, 125
Stängelgemüse 243f.
Stimmübung 80, 325
Stress-Reduktion 132
Süßungsmittel 232, 294

Transfette 173, 202
Tumore 153

UARS 73–76
Übergewicht 28, 130, 148, 153, 186, 188f., 204

Verdauung 54, 73, 78, 87, 114, 116, 131f., 176, 178, 201, 212, 220, 229, 232, 243, 266, 281, 297, 318, 347
Verdauungsstörungen 29, 73f., 87, 123, 127, 129, 169f.
Verdauungssystem 27, 33, 54, 109, 118–122, 133, 171, 184, 212, 216, 284
Vitamin A 36, 98–101, 152, 214, 221, 225, 232, 253, 279
Vitamin B12 99
Vitamin C 90, 253
Vitamin D 85–91, 95, 100, 152, 213f., 221, 225, 280
Vitamin K1 93, 96, 280
Vitamin K2 40, 89, 92f., 94ff., 100, 215, 259, 280
Vitamine, fettlösliche 10, 36f., 39f., 90, 92, 103, 157, 179, 182, 194, 199, 200ff., 207, 210, 213, 218f., 221–225, 227, 232, 236, 238f., 252f., 279, 283, 345
Vorfahren, Ernährung der 54, 123, 160f., 164, 179–182, 184

Warfarin 215, 280
Wechselatmung 308
Weisheitszähne 15f., 23, 48ff., 55f., 58, 60, 62, 71, 141
Weisheitszähne, Extraktion der 23, 49, 58, 140, 160
Weißmehl 116f., 125, 168, 171, 228f., 231, 237, 249

Zahnbein 83–86, 102, 113
Zahnbelag 106, 113, 117
Zähneknirschen 72, 75
Zahnerkrankungen 23ff., 28, 35ff., 117, 142, 152
Zahnfehlstellungen 9, 22, 25f., 32, 38, 50, 55f., 59, 64, 66, 71, 75, 135, 141, 157, 220
Zahnfleischentzündung 124f., 129, 134, 137, 203, 205, 226
Zahnfleischerkrankung 8f., 125, 129, 203
Zahnmark 83ff., 102, 113
Zahnmedizin 12, 14, 17f., 24
Zahnpflege 9, 81, 135
Zahnschmelz 16, 18, 82–85, 102, 105, 113ff., 129
Zahnstein 88, 95, 222
Zink 179, 225f., 232f., 253, 273
Zöliakie 29, 87, 128f., 170f.
Zucker 41, 90, 104f., 112–117, 121–124, 130, 149, 164–169, 172f., 176, 182, 192, 204ff., 228–231, 233, 238, 243, 273, 277f., 282, 294f., 318, 325, 345f.
Zuckerzusätze 165, 259
Zunge 60ff., 65, 71, 74, 212, 220, 276, 318, 326
Zungenübungen 79, 297, 318
Zwerchfellatmung 78, 284